Wie arbeite ich mit „Fachwörter in der Arztpraxis"?

Die Farbgestaltung der Seiten markiert die einzelnen Kapitel.

Pfeile weisen auf Abbildungen, Tabellen und verwandte Begriffe hin.

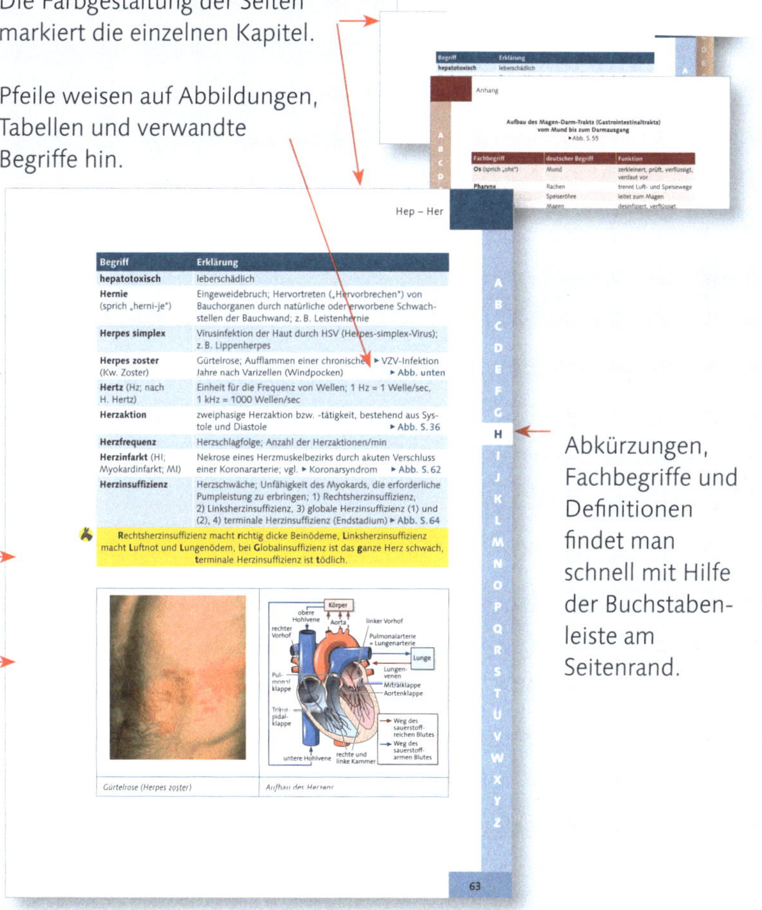

Begriff	Erklärung
hepatotoxisch	leberschädlich
Hernie (sprich „herni-je")	Eingeweidebruch; Hervortreten („Hervorbrechen") von Bauchorganen durch natürliche oder erworbene Schwachstellen der Bauchwand; z. B. Leistenhernie
Herpes simplex	Virusinfektion der Haut durch HSV (Herpes-simplex-Virus); z. B. Lippenherpes
Herpes zoster (Kw. Zoster)	Gürtelrose; Aufflammen einer chronischen ▸ VZV-Infektion Jahre nach Varizellen (Windpocken) ▸ Abb. unten
Hertz (Hz; nach H. Hertz)	Einheit für die Frequenz von Wellen; 1 Hz = 1 Welle/sec, 1 kHz = 1000 Wellen/sec
Herzaktion	zweiphasige Herzaktion bzw. -tätigkeit, bestehend aus Systole und Diastole ▸ Abb. S. 36
Herzfrequenz	Herzschlagfolge; Anzahl der Herzaktionen/min
Herzinfarkt (HI; Myokardinfarkt; MI)	Nekrose eines Herzmuskelbezirks durch akuten Verschluss einer Koronararterie; vgl. ▸ Koronarsyndrom ▸ Abb. S. 62
Herzinsuffizienz	Herzschwäche; Unfähigkeit des Myokards, die erforderliche Pumpleistung zu erbringen; 1) Rechtsherzinsuffizienz, 2) Linksherzinsuffizienz, 3) globale Herzinsuffizienz (1) und (2), 4) terminale Herzinsuffizienz (Endstadium) ▸ Abb. S. 64

Gürtelrose (Herpes zoster) — *Aufbau des Herzens*

Abkürzungen, Fachbegriffe und Definitionen findet man schnell mit Hilfe der Buchstabenleiste am Seitenrand.

Eselsbrücken helfen beim Merken schwieriger Begriffe.

Abbildungen und Cartoons stellen Sachverhalte anschaulich dar.

... in der Arztpraxis

Fachwörter

nachschlagen – verstehen – behalten

von

Dr. Uta Groger

In Zusammenarbeit mit
der Verlagsredaktion

Cornelsen

Redaktion: Susanne Stucki, Dr. Franz Schaller
Außenredaktion: Silja von Rauchhaupt
Rechte und Lizenzen: Anabel Schuster
Umschlaggestaltung: Rosendahl Grafikdesign, Berlin
Layout: Checkplot Anker & Röhr, Berlin; zweiband.media, Berlin
Umschlagfoto: Werner Krüper, Steinhagen
Technische Umsetzung: Straive, Chennai
Begleitmaterialien für Auszubildende:

ISBN 978-3-06-451765-3 (Schulbuch Behandlungsassistenz)
ISBN 978-3-06-451767-7 (Arbeitsbuch Behandlungsassistenz)
www.cornelsen.de

3. Auflage, 2. Druck 2025

Alle Drucke dieser Auflage können im Unterricht nebeneinander verwendet werden.

Druck: Mohn Media Mohndruck, Gütersloh

ISBN 978-3-06-451883-4

PEFC
PEFC/04-31-1033

PEFC-zertifiziert
Dieses Produkt stammt aus nachhaltig bewirtschafteten Wäldern und kontrollierten Quellen
www.pefc.de

Inhalt

Autorin Dr. med. Uta Groger, niedergelassene Fachärztin für Allgemeinmedizin und Lehrerin im Bereich MFA am Rudolf-Rempel-Berufskolleg in Bielefeld

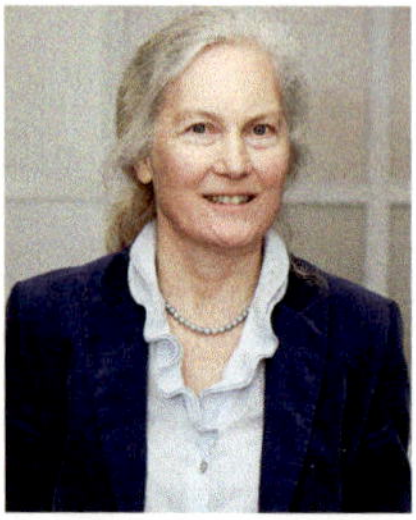

Liebe Leserin, lieber Leser,

was waren noch mal Glykogen und Glukagon, und wo kommen bei „Diphtherie" die Hs hin? Welche Einheit hat der Hämatokrit und ist ALAT oder ASAT die alte GOT?
Das vorliegende Buch ist bewusst knapp gehalten, damit Sie sofort finden, wonach Sie suchen – ob beim Lernen, Arbeiten oder im Prüfungstraining. Sie können rasch einen Begriff nachsehen oder den Lernstoff themenweise durchgehen und behalten.
Damit schließen die „Fachwörter" die Lücke zwischen Lehrbuch und Lexikon.
Übersichten und Abbildungen erleichtern das Lernen und Behalten kniffliger Begriffe und Zusammenhänge.
Eselsbrücken helfen, Kompliziertes leicht und lustig ins Gedächtnis zu „schmuggeln".

Wie die Medizin selbst, entwickelt sich auch die Fachsprache ständig weiter. Die Rechtschreibung verzichtet zunehmend auf das aus dem Altgriechischen stammende PH; aus Sonographie wird Sonografie. Das lateinische C wird häufig zu K; ein Ulcus wird zum Ulkus, Nicotin zu Nikotin. Das Fachwörterbuch bietet hier die aktuellste Version. Sind verschiedene Schreibweisen üblich und richtig, wie bei Caecum und Zökum, finden Sie die ältere Form in Klammen. Abkürzungen entstammen zum Teil Fremdsprachen oder älteren Schreibweisen. Dies erzeugt kleine Abweichungen bei ihrer direkten Übertragung, zum Beispiel die Abkürzung CK für Kreatinkinase.

Einen schnellen Überblick über Laborwerte und häufige Gründe für abweichende Ergebnisse finden Sie im Anhang. Neu in dieser Auflage sind die „Top 100"-Arzneimittel der Allgemeinpraxis mit den wichtigsten Charakteristika.

Aber blättern und sehen Sie selbst!

Viel Freude und Erfolg mit dem vorliegenden Fachwörterbuch wünscht Ihnen Ihre

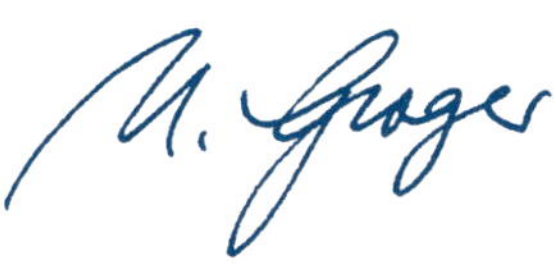

Dr. med. Uta Groger

Bielefeld, im April 2025

Allgemeine Abkürzungen

Hinweis: Medizinische Abkürzungen finden Sie im Stichwortteil alphabetisch eingeordnet.

Abkürzung	Erklärung
Abb.	**Abb**ildung
Adj.	**Adj**ektiv; Eigenschaftswort
anat.	**anat**omischer Fachbegriff
bds.	**b**ei**ds**eits
bzgl.	**b**e**z**ü**gl**ich
bzw.	**b**e**z**iehungs**w**eise
ca.	**c**irc**a**; ungefähr
chem.	**chem**isch
chron.	**chron**isch
d. h.	**d**as **h**eißt
engl.	**engl**isch
evtl.	**ev**en**t**uel**l**
Ez.	**E**in**z**ahl
franz.	**franz**ösisch
ggf.	**g**e**g**ebenen**f**alls
Ggs.	**G**e**g**en**s**atz
Ggt.	**G**e**g**en**t**eil
griech.	alt**griech**isch
h (lat. **h**ora)	Stunde
ital.	**ital**ienisch
Kw.	**K**urz**w**ort, Kurzwörter
L	**L**iter
lat.	**lat**einisch
li.	**li**nks
med.	**med**izinisch
min	**Min**ute(n)

Abkürzung	Erklärung
Mio.	**Mi**lli**o**n(en)
Mz.	**M**ehr**z**ahl
pathol.	**pathol**ogisch
physiol.	**physiol**ogisch
re.	**re**chts
S.	**S**eite
s (sec)	**S**ekunde(n)
sog.	**so g**enannte
Subst.	**Subst**antiv; Hauptwort
syn.	**syn**onym; gleichbedeutend
Syn.	**Syn**onym; gleichbedeutendes Wort
Tab.	**Tab**elle
Ther.	**Ther**apie
Tsd.	**T**au**s**en**d**
typ.	**typ**isch
ugs.	**u**m**g**angs**s**prachlich
Urs.	**Urs**ache
usw.	**u**nd **s**o **w**eiter
v. a.	**v**or **a**llem
vgl.	**v**er**gl**eiche
wörtl.	**wörtl**ich
z. B.	**z**um **B**eispiel
z. T.	**z**um **T**eil
►	siehe unter

A B C D E F G H I J K L M N O P Q R S T U V W X Y Z

Vorsilben und Endungen in der medizinischen Fachsprache

Wortteil	Bedeutung	Beispiele
a-; an-	fehlend; un-; ent-	Anämie; Azoospermie
ab-	weg-; ab-	Abrasio; Ablatio; abnorm
-alg-; -algie	Schmerz	Neuralgie; Analgetikum
-ämie; -hämie	Blut-	Anämie; Leukämie
ana-	auf; aufwärts	Anabolika; Anatomie
anti-	gegen	Antiepileptikum; Antikörper
arthr(o)-	Gelenk-	Arthritis; Arthrose
aut(o)-	selbst	Autoimmunkrankheit
bi-	zwei, doppelt	bisexuell; bilateral
bio-	Lebens-	Biologie; Bioprothese
cholangi(o)-	Gallengangs-	Cholangitis
chol(e)-	Gallen-	Cholelithiasis; Cholezystitis
derm-; derma(to)-	Haut-	Dermatologe; Epidermis; transdermal
dia-	durch, hindurch	Diarrhö
diabet(o)-	Diabetes betreffend	diabetogen; Antidiabetikum
dys-	Miss-, Fehl-	Hüftdysplasie; Dysphonie
-ektomie	chirurgische Entnahme	Hysterektomie; Gastrektomie
embryo-	das ungeborene Kind bis zur 12. SSW betreffend	Embryopathie; Embryologie; embryotoxisch
endo-	innen, hinein	Endoskopie; Endothel
enter(o)-	Darm-	Enteritis; Enterostoma
enzephal(o)-	Gehirn	Enzephalitis
epi-	auf, oben	Epikard; Epidermis
ex-	aus, hinaus	Expectorans; Exitus
extra-	außerhalb	extrauterin; extrakorporal
fet(o)-	das ungeborene Kind nach der 12. SSW betreffend	Fetus; Fetogenese; Fetopathie; fetal
fibr(o)-	Faser-, Bindegewebs-	Leberfibrose; Lungenfibrose
foto- (photo-)	Licht-	Fotometer; fototoxisch
gastr(o)-	Magen-	Gastroskopie; Gastritis
-gen	gebildet; verursacht (durch); verursachend	iatrogen; Kanzerogen
-grafie; -gramm	Schrift, Bild(erstellung)	Echokardiografie
häm-; hämato-	Blut-	Hämatologe; Hämatom

Wortteil	Bedeutung	Beispiele
hemi-	halb	Hemiparese; Hemiplegie
hepat(o)-	Leber-	Hepatitis; hepatotoxisch
hyper-	über, mehr	Hypertonie; Hyperopie
hyp(o)-	unter, zu wenig	Hypotonie; Hyponatriämie
-iater; -iatrie	Arzt; Heilkunde	Pädiater; Pädiatrie; iatrogen
infra-	unterhalb	infraorbital
intr(a)-; intr(o)-	innerhalb, hinein	intramuskulär; intrauterin
-itis	Entzündung	Rhinitis; Dermatitis
kard(io)-	das Herz betreffend, Herz-	Elektrokardiogramm
kontra- (contra-)	gegen	Kontraindikation
kryo-	Kälte	Kryotherapie
laparo-	Bauch-	Laparoskopie; Laparotomie
laryng(o)-	Kehlkopf-	Laryngoskopie
lip(o)-; lipi-	Fett-	Hyperlipidämie; Lipom
lith(o)-	Stein-	Nephrolithiasis; Lithotripsie
-logie	-lehre	Pathologie; Biologie
lumb(o)-	Lenden-	Lumboischialgie; lumbal
makro-	groß	Makrometerschraube
-meter	Messgerät	Fotometer; Thermometer
-metrie	Messung	Phonometrie; Audiometrie
mikro-	klein	Mikroskop; Mikrophage
muko-	Schleim-	Mukolytikum
multi-	vielfach	Multiorganversagen
myko-	Pilz-	Mykose; Antimykotikum
myo-	Muskel-	Myokard; Myom; Myosin
nephr(o)-	Nieren-	Nephritis; Nephropathie
neur(o)-	Nerven-	Neurologe; neuropathisch
norm(o)-	normal	Normoglykämie
olig(o)-	wenig, vermindert	Oligurie; Oligospermie
-om	Geschwulst	Lipom; Chondrom; Sarkom
onko-	Krebs-	Onkologie; onkogen
ophthalmo-	Augen-	Ophthalmoskop
-ose	1. Krankheit; 2. Zuckerart	1. Psychose; 2. Glukose
ost(eo)-	Knochen-	Osteoporose; Periost
ot(o)-	Ohr-	Otoskop; Otalgie; ototoxisch
päd-	Kinder-	Pädiater; Pädagogik
path(o)-; -pathie	Leiden, Krankheit (betreffend)	Pathologe; Neuropathie

Wortteil	Bedeutung	Beispiele
-penie	Mangel	Leukopenie; Thrombopenie
peri-	um ... herum	Perikard; Periost; perinatal
phon(o)-	Schall-	Aphonie; Phonometrie
physi(o)-	natürlich, gesund	physiologisch; Physik
-plasie	Bildung	Dysplasie; Hyperplasie
pneum(o)-; pulmo-	Lungen-	Pneumologe; Pneumonie; Pulmologe; Pulmonalklappe
-pnoe (sprich „pnö")	die Atmung betreffend	Apnoe; Dyspnoe; Tachypnoe
poly-	viel, vermehrt	Polyurie; Polydipsie
post-	nach	postoperativ; postpartal
prä-	vor	Prävention; präoperativ
pseud(o)-	vortäuschend	Pseudarthrose
psych(o)-	Seelen-	Psychiater; Psychologe
quadr(i)-	vier-	Quadrupel-Therapie; quadrivalent
radio-	Strahlen-	Radiologe
re-	wieder, erneut	Reanimation; Regeneration
retro-	zurück	Retroversion; retrograd
rhin(o)-	Nasen-	Rhinitis; Rhinoplastik
semi-	halb	semiquantitativ; semimaligne
-skop	Betrachtungsgerät	Gastroskop; Otoskop
-skopie	Betrachtung	Gastroskopie; Arthroskopie
-statisch	(die Vermehrung) hemmend	virustatisch; Zytostatikum
spondyl(o)-	Wirbel-	Spondylarthrose
sub-	unter-; weniger als; nicht ganz	subakut; subfebril
super-; supra-	über, oberhalb; zusätzlich	Superinfektion; supraorbital
tachy-	schnell, beschleunigt	Tachykardie, Tachometer
tetra-	vier-	Tetraplegie
therm(o)-	Wärme-	Thermometer; Thermalbad
thyr(e)o-	Schilddrüsen-	Thyroxin; Thyreostatikum
-tomie	-schnitt, Aufschneiden	Anatomie; Laparotomie
-toxisch	giftig (für)	nephrotoxisch; Toxin
tri-	drei	Trigeminus; Trisomie
ultra-	mehr als, oberhalb	Ultraschall; ultraviolett
-urie	den Harn betreffend	Polyurie; Nykturie; Anurie
-zid	abtötend	bakterizid; fungizid; viruzid
zyst(o)-	Blasen-	Zystoskopie; Zystitis; Zyste
zyt(o)-	Zell-	Zytostatikum; Leukozyt

Begriff	Erklärung
12-Kanal-EKG	Standard- ▸ EKG mit 12 Ableitungen
A. (sprich „Arteria" bzw. „Angina")	1) ▸ Arterie, 2) ▸ Angina
A. carotis	Halsarterie; bds. seitlich am Hals tastbar
A. femoralis	Beinarterie; bds. in der Leiste tastbar
A. pectoris	▸ Angina pectoris
A. radialis	Speichenarterie; Pulsader am Handgelenk
A. tonsillaris	▸ Angina tonsillaris
ABCDE-Regel	Schema zur Nävusbeurteilung ▸ Abb. S. 10
Abduktion	Abspreizen einer Extremität vom Rumpf ▸ Abb. S. 10
AB0-System (sprich „AB-Null")	wichtigstes Blutgruppensystem (nach Landsteiner) ▸ Abb. S. 26
Abdomen	Bauch; Bauchraum; anat. Raum zwischen Brustraum (Thorax) und Becken (Pelvis)
Abdomen-Sonografie	Ultraschalluntersuchung der Bauchorgane (v. a. Leber, Pankreas, Milz, Darm) und der Nieren
abdominal (abdominalis)	im Bauchraum; zum Bauchraum gehörig
Ablatio mammae	chir. Entfernung der weiblichen Brustdrüse
Abort	Fehlgeburt; Schwangerschaftsende, bevor der Embryo bzw. Fetus extrauterin lebensfähig ist
Abrasio (Kürettage)	Ausschabung der Gebärmutter; Entfernung der obersten Endometriumschicht mittels ▸ Kürette
Abruptio (Interruptio)	Schwangerschaftsabbruch; ugs. Abtreibung
Abusus	Missbrauch; schädlicher Gebrauch
ACVB (**a**orto-**k**oronarer **V**enen-**B**ypass; Bypass)	künstliche Überbrückung eines verengten Herzkranzgefäßes mittels Venentransplantat ▸ Abb. S. 27
Achillessehnenreflex (ASR)	Reflex durch Beklopfen der Achillessehne oberhalb der Ferse; vgl. ▸ Muskeleigenreflexe
Adapter	Anschlussteil; z. B. zwischen Kanüle und Blutröhrchen
Adduktion	Heranziehen (einer Extremität an den Rumpf) ▸ Abb. S. 10
Adduktoren (lat. = Heranzieher)	Oberschenkelmuskeln, die der Beinadduktion dienen ▸ Abb. S. 94
adaptiv	spezifische Immunabwehr betreffend: anpassungsfähig
Adenoide (Mz.)	Rachenmandelwucherung; fälschlich „Polypen" genannt
Adenom	gutartige Drüsenwucherung

ABCDE-Regel: malignitätsverdächtige Symptome bei Pigmentnävi		
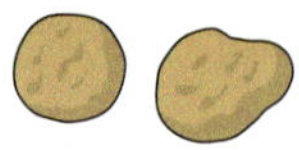	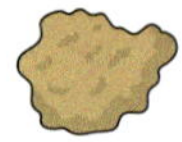	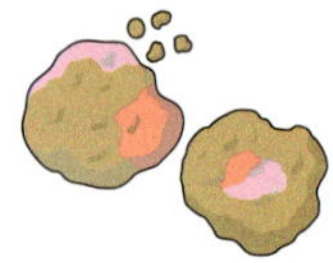
A ***A**symmetrie*	***B*** *unregelmäßige* ***B**egrenzung*	***C*** ***C**olor* *= unregelmäßige Farbe*
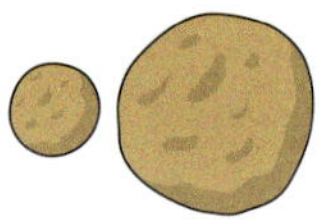	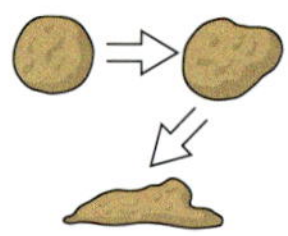	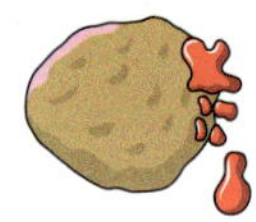
D ***D**urchmesser* *> 5 mm =* *Bleistiftdicke*	***E*** ***E**rhabenheit* ***E**rweiterung* ***E**ntwicklung*	***S*** ***S**ymptome* *• Bluten* *• Juckreiz*

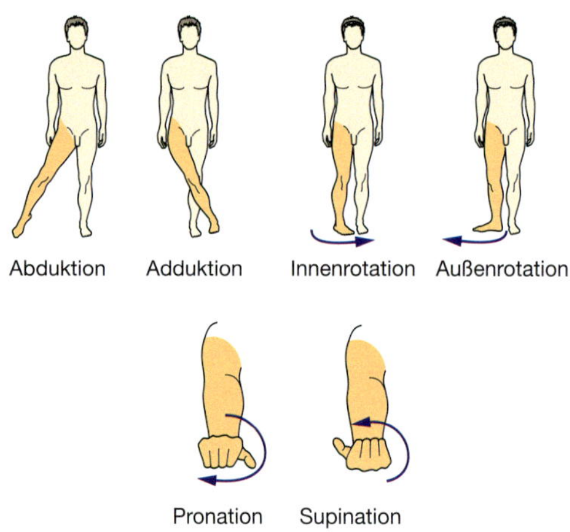

Bewegungsrichtungen

Bei der **Sup**ination formt die Hand einen **Suppen**löffel. Bei der **Pro**nation schneidet die Hand **Brot**.

Begriff	Erklärung
Adenom-Karzinom-Sequenz	Darmkrebsentstehung aus Adenomen
ADH	▸ antidiuretisches Hormon
ADH-Mangel (Diabetes insipidus)	Mangel an **anti**d**iuretischem **H**ormon; durch die mangelnde Harnkonzentration kommt es zu Polyurie mit Wasserverlust
Adhärenz	Therapietreue bzgl. gemeinsam festgelegter Therapieziele; vgl. ▸ Compliance
ADHS (**A**ufmerksamkeits**d**efizit-**H**yperaktivitäts**s**törung)	Konzentrations- und Teilleistungsschwäche bzw. Hirnleistungsvariante(n) unterschiedlicher Ausprägung/ Schweregrade
Adipositas	Fettleibigkeit; Grad 1 ▸ Body-Mass-Index ≥ 30 kg/m², Grad 2 BMI ≥ 35 kg/m², Grad 3 BMI ≥ 40 kg/m²
Adipositas per magna	Adipositas Grad 3 mit ▸ Body-Mass-Index ≥ 40 kg/m²
Adnexe (Mz.)	Gebärmutter-Anhangsgebilde: Tuben, Ovarien ▸ **Abb. S. 57**
Adnexitis	Entzündung der Adnexe
Agar-Agar (Kw. Agar)	Algenprodukt, das mikrobiologische Nährmedien andickt; Kw. für Nährboden
Agonist, der (Mz. Agonisten)	gleichsinnig arbeitender Muskel; z. B. der mit anderen zusammen den Rumpf beugt; Ggs. Antagonist; ▸ Synergist
AHB	▸ **A**nschluss**h**eil**b**ehandlung
Aids (AIDS; acquired immune(o) deficiency syndrome)	erworbenes Immunschwächesyndrom; zunehmende Abwehrschwäche durch ungehandelte Infektion mit dem HI-Virus (HIV)
Aircast-Schiene	leichte orthopädische Stützbandage
Aktin	Muskeleiweiß, das zusammen mit Myosin die Muskelkontraktion ermöglicht; Teil der Myofibrillen
aktinisch	durch schädliche Strahlen verursacht
aktinische Keratose	Strahlenschaden der Haut mit verstärkter Verhornung (Keratose); ▸ Präkanzerose; wird unbehandelt zu Hautkrebs, dem ▸ Spinaliom 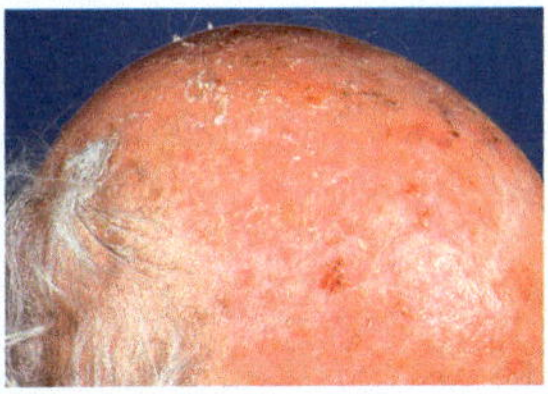
Aktivimpfung (aktive Impfung; Aktivimmunisierung)	Impfung, die das Immunsystem selbst (aktiv) Antikörper und Gedächtniszellen bilden lässt; führt zu Langzeitschutz
akut	stark, plötzlich, heftig; Ggs. chronisch

Begriff	Erklärung
akutes Abdomen	lebensbedrohliches Krankheitsbild bei schwerer Erkrankung eines Bauchorgans
Albumin	Plasmaeiweiß; vgl. ▸ Albumin-Kreatinin-Quotient
Albumin-Kreatinin-Quotient (-Ratio)	Verhältnis zwischen Albumin- und Kreatinin-Ausscheidung im Urin bei ▸ diabetischer Nephropathie
alkalisch (basisch)	mit hohem pH-Wert (pH > 7); Ggs. sauer
alkalische Phosphatase (AP)	▸ Enzym in Knochen, Darm und Leber ▸ Tab. S. 153
Allergen, das (Adj. allergen)	allergieauslösender Stoff; vgl. ▸ Antigen
Allergie (Adj. allergisch)	krankhafte Überempfindlichkeit gegen körperfremde Stoffe
Allergologie	Allergieheilkunde
ALS (**A**dvanced **L**ife **S**upport)	erweiterte Maßnahmen der ▸ Reanimation (medikamentös und ggf. apparativ)
Alveole, die (Mz. Alveolen)	1) Lungenbläschen, 2) Zahnfach im Kieferknochen ▸ Abb. unten

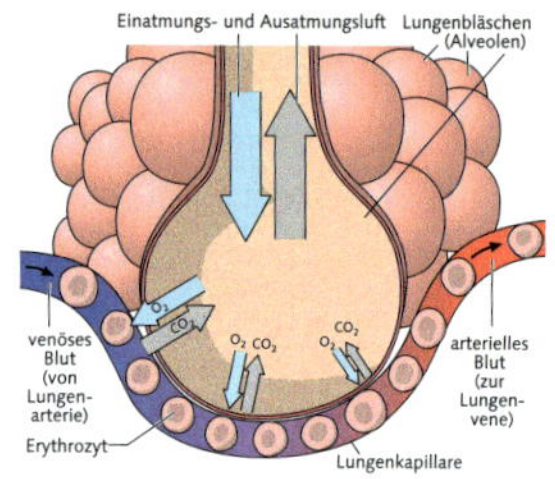

Gasaustausch in der Lunge

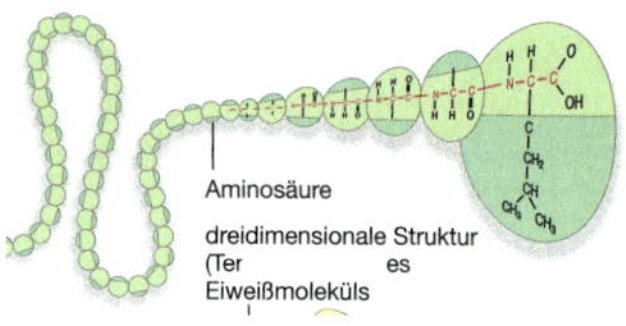

Protein (Eiweiß)

Begriff	Erklärung
Alzheimer, M. (Demenz vom Alzheimer-Typ)	Form der ▸ Demenz, die bei ca. 60 % der Demenzkranken auftritt (typisch: spezielle Ablagerungen im Gehirngewebe)
ambulant	ohne Klinikaufenthalt bzw. -übernachtung; Ggs. stationär
Amenorrhö (Amenorrhoe)	Ausbleiben der Menstruation; 1) primär: fehlendes Eintreten der Menstruation, 2) sekundär: Ausbleiben nach der Menarche
Aminosäure (AS)	kleinster Eiweißbaustein ▸ Abb. oben
Amniozentese, die	Fruchtwasserentnahme

Begriff	Erklärung
Amöbe, die	einzelliger Parasit; ▸ Protozoen
Ampulle	1) Glasfläschchen mit flüssigem Medikament, ▸ Abb. S. 19 2) weitester Rektumteil ▸ Abb. S. 31
Amputation	chirurgisches Absetzen; operative (Teil-)Entfernung eines Körperteils
Amylase	Stärke spaltendes ▸ Enzym ▸ Tab. S. 151
Amyloid	Protein-Zucker-Molekül; pathologische Gewebeablagerung
Amyloidose	Erkrankung durch pathologische Ablagerungen von Amyloid im Gewebe von Gehirn, Herz usw.
Amylose	Stärke; ▸ Polysaccharid aus Glukose
anal	den ▸ Anus (After) betreffend
Analgetikum	Schmerzmittel
Analkanal	kurzer Enddarmabschnitt; Übergang vom Anus zum Rektum
Anämie	Blutarmut; Mangel an roten Blutkörperchen und/oder Blutfarbstoff (Hb und/oder Erys und/oder Hkt ↓) ▸ Tab. S. 153
Anästhesie	▸ Narkose; Betäubung
Anästhesist	Narkosearzt; Facharzt für Anästhesiologie
Anamnese	Krankengeschichte; z. B. frühere Erkrankungen, Anfälligkeiten, Allergien
anaphylaktischer (allergischer) Schock	schwerste Form der allergischen Reaktion mit rascher ▸ Schockentwicklung
Anaphylaxie (anaphylaktische Reaktion)	schwere allergische Reaktion mit Gefahr des Schocks
Anatomie	Lehre vom Aufbau des Körpers
anatomisch	den Aufbau des Körpers betreffend ▸ Abb. S. 14
Androgen	männliches Sexualhormon; z. B. Testosteron
Andrologie (Adj. andrologisch)	Männerheilkunde; Ergänzung der Urologie; befasst sich u.a. mit männlicher Sexualität und Fruchtbarkeit
Aneurysma, das (Mz. Aneurysmen)	Aussackung der Wand einer Arterie oder des Herzens
Aneurysmaruptur, die	Riss bzw. Platzen eines Aneurysmas
Angina (lat. angina = Enge)	Kw. für 1) Angina tonsillaris, 2) Angina pectoris
Angina tonsillaris (lat. = Mandelenge)	Mandelentzündung Syn. Tonsillitis; oft durch Streptokokken hervorgerufen; mit Exanthem: Scharlach ▸ Abb. S. 124
Angina pectoris (lat. = Brustenge)	Brustschmerzen bzw. -engegefühl bei ▸ koronarer Herzkrankheit
Anogenitalwarzen	Warzen im Bereich von Anus und Genitale durch ▸ HPV

A B C D E F G H I J K L M N O P Q R S T U V W X Y Z

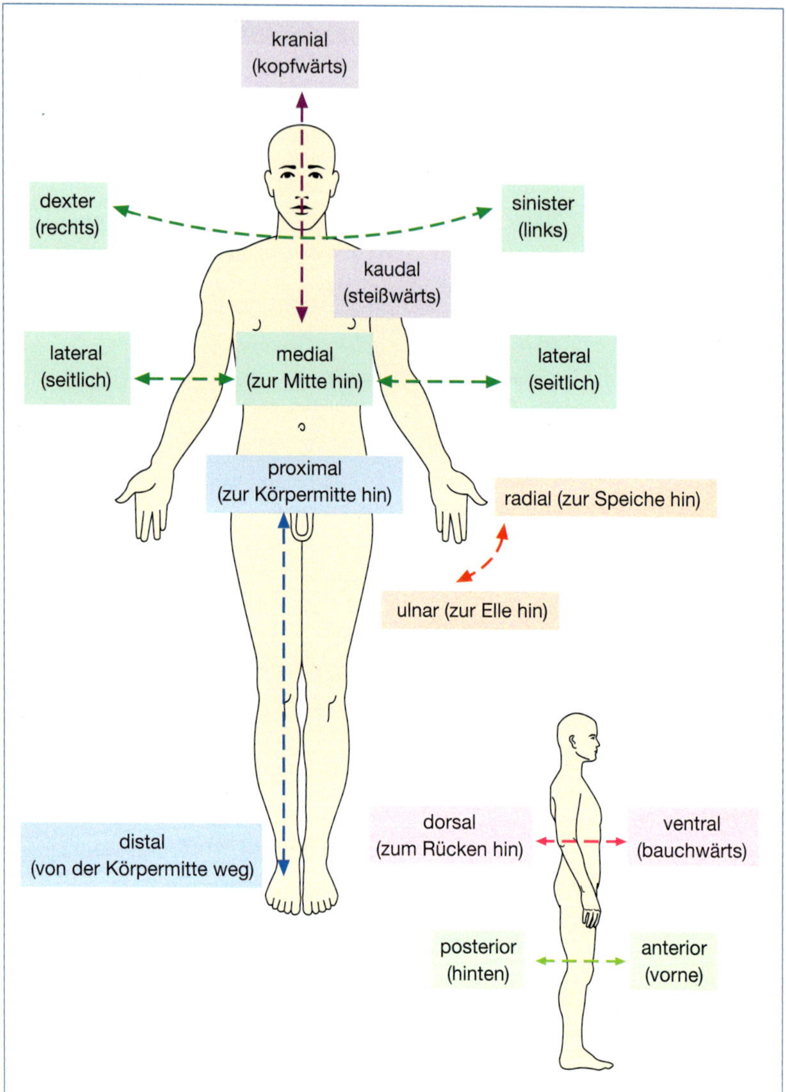

Anatomische Lage- und Richtungsbezeichnungen
(Hinweis: Rechts und links werden immer ***vom Patienten aus*** *gesehen.)*

Begriff	Erklärung
Anomalie	(ggf. krankhafte) Abweichung vom Normalen
Anorexie (Anorexia nervosa)	Magersucht; wörtl. Appetitlosigkeit; psychosomatische Krankheit mit krankhaftem Gewichtsverlust
Anschlussheilbehandlung (AHB)	stationäre Rehabilitationsmaßnahme im Anschluss an eine stationäre Akutbehandlung
Antazidum	Magensäure bindendes Arzneimittel
Antagonist, der (Mz. Antagonisten)	Gegenspieler der Muskulatur; z. B. Beuger und Strecker am Oberarm; Ggs. ▸ Agonist
anterior	vorn(e); der vordere ▸ **Abb. S. 14**
Anti-A, Anti-B	Antikörper gegen AB0-Blutgruppenantigene ▸ **Abb. S. 26**
Antiallergikum	Arzneimittel zur Therapie allergischer Beschwerden; vgl. ▸ Antihistaminikum
Antiandrogen	Arzneimittel, das ▸ Androgenen entgegenwirkt
Antiarrhythmikum	Arzneimittel gegen Herzrhythmusstörungen
Antibiogramm (Resistogramm)	Test auf Antibiotikaempfindlichkeit von Bakterien ▸ **Abb. S. 118**
Antibiotikaresistenz	Unempfindlichkeit von Bakterien gegen Antibiotika
Antibiotikum, das (Mz. Antibiotika)	Arzneimittel gegen bakterielle Infektionen; schädigt oder tötet Bakterien im menschlichen Körper
Anti-D	Antikörper gegen das Erythrozyten-Antigen D, d. h. gegen das Rhesus-Antigen
Antidiabetikum	Arzneimittel zur Diabetes-mellitus-Therapie; Diabetes-mellitus-Therapeutika: 1) orale Antidiabetika bei Typ 2, 2) Insulin bei Typ 1 und ggf. Typ 2, 3) ▸ GLP1-Analoga bei Typ 2
Antidiarrhoikum	Arzneimittel gegen Diarrhö (Durchfall)
antidiuretisches Hormon (ADH)	Hormon der Hirnanhangdrüse, sog. Wassersparhormon: steuert die Wasserrückgewinnung in der Niere; vgl. ▸ ADH-Mangel
Antidot (Antitoxin)	Gegengift; Medikament, das die Wirkung eines Giftes oder Medikaments aufhebt
Anti-D-Prophylaxe	Injektion von Anti-D aus Spenderblut in bzw. nach Schwangerschaft; verhindert die Bildung mütterlicher Antikörper gegen Antigen D; vgl. ▸ Rhesus-Unverträglichkeit
Antiemetikum	Arzneimittel gegen Übelkeit und Erbrechen
Antiepileptikum (Antikonvulsivum)	Arzneimittel gegen Anfallsleiden; ▸ Epilepsie
Antigen	Fremdstoff, der das Immunsystem zu einer Reaktion veranlasst; vgl. ▸ Allergen
Antigen-Schnelltest (PoC-Test)	an jedem Ort durchführbarer Schnelltest zum Nachweis von (Virus-)Antigen, z. B. auf Influenza-, RSV-, Coronaviren

Anti**g**en (**Ag**): **A**chtung **g**efährlich (infektiös); **A**nti**k**örper (**Ak**): **a**lles **k**lar (Schutzstoff)

Begriff	Erklärung
Anti-HBs (**Anti**körper gegen **H**epatitis-**B**-Virus-**s**urface-Antigen)	Antikörper, deren Nachweis Immunität gegen HBV beweist; für medizinisches Personal wird in Deutschland ein Antikörpertiter von ≥ 100 IE/L verlangt.
Antihistaminikum	Arzneimittel zur symptomatischen Therapie allergischer Erkrankungen; z. B. Cetirizin ▸ **Arzneimittel S. 160**
Antihypertensivum (Antihypertonikum)	Arzneimittel zur Behandlung des Bluthochdrucks; Blutdrucksenker
Antihypotonikum	Arzneimittel gegen Niedrigblutdruck
Antikoagulans, das (Mz. Antikoagulanzien)	gerinnungshemmender Stoff; 1) Arzneimittel zur Verlangsamung der Blutgerinnung im Körper (▸ NOAK: Dabigatran, Rivaroxaban, Apixaban, Vitamin-K-Antagonisten: Phenprocoumon, z. B. Marcumar®), 2) Zusatz in Blutprobenröhrchen (Citrat, EDTA); vgl. ▸ Thrombozytenaggregationshemmer
Antikonvulsivum	▸ Antiepileptikum
Antikörper	Abwehrstoff, der spezifisch auf ein ▸ Antigen passt
Antimykotikum	Arzneimittel gegen Pilzerkrankungen
Antiöstrogen	Arzneimittel, das die Östrogenwirkung blockiert; Indikation: hormonempfindliches Mammakarzinom
Antioxidans (Mz. Antioxidanzien)	Stoffe, die Oxidation, d. h. „Ranzigwerden" und Alterung, entgegenwirken; z. B. Vitamine
Antiphlogistikum (Adj. antiphlogistisch)	entzündungshemmendes Schmerzmittel; z. B. Diclofenac, Ibuprofen, ASS; vgl. ▸ Antirheumatikum, Analgetikum
Antipyretikum	Arzneimittel gegen Fieber
Antirheumatikum	Arzneimittel gegen Entzündung und Schmerz; Gabe v. a. bei rheumatischen bzw. Autoimmunkrankheiten; Untergruppen: 1) ▸ NSAR; z. B. ASS, Diclofenac, Ibuprofen, 2) steroidale A. (Kortison), 3) ▸ Biologicals und andere ▸ DMARD
Antisepsis	Maßnahmen zur Abtötung, Entfernung oder Wachstumshemmung pathogener Keime durch Desinfektion; vgl. ▸ Asepsis

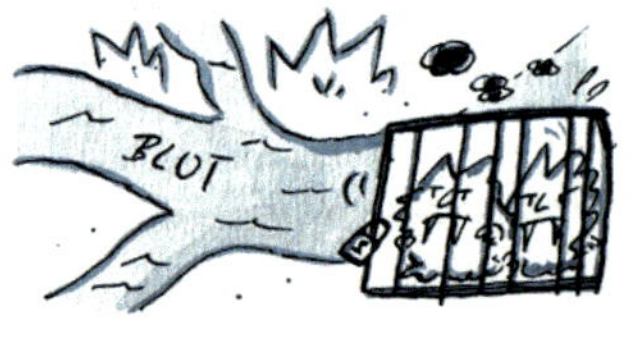

Asepsis

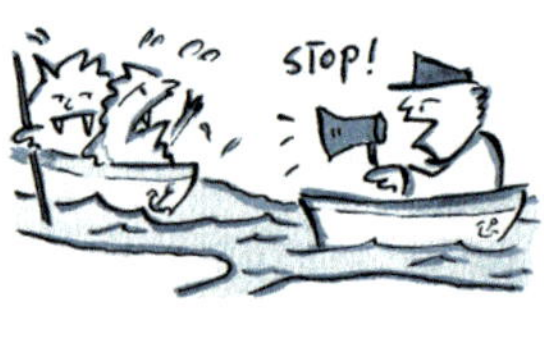

Antisepsis

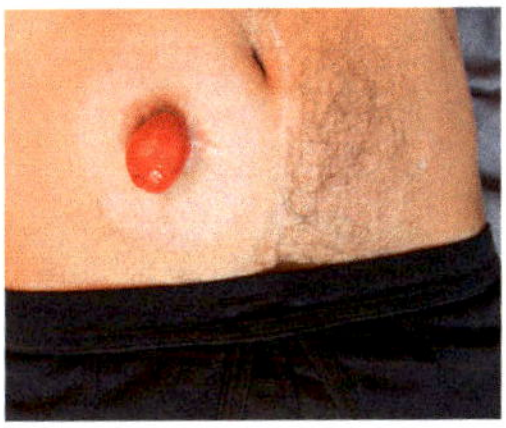

Anus praeter: endständiges Ileostoma

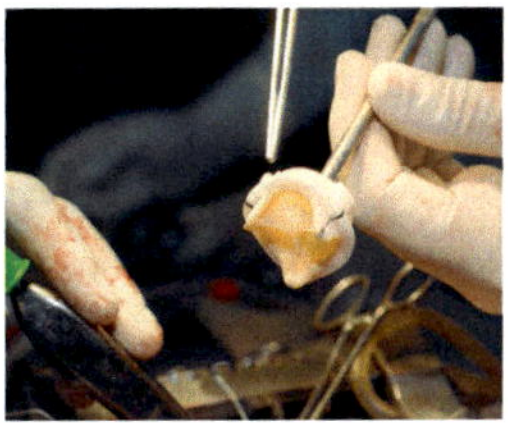

Aortenklappen-Bioprothese (aus Schweineendokard hergestellte Herzklappe)

Begriff	Erklärung
Antitussivum	Arzneimittel gegen Husten; 1) Hustenstiller; z. B. Codein, 2) Mukolytikum (Schleimlöser); z. B. Ambroxol, ACC®
Antrum, das	Magenhöhle; Magenteil vor dem Pylorus ▸ **Abb. S. 54**
Antrumgastritis	Magenschleimhautentzündung im Antrum
Anurie (sprich „An-urieh")	fehlende Harnausscheidung (< 100 mL/24 h); komplette Anurie: keine Harnausscheidung; vgl. ▸ Urämie
Anus	After; Darmausgang ▸ **Abb. S. 57**
Anus praeter (Stoma)	künstlicher Darmausgang ▸ **Abb. oben**
Anxiolytikum	angstlösendes Arzneimittel; z. B. Lorazepam
Aorta	Hauptschlagader ▸ **Abb. S. 67**
Aortenaneurysma	sackförmige Erweiterung der Aorta
Aorteninsuffizienz	Undichtigkeit der Aortenklappe
Aortenklappe	Taschenklappe in der Aorta ▸ **Abb. oben**
Aortenstenose	Verengung der Aortenklappe
a.-p. (**a**nterior-**p**osterior)	beim Röntgen: Strahlenrichtung von vorn nach hinten; Ggs. p.-a. bzw. seitlich ▸ **Abb. S. 14**
aP (**ap; a**zellulärer **P**ertussisimpfstoff)	zellfreier Impfstoff gegen Pertussis (Keuchhusten; aP für Patienten < 10 Jahre, ap für Patienten ≥ 10 Jahre)
AP	▸ **a**lkalische **P**hosphatase ▸ **Tab. S. 153**
apathogen	nicht krank machend, Ggs. pathogen ▸ **Abb. S. 18**
Aphonie	Stimmverlust
Apnoe	fehlende Atmung; Erstickung(sanfall), Atempause; vgl. ▸ Schlafapnoesyndrom
Apoplex (Apoplexie)	älterer Begriff für ▸ Schlaganfall; Hirninfarkt ▸ **Abb. S. 123**

A B C D E F G H I J K L M N O P Q R S T U V W X Y Z

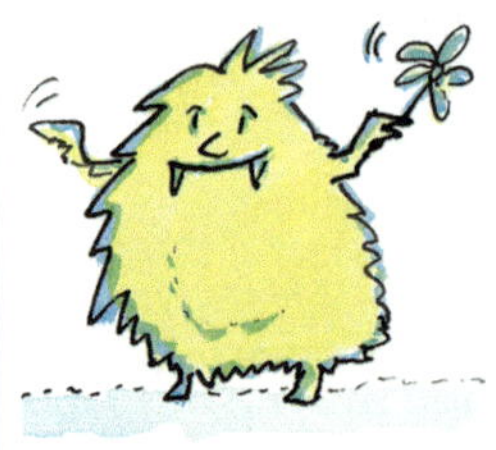	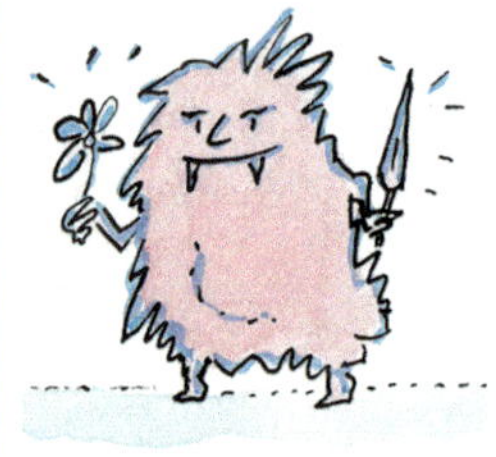	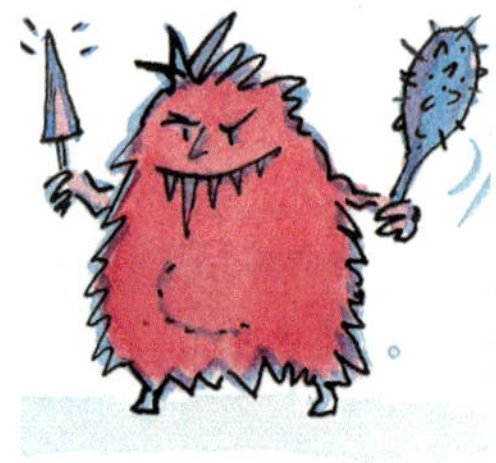
apathogen nicht krank machend	*fakultativ pathogen unter Umständen krank machend*	*obligat pathogen (in jedem Falle) krank machend*

Begriff	Erklärung
Appendektomie	chirurgische Entnahme der Appendix
Appendix vermiformis, die (Appendix)	Wurmfortsatz am Zäkum; fälschlich „Blinddarm" genannt
Appendizitis	Wurmfortsatzentzündung; fälschlich „Blinddarmentzündung" genannt 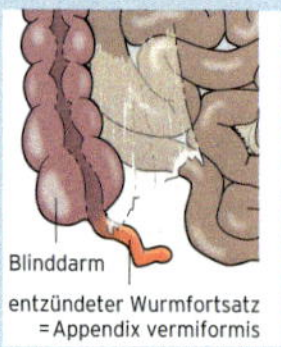
Applikation, die	Arzneimittelgabe; Verabfolgen, Eingeben, Verabreichen, bei Cremes usw. Auftragen eines Arzneimittels
Applikationsart	Art der Arzneimittelgabe; z. B. oral, sublingual, i. v.
Applikationsform	Arzneimittel-Darreichungsform; z. B. Tablette
applizieren	1) auftragen (Creme, Salbe), 2) ein Arzneimittel verabreichen
Aqua ad iniectabilia (lat. = Wasser für Injektionszwecke)	salzfreies, gereinigtes Wasser zur Herstellung einer Injektionslösung aus Arzneimittelpulver; vgl. ▸ NaCl 0,9 % ▸ Abb. S. 19
ARDS (**A**cute **R**espiratory **D**istress **S**yndrome)	akutes Atemnotsymdrom; akutes Lungenversagen, z. B. bei Covid-19
Arrhythmie	Herzrhythmusstörung; unregelmäßige Herzschlagfolge
Arterie, die (A., Mz. Aa.)	Schlagader, Pulsader; Blutgefäß, das Blut vom Herzen weg führt ▸ Abb. S. 67
arteriell	1) bzgl. Blutgefäß: vom Herzen wegführend, 2) Bluteigenschaft: sauerstoffreich
arterielle Hypertonie (arterieller Hypertonus)	Bluthochdruck ▸ Hypertonie ▸ Tab. S. 149

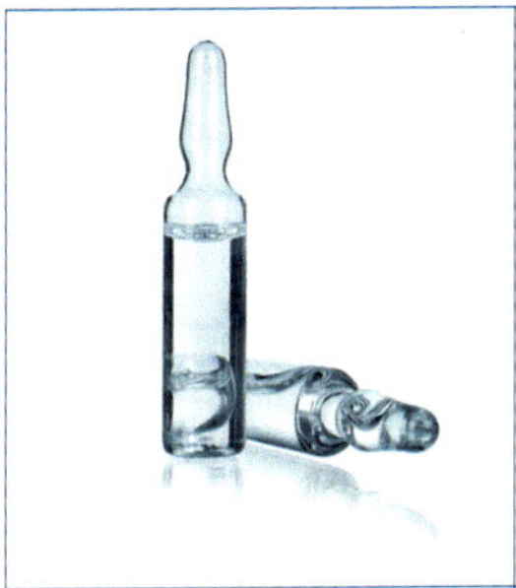

Brechampulle

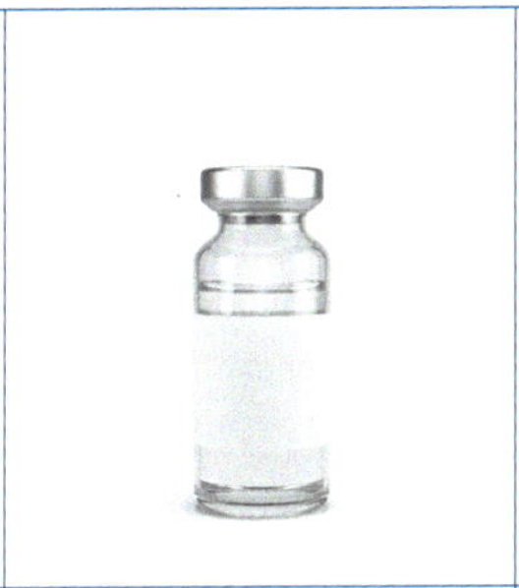

Stechampulle

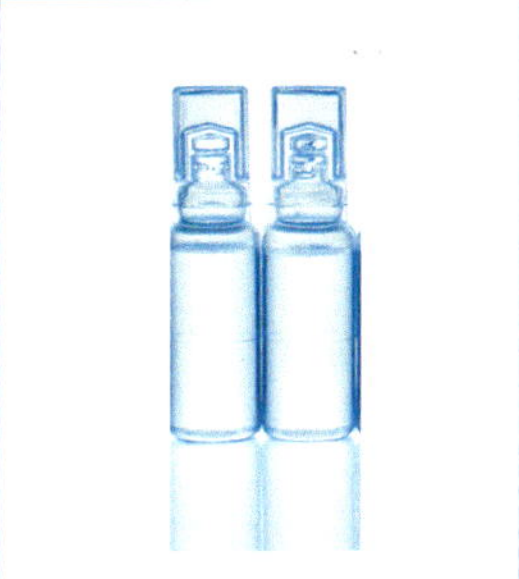

Kunststoffampulle

Begriff	Erklärung
Arterienlumen	Lichtung, d. h. Innenraum von Arterien
Arteriole (lat. = kleine Arterie)	Widerstandsgefäß zwischen Arterie und Kapillaren; regelt Bluteinstrom in die Kapillaren; vgl. ▸ Venole ▸ **Abb. S. 67**
Arteriosklerose (Atherosklerose)	Arterienverengung durch cholesterinhaltige Wandablagerungen; kann u. a. zu pAVK, Herzinfarkt, Demenz, Schlaganfall führen ▸ **Abb. unten**
Arthralgie	Gelenkschmerz
Arthritis	Gelenkentzündung
Arthritis, reaktive	Arthritis 1–4 Wochen nach Infektionskrankheit; z. B. nach Salmonellen-Enteritis
Arthrodese	Gelenkversteifung; lindernde chirurgische Therapiemaßnahme bei schwerstem Arthroseschmerz; vgl. ▸ Radiosynoviorthese

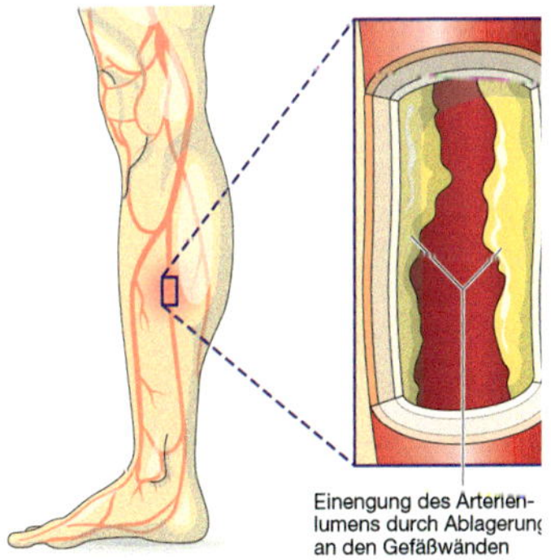

Arteriosklerose (pAVK)

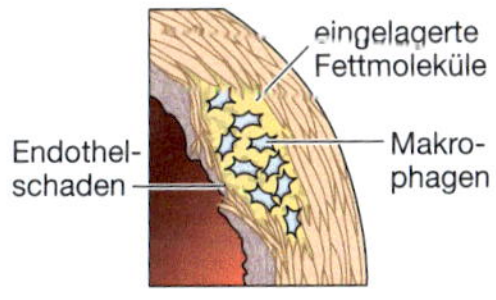

Ablagerungen und Entzündungen tragen zur Arteriosklerose bei

Begriff	Erklärung
Arthrose	degenerativer Gelenkab- bzw. -umbau mit Schmerzen, Bewegungseinschränkung und ggf. Entzündung; ugs. Gelenkverschleiß
Arthroskop	▸ Endoskop zur Gelenkspiegelung
Arthroskopie	Gelenkspiegelung
Arzneimittelexanthem	durch Arzneimittel ausgelöster Hautausschlag
Asepsis	Prinzip der Keimfreiheit: Maßnahmen zur Abtötung oder Entfernung aller Mikroorganismen durch Sterilisation; Ggs. Sepsis; vgl. ▸ Antisepsis ▸ Abb. S. 16
Aspiration, die (Verb aspirieren)	1) Ansaugen mit einer Injektionsspritze, 2) Einsaugen von Fremdstoffen in die unteren Atemwege beim Einatmen
Aspirationspneumonie	Lungenentzündung durch Einatmen von Fremdstoffen (z. B. Nahrung, Magensaft)
ASS	▸ Acetylsalicylsäure; ▸ Analgetikum; ▸ Thrombozytenaggregationshemmer; vgl. ▸ NSAR
ästhetische Chirurgie (Ästhetik = Schönheitslehre)	Chirurgie, die das Aussehen verbessert; 1) Schönheits-, 2) plastische bzw. Wiederherstellungschirurgie nach Tumor bzw. Unfall
Asthma bronchiale (Bronchialasthma; Kw. Asthma)	entzündliche Atemwegserkrankung mit zeitweise auftretender reversibler Atemwegsverengung durch bronchialen Muskelkrampf, Schleim und Schleimhautschwellung; Ursachen: 1) allergisch, 2) nicht allergisch (z. B. Kälte, Anstrengung, Stress), 3) gemischt: 1) und 2)
Asthma cardiale (Herzasthma)	veraltet für (ggf. anfallsartige) Luftnot durch Linksherzinsuffizienz
Asthmaanfall	akut auftretende, heftige Asthmasymptome
asymptomatisch	symptomfrei; beschwerdefrei
Asystolie	Herzstillstand; fehlende elektrische und muskuläre Herzaktivität; vgl. ▸ Kammerflimmern
Aszites, der	Bauchwassersucht; abdomineller Flüssigkeitsrückstau v. a. bei Leberzirrhose 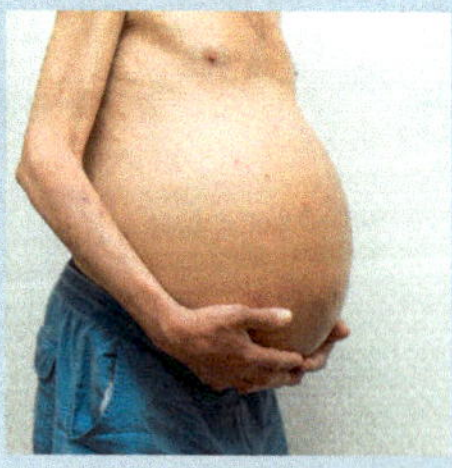
Atherosklerose	▸ Arteriosklerose ▸ Abb. S. 19
AT1-Blocker (AT1-Antagonist)	Antihypertensivum; Sartan; z. B. Candesartan ▸ S. 160

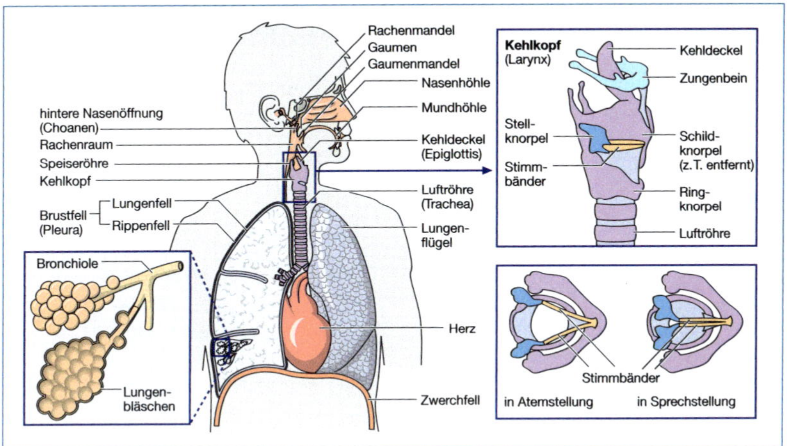

Atmungsorgane

Begriff	Erklärung
Atmung (Respiration)	1) äußere Atmung: Aufnahme von O_2 und Abgabe von CO_2 durch Ein- und Ausatmen (Ventilation) sowie Gasaustausch in den Alveolen, 2) innere Atmung: Sauerstoffverwertung in den Zellen ► Abb. S. 12
Atopie, die (Adj. atopisch)	erbliche Veranlagung, die Neurodermitis, Asthma bronchiale, Heuschnupfen und Nahrungsmittelallergien begünstigt
Atrium	Herzvorhof ► Abb. S. 63
Atrophie, die (Adj. atrophisch; Verb atrophieren)	Gewebsschwund; z. B. durch Alter, Mangelernährung, Nichtgebrauch 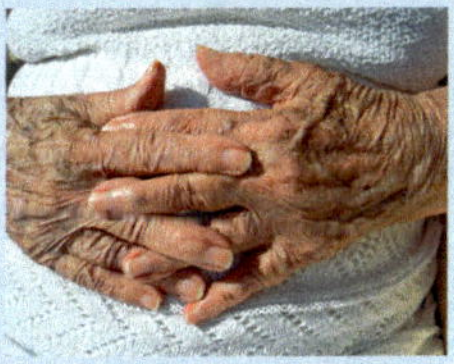 *atrophische Altershaut*
Atropin	Wirkstoff der Tollkirsche; hemmt einen Teil des unwillkürlichen Nervensystems; wichtiges Notfallmedikament
Auskultation	Abhören mittels Stethoskop ► S. 77
Ausschlussdiagnose	Diagnose, die nur gestellt wird, wenn alle anderen denkbaren Diagnosen durch Untersuchungen ausgeschlossen wurden
aut idem (lat. = oder etwas Gleichwertiges)	Rezeptzusatz, der dem Apotheker den Austausch gegen ein anderes, inhaltsgleiches Präparat erlaubt; Hinweis: auf GKV-Rezept gegenteilige Bedeutung: kein Austausch

A B C D E F G H I J K L M N O P Q R S T U V W X Y Z

Begriff	Erklärung
Autoantikörper	Antikörper gegen körpereigenes Gewebe
Autoimmun-krankheit	Krankheit durch Angriff des Immunsystems auf körpereigenes Gewebe; z. B. ▸ PcP
Autoimmun-thyroiditis	Schilddrüsenentzündung durch Autoantikörper; 1) ▸ Hashimoto-Thyroiditis, 2) M. ▸ Basedow
Autoklav	Dampfsterilisator; Gerät zur Keimabtötung mit Wasserdampf unter Überdruck 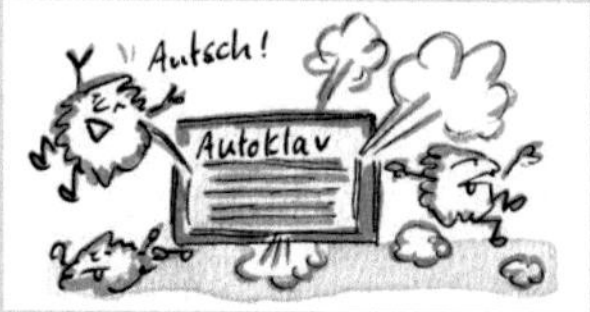
Autopsie (Sektion; Obduktion)	innere Leichenschau; Leichenöffnung und -untersuchung zur Klärung der Todesursache
AV-Block	Herzrhythmusstörung mit Erregungsleitungsstörung zwischen den Herzvorhöfen und -kammern
AV-Knoten (**A**trio-**v**entrikularknoten)	Teil des ▸ Reizleitungssystems des Herzens ▸ **Abb. S. 117**
aVR, aVL, aVF (engl. **a**ugmented **v**oltage = verstärkte elektrische Spannung)	Bezeichnungen der EKG-Extremitätenableitungen nach E. Goldberger; R = rechter Arm, L = linker Arm, F = linker Fuß ▸ **Abb. S. 49**
axial	bzgl. Radiologie: längs; Ggs. transversal (quer)
Axilla (Mz. Axillen)	Achselhöhle
axillar	in der Achselhöhle; zur Achselhöhle hin
Axillarlinien (vordere, mittlere, hintere)	gedachte senkrechte anatomische Linien, die sich an den Axillen orientieren ▸ **Abb. S. 41**
Axon, das (Neurit, der)	Nervenfortsatz der Nervenzelle, der Reize weiterleitet ▸ **Abb. S. 98**
AZ (**A**llgemein**z**ustand)	grobe klinische Beurteilung des Gesundheitszustandes als guter, leicht oder stark reduzierter Allgemeinzustand
Azetongeruch (Acetongeruch)	an Nagellackentferner erinnernder Atemgeruch bei Diabetikern in bzw. vor einem Koma
Azoospermie	Fehlen von Samenzellen im Sperma

bakteriostatisch	Bakterien(vermehrung) hemmend
bakteriell	durch Bakterien verursacht, Bakterien betreffend
Bakterien (Ez. Bakterium, das)	einzellige Mikroorganismen ohne Zellkern, die auf Nährböden züchtbar sind und durch Antibiotika bekämpft werden können ▸ **Abb. S. 23**
bakterizid	Bakterien tötend; (bzgl. Desinfektionsmittel und Antibiotika)

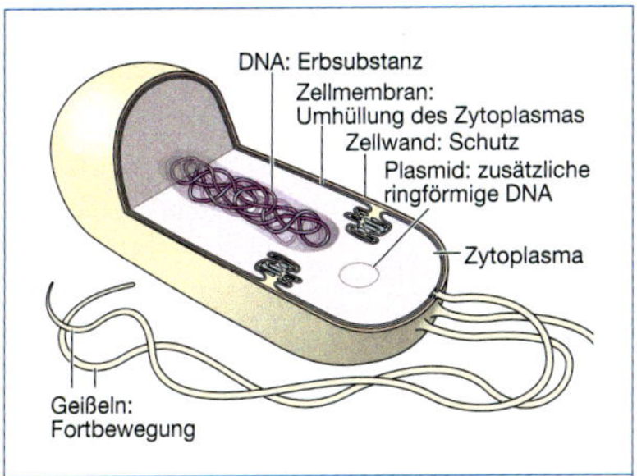

Bakterium

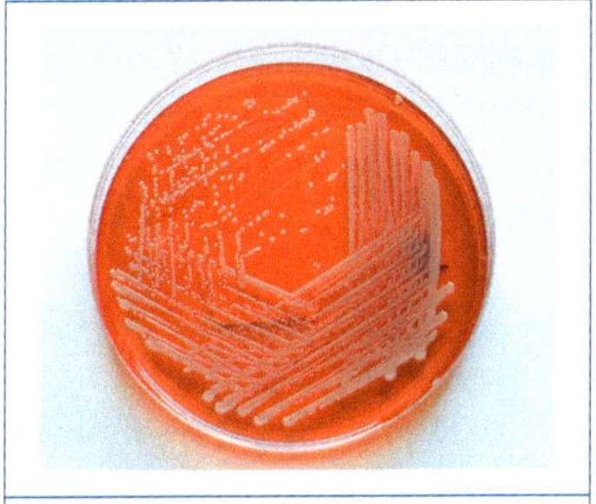

Bakterienkolonien auf Nährbodenplatte

Begriff	Erklärung
BAL (**b**roncho**a**lveoläre **L**avage; Kw. Lavage)	Lungenspülung mit steriler Kochsalzlösung zur Zellgewinnung bei der ▸ Bronchoskopie
Balanitis	Entzündung von Eichel und innerem Vorhautblatt
Barrett-Ösophagus (nach N. Barrett)	Epithelumbau bei ca. 15 % der Patienten mit Refluxösophagitis; ▸ Präkanzerose
Barthel-Index	Fragebogen zur Beurteilung der Alltagsfähigkeiten als Teil des ▸ geriatrischen Basisassessments
Basalinsulin (Verzögerungsinsulin)	lange wirksames ▸ Insulin; Ggs. Normalinsulin (Altinsulin)
Basaliom (Basalzellkarzinom)	Krebs der Basalzellschicht der Epidermis; häufigster Hautkrebs, vgl. ▸ Hautkrebs ▸ **Abb. S. 61**
Basalmembran	dünne Grenzschicht zwischen Epithel und darunterliegendem Bindegewebe
Basalzellschicht	unterste Zellschicht eines Epithels; Ort der Zellerneuerung; Keimschicht
Basalzellkarzinom	▸ Basaliom ▸ **Abb. S. 61**
Base (Lauge; Adj. basisch)	alkalischer, Säure neutralisierender Stoff; pH > 7; Ggs. Säure
Basedow, M. (sprich „Basedoh"; Basedow-Autoimmunthyroiditis)	Autoimmunkrankheit der Schilddrüse mit ▸ Hyperthyreose; typische drei Symptome: ▸ Struma, ▸ Tachykardie, ▸ Exophthalmus
Basis-Bolus-Therapie	▸ ICT
Basismaßnahmen (engl. BLS = **B**asic **L**ife **S**upport)	grundlegende Reanimationsmaßnahmen: Freimachen der Atemwege und Beatmung im Wechsel mit Herzdruckmassage; vgl. ▸ ALS ▸ **Abb. S. 116**
basophil	im ▸ Differenzialblutbild blau gefärbt ▸ **Abb. S. 37**

Begriff	Erklärung
Baustoffwechsel	Nährstoffnutzung für Wachstum und Gewebserneuerung; vgl. ▸ Energiestoffwechsel
BB	**B**lut**b**ild ▸ Tab. S. 153
BC	▸ **B**ronchial**k**arzinom
BCC (engl. **b**asal **c**ell **c**arcinoma)	▸ Basaliom; häufigster Hautkrebs ▸ Abb. S. 61
BCG-Bakterien (**B**acille **C**almette-**G**uérin)	gering virulente Tuberkelbakterien; früher zur Tbc-Impfung, heute als lokales Immunstimulans bei Blasenkrebs genutzt
BE (**B**erechnungs**e**inheit; **B**rot**e**inheit)	ältere Rechengröße der Diabetesdiät; 1 BE = 12 g Kohlenhydrate (KH); vgl. ▸ KE
Bechterew, M. (Spondylitis ankylosans; nach W. Bechterew)	Autoimmunkrankheit mit schmerzhaften Entzündungen im Bewegungsapparat und ggf. allmählicher Wirbelsäulenversteifung
Beckengürtel	Verbindung aus Kreuzbein und Hüftbeinen ▸ Abb. unten
Belastungs-EKG (Ergometrie)	dosierte körperliche Belastung unter EKG-Kontrolle zur Diagnostik belastungsabhängiger Herzfunktionsstörungen ▸ Abb. S. 41
Belastungs-inkontinenz	▸ Harninkontinenz
benigne (Subst. Benignität)	Tumoreigenschaft: gutartig; lokales Wachstum ohne Gewebszerstörung/Metastasen; Ggs. maligne ▸ Abb. S. 138
benignes Prostata-syndrom (BPS; benigne Prostatahyperplasie, BPH; Prostataadenom)	gutartige Prostatavergrößerung; häufige Alterserkrankung des Mannes mit erschwerter Harnentleerung, ggf. Restharnbildung und selten ▸ Harnverhalt ▸ Abb. unten

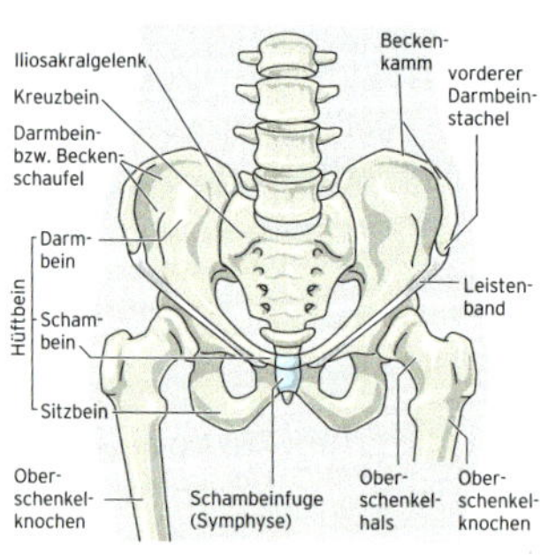

Beckengürtel

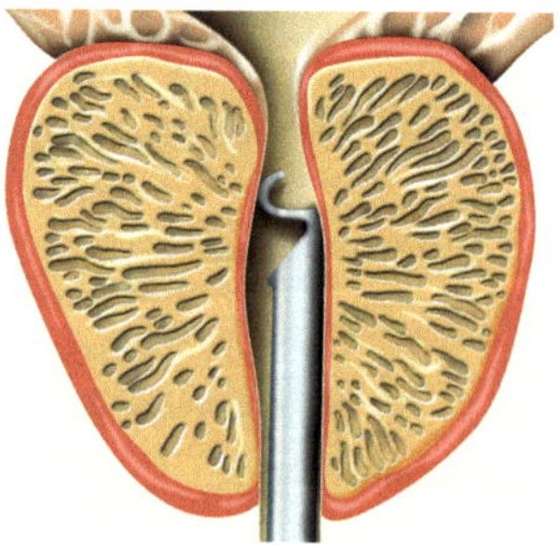

transurethrale Resektion der vergrößerten Prostata

Begriff	Erklärung
Betablocker (β-Blocker)	Arzneimittel, die Stresshormonwirkungen u.a. am Herzen mildern; indiziert bei Hypertonie und Z. n. Herzinfarkt
beta-(β-)hämolysierende Streptokokken	Bakterien; häufige Streptokokkenart, die Blutagar auflöst; Erreger von ▸ A. tonsillaris, ▸ Scharlach usw.
Beta-(2-)Mimetikum	▸ Broncholytikum
BGA	▸ **B**lut**g**as**a**nalyse
Bikarbonat	alkalischer (basischer) Stoff, der Säuren im Blut neutralisiert; ein Messwert der ▸ Blutgasanalyse
bilateral	beidseitig
Bilirubin	gelber Gallenfarbstoff; vgl. ▸ Ikterus ▸ Tab. S. 153
bimanuell	mit beiden Händen
Biologikum (engl. Biological)	antikörperhaltiges Medikament; z. B. gegen rheumatische Krankheiten, Psoriasis oder Krebs einsetzbar
Biopsie	Gewebeentnahme beim Lebenden; die gewonnene Probe heißt bioptisches Material
biopsieren	eine Gewebeprobe entnehmen
Bizeps (M. biceps)	zweiköpfiger Oberarmmuskel; Armbeuger ▸ Abb. S. 94
Bizepssehnenreflex (BSR)	▸ Muskeleigenreflex; auslösbar durch Beklopfen der Bizepssehne in der Ellenbeuge
BKS (BSG)	**B**lut**k**örperchen**s**enkungsgeschwindigkeit
BNP (NT-proBNP; B-Type Natriuretic Peptide)	Laborwert, der bei Dehnung der Vorhöfe ausgeschüttet wird und so eine Herzinsuffizienz anzeigt
Blasenkatheter	Schlauch zur Harnableitung aus der Blase
BLS	▸ Basismaßnahmen der Reanimation
Blutbild (BB)	kleines Blutbild: Zählung der Erythrozyten, Leukozyten und Thrombozyten, Messung von Hb und Hkt, Berechnung von MCV, MCH und MCHC; großes Blutbild ▸ Differenzialblutbild ▸ Tab. S. 153
Blutdruck	Druck bzw. Kraft, mit der die Herzkontraktion das Blut in die Adern pumpt ▸ Tab. S. 149
Blutdruckkrise (hypertensive Krise bzw. Entgleisung)	akuter lebensbedrohlicher Blutdruckanstieg auf ca. 230/130 mmHg mit Gefahr für Gehirn, Herz und Nieren
Bluterkrankheit	▸ Hämophilie
Blutgasanalyse (BGA)	Bestimmung von O_2, CO_2, pH-Wert, Basenüberschuss und Bikarbonat in arterialisiertem (O_2-reichem) Kapillarblut
Blutgruppen-Antigen	Antigen der Erythrozytenoberfläche, das von einem fremden Immunsystem erkannt und bekämpft werden kann; v. a. AB0-Antigen ▸ Abb. S. 26
Blutkultur	spezielle Erregerkultur, für die Blutproben direkt in Nährmediumflaschen abgenommen werden

ABO-Blutgruppen nach Landsteiner

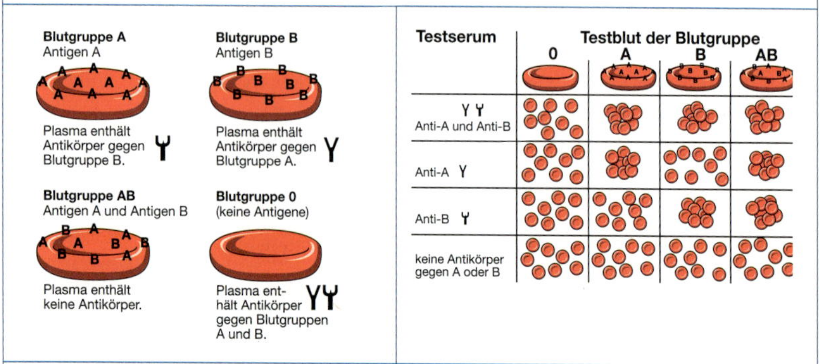

Antigene und Antikörper | *Bestimmung der Blutgruppe mit Testseren*

Begriff	Erklärung
Body-Mass-Index (BMI)	Körpermassenzahl; Einheit kg/m^2; Berechnung: Körpergewicht in kg geteilt durch (Körpergröße in Metern)^2; gibt Normal-, Unter- oder Übergewicht an; für Erwachsene gilt: 1) Normalbereich: 18,5–24,9; 2) Übergewicht: 25–29,9; 3) Adipositas Grad 1 30–34,9; 4) Adipositas Grad 2 35–39,9; 5) Adipositas Grad 3 $\geq$ 40 = Adipositas per magna
Bodyplethysmografie	spezielle, exakte Lungenfunktionsprüfung in einer luftdichten Glaszelle
Borreliose (Lyme-Borreliose; nach A. Borrel und der Stadt Lyme; sprich „leim")	Infektionskrankheit durch Borrelien; durch Zeckenstich übertragen; Befall von Haut, Gelenken und/oder Nervensystem möglich
BPS (BPH)	► **b**enigne(s) **P**rostata**s**yndrom (-**h**yperplasie)
Bradykardie	verlangsamte Herzschlagfolge (Puls $<$ 60/min)
bronchiale Hyperreagibilität	Überempfindlichkeit der Bronchien mit Neigung zu Entzündung und Verengung; typisch für Asthma bronchiale
Bronchialkarzinom (engl. bronchial carcinoma)	Krebs des Bronchialepithels; Lungenkrebs (Abk. BC)
Bronchiallumen	Lichtung (Raum innerhalb) eines Bronchus
Bronchien (Ez. Bronchus, der)	mit Knorpel stabilisierte Luftwege zwischen Trachea und Bronchiolen ► Abb. S. 21
Bronchiolen	kleinste, knorpelfreie Teile der Atemwege zwischen Bronchien und Alveolen ► Abb. S. 21
Bronchitis	Entzündung der Bronchien; 1) chronisch, 2) akut
Broncholysetest	Teil der Lungenfunktionsdiagnostik; mittels ► Broncholytikum beweist man reversible Bronchialverkrampfungen (Asthma)

Begriff	Erklärung
Broncholytikum (Bronchospasmolytikum; Beta-(2)-Mimetikum)	Bronchien entkrampfendes bzw. erweiterndes Arzneimittel; zumeist als Dosieraerosol appliziert; z. B. Salbutamol, Formoterol
Bronchoskopie	Lungenspiegelung; Endoskopie von Trachea und Bronchien; vgl. ▸ BAL
Brustwandableitungen (nach F. Wilson)	EKG-Ableitungen in der Horizontalebene; Bezeichnung: V_1–V_6; ▸ EKG ▸ Abb. S. 41
B-Scan (engl. **B**rightness-Scan)	Ultraschallmethode, die aus hellen Bildpunkten (bewegte) Schwarz-Weiß-Bilder erzeugt
BSG (BKS)	**B**lut(körperchen)**s**enkungs**g**eschwindigkeit; Blutwert v. a. der Entzündungsdiagnostik ▸ Tab. S. 155
BSR	▸ **B**izeps**s**ehnen**r**eflex
BSV	**B**and**s**cheiben**v**orfall; ▸ Diskusprolaps
BtM (Btm; **B**e**t**äubungs**m**ittel)	Arzneimittel, die auf BtM-Rezept verordnet und verschlossen gelagert werden; z. B. starke Schmerzmittel, Narkosemittel
Bulimie (Bulimia nervosa)	Ess-Brech-Sucht; psychosomatische Krankheit; vgl. ▸ Anorexie
Burnout-Syndrom	Zustand tiefster seelischer und körperlicher Erschöpfung nach langer Überforderung; vgl. ▸ Depression
Bursitis	Schleimbeutelentzündung
Butterfly-Kanüle (Butterfly)	Spezialkanüle mit seitlichen Kunststoff-„Flügeln" zum Fixieren (Festkleben) ▸ Abb. unten
BWS	**Br**ust**w**irbel**s**äule ▸ Abb. S. 144
BWS-Syndrom	schmerzhafte Muskelverspannung im Thoraxbereich

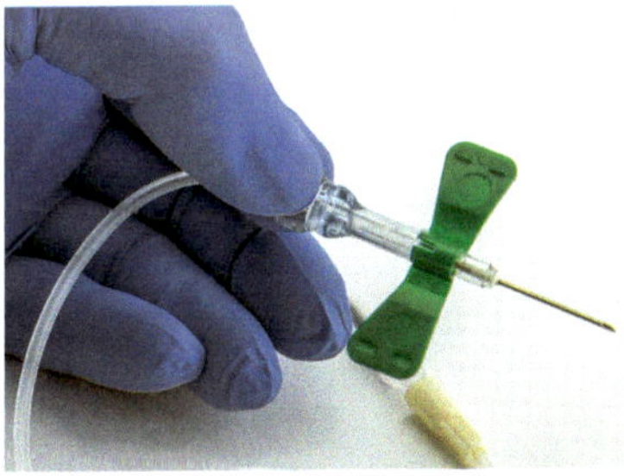

Butterfly-Kanüle

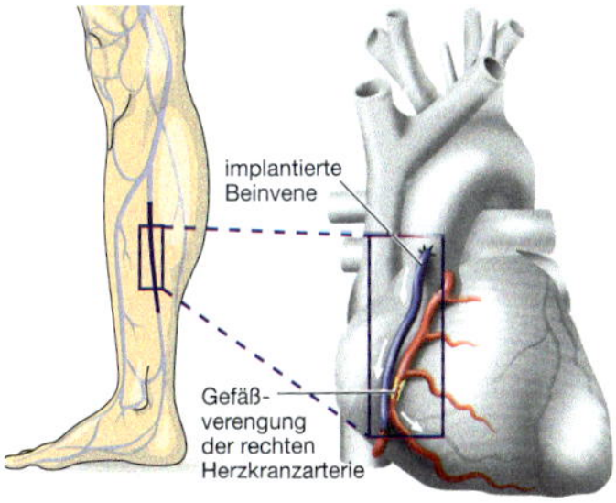

aortokoronarer Venen-Bypass (ACVB)

A B C D E F G H I J K L M N O P Q R S T U V W X Y Z

Begriff	Erklärung
Bypass, der (Mz. Bypässe; engl. bypass = Umleitung)	operative Überbrückung eines verengten Koronararterienastes durch ein körpereigenes Venen- oder Arterienstück; vgl. ▸ ACVB ▸ Abb. S. 27
BZ (Blutzucker)	Blutglukose(spiegel) ▸ Tab. S. 157
Ca. (sprich „c-a")	Kw. für **Ka**rzinom; z. B. ▸ Magen-Ca.
Ca (sprich „Kalzium")	**Ca**lcium (Kalzium; Mineralstoff)
Caecum	▸ Zökum ▸ Tab. S. 150 ▸ Abb. S. 31
Candida albicans	Schleimhautpilz, Erreger des ▸ Soor
Candidose	▸ Mykose durch Candida-Pilze; z. B. ▸ Soor
cardial (cardio-)	kardial, d. h. das Herz betreffend
caudal (kaudal)	nach unten, steißwärts ▸ Abb. S. 14
cave (lat. cave = hüte dich)	medizinischer Warnhinweis; z. B. „Cave Penicillin": der Patient darf kein Penicillin erhalten bzw. ist allergisch
CCT (**c**raniales **C**omputer**t**omogramm)	Computertomogramm des Schädels/Gehirns, z. B. nach Schlaganfall zur Klärung einer Blutung oder Embolie als Ursache
CED	▸ **c**hronisch **e**ntzündliche **D**armerkrankung(en)
cerebral (zerebral)	das Gehirn betreffend
Cerebralsklerose	Arteriosklerose der Hirngefäße
Cerebrum (Zerebrum)	Gehirn
Cerumen (Zerumen)	Ohrschmalz; Sekret des Gehörgangsepithels
Cerumen obturans	Zerumenpfropf; Ohrschmalzpropf
Cervix (Zervix)	1) Hals, 2) Gebärmutterhals (Cervix uteri)
cervical (zervikal)	zum Hals gehörig, am Hals
Cervixkanal	▸ Zervixkanal (Gebärmutterhalskanal)
Cervixkarzinom	▸ Zervixkarzinom (Gebärmutterhalskrebs)
CFU (**C**olony **F**orming **U**nit/-s)	sichtbare Bakterienkolonie(n) auf einer Kulturplatte ▸ Abb. S. 23
Checkpoint-Inhibitor	Arzneimittel, das das Immunsystem gegen Krebszellen aktiviert
Chemotherapie	1) Krebstherapie mit ▸ Zytostatika, 2) Arzneitherapie von Infektionskrankheiten
Chirotherapie (manuelle Therapie)	Handgrifftechnik zur Behandlung von Krankheiten des Bewegungsapparates; z. B. Einrenken verschobener Gelenkanteile; vgl. ▸ Osteopathie
Chirurg	Facharzt (Gebietsarzt) für Chirurgie
chirurgisch	mit operativen Methoden; Ggs. konservativ
Chirurgie	Lehre von der operativen Behandlung

Begriff	Erklärung
Chlamydien (sprich „Klamüdien")	intrazellulär wachsende Bakterien; Erreger u. a. von Genital- und Atemwegsinfektionen
Choanen (Ez. Choane, die)	hintere Nasenöffnungen ▸ Abb. S. 21
Cholangitis	Entzündung der Gallenwege
Cholelithiasis	▸ Cholezystolithiasis (Gallensteinleiden)
Cholesterin (engl. cholesterol)	fettähnlicher Stoff; Grundbaustein für Hormone, Membranen usw.; Überschuss führt zu ▸ Arteriosklerose ▸ S. 155 ▸ Tab S. 155
Cholezystektomie	operative Entfernung der Gallenblase
Cholezystitis	Entzündung der Gallenblase
Cholezystolithiasis (Cholelithiasis)	Gallensteinleiden; Vorhandensein von Gallensteinen mit oder ohne Symptome ▸ Abb. unten
Chromosom, das	DNA-Knäuel; verdichtetes Erbmaterial; der Mensch hat 46 Chromosomen, d. h. 23 Paare ▸ Abb. unten
Chromosomen-aberration	pathologische Chromosomenzahl; z. B. drei statt zwei Chromosomen 21 beim ▸ Down-Syndrom ▸ Abb. S. 39
Chromosomen analyse	Zählung und Untersuchung der Chromosomen einer menschlichen Zelle
chronisch	Krankheitsverlauf: lang andauernd, anhaltend; Ggs. akut
chronisch entzündliche Darmerkrankungen (CED)	Autoimmunkrankheiten mit Entzündungen der Darmschleimhaut und ggf. weiterer Organe; z. B. ▸ M. Crohn und ▸ Colitis ulcerosa
CIN	**c**ervikale **i**ntraepitheliale **N**eoplasie; Einteilung von Zellveränderungen im Zervixabstrich zur Krebsfrüherkennung; vgl. ▸ Pap, ▸ HPV

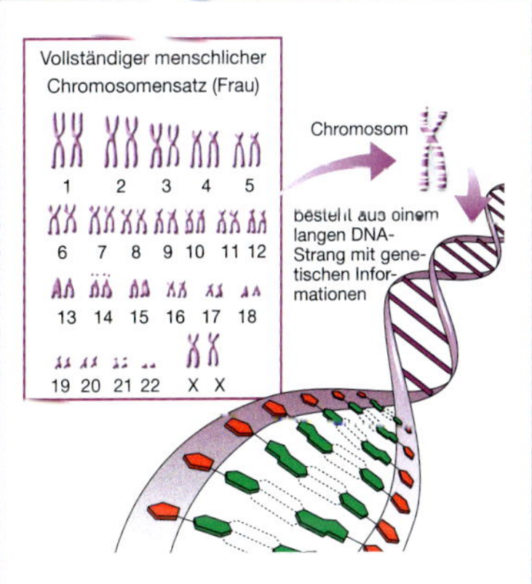

vom Chromosom zur DNA

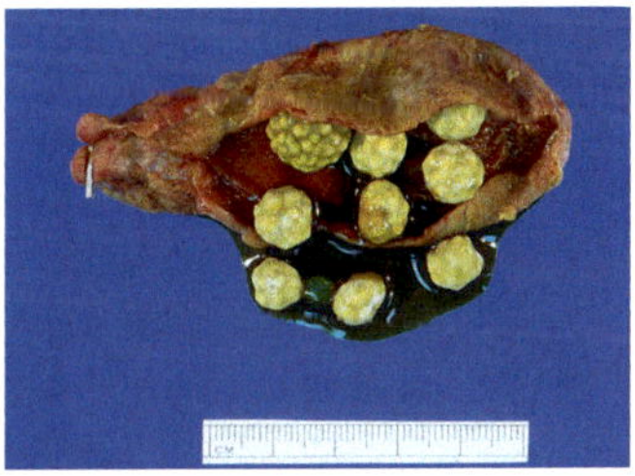

Cholezystolithiasis: Gallenblase mit Gallensteinen

A B C D E F G H I J K L M N O P Q R S T U V W X Y Z

Begriff	Erklärung
Citrat (Zitrat)	Zitronensäure; Antikoagulans in Probenröhrchen für Blutsenkung und Gerinnungstests
Claudicatio intermittens	Schaufensterkrankheit: Pausieren nach kurzer Gehstrecke wegen Beinschmerzen bei ▸ pAVK
Clavicula	Schlüsselbein ▸ Abb. S. 127
Claviculafraktur	Schlüsselbeinbruch
Clavus	schmerzhafte Fußschwiele; sog. Hühnerauge
CLED-Agar	Spezialnährboden; Teil des Uricult®
CO_2	Kohlendioxid; Abfallprodukt der Atmung
Colecalciferol	Vitamin D
Colitis (Kolitis)	Dickdarmentzündung
Colitis ulcerosa	▸ chronisch entzündliche Darmerkrankung v. a. des Dickdarms; vgl. ▸ Crohn, M.
Colon (Kolon)	Grimmdarm; größter Teil des Dickdarms ▸ Abb. S. 31
Colon ascendens	aufsteigender Teil des Kolons ▸ Abb. S. 31
Colon descendens	absteigender Teil des Kolons ▸ Abb. S. 31
Colon sigmoideum (Sigmoid)	s-förmiger Teil des Kolons; S-Darm ▸ Abb. S. 31
Colon transversum	quer verlaufender Teil des Kolons ▸ Abb. S. 31
Columna vertebralis	Wirbelsäule ▸ Abb. S. 144
Commotio cerebri	Gehirnerschütterung; ▸ Schädel-Hirn-Trauma
Compliance (sprich „Kom-plei-ens")	Therapietreue; Maß für die Mitarbeit des Patienten bzgl. ärztlich festgelegter Therapieziele; vgl. ▸ Adhärenz
Computertomografie Computertomogramm (CT)	computergesteuerte Schichtröntgenaufnahme; vgl. ▸ Magnetresonanztomografie
COPD (engl. **c**hronic **o**bstructive **p**ulmonary (**d**isease)	chronisch obstruktive Lungenerkrankung; fortschreitende, irreversible Atemwegsverengung durch chron. Bronchitis; führt u. a. zum ▸ Lungenemphysem
Coronaviren (Mz.)	Viren, die Atemwegsinfekte hervorrufen; z. B. ▸ Covid-19; ▸ SARS-CoV-2
Cor pulmonale	Rechtsherzinsuffizienz aufgrund akuter oder chronischer Lungenerkrankung
Covid-19	pandemische Infektionskrankheit durch das ▸ Coronavirus ▸ SARS-CoV-2; vgl. ▸ Long-Covid; ▸ Post-Covid

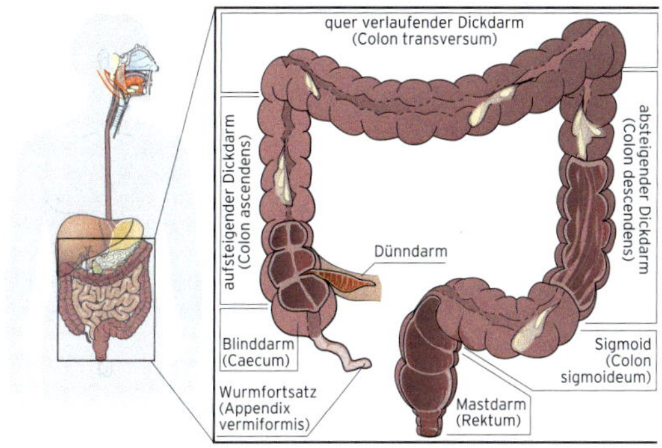

Colon

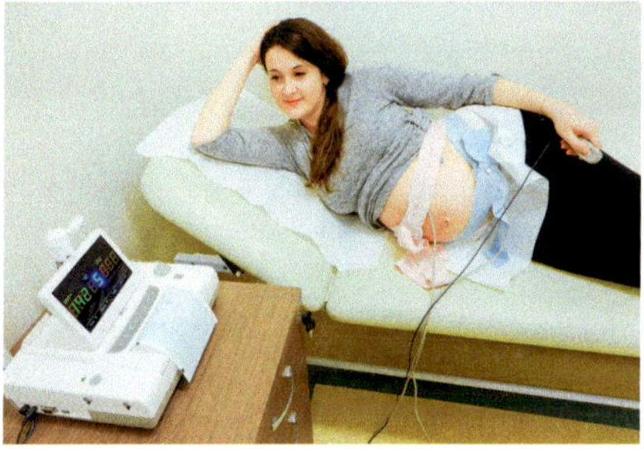

CTG (Kardiotokografie)

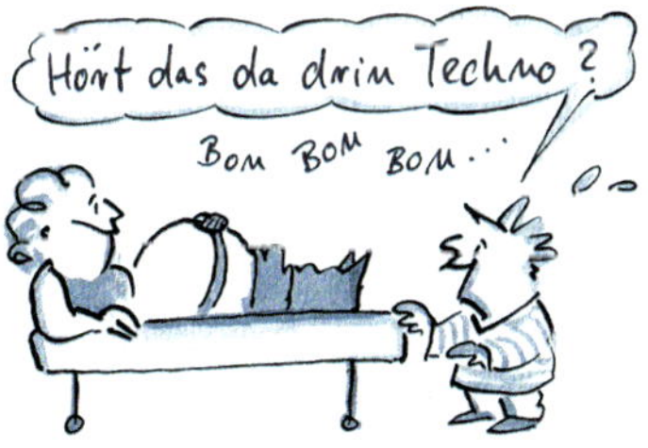
Hört das da drin Techno?
Bom BOM BOM ...

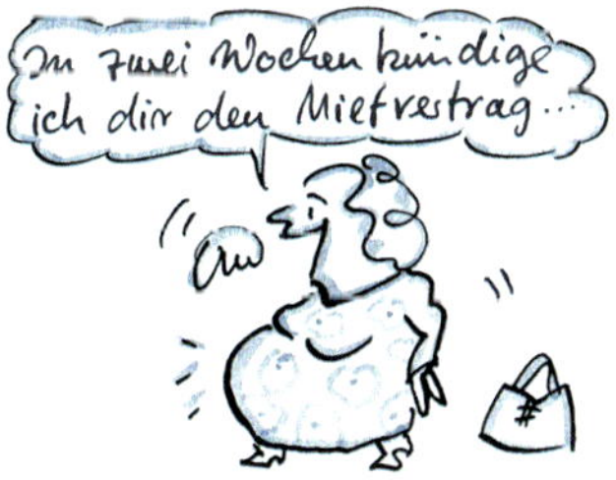
In zwei Wochen kündige ich dir den Mietvertrag ...
Au

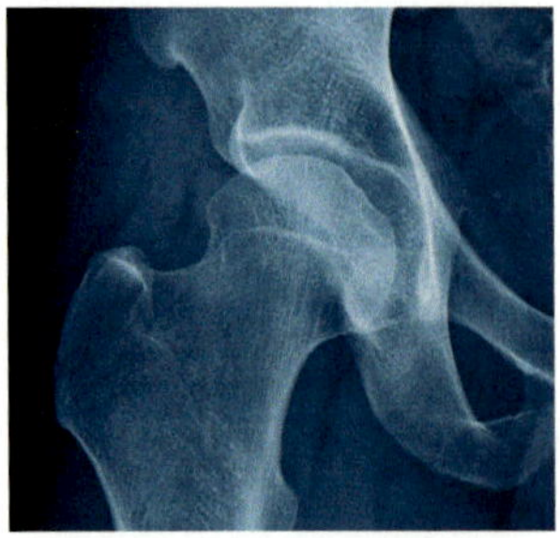

Röntgenbild eines gesunden Hüftgelenks

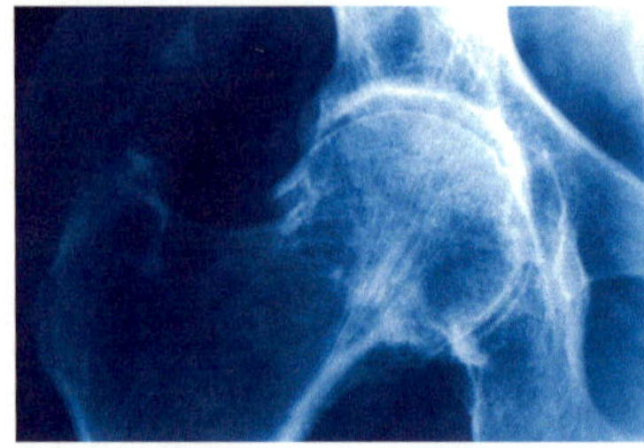

Röntgenbild bei schwerer Coxarthrose

Begriff	Erklärung
Cortison (Kortison)	Stresshormon der Nebennierenrinde; entzündungshemmendes Medikament; bei Langzeittherapie nebenwirkungsreich
Cowper-Drüsen (nach W. Cowper)	kleine Genitaldrüsen des Mannes; bilden den sog. Lusttropfen ► **Abb. S. 56**
COX (**Z**yklo**ox**ygenase)	Schmerz und Entzündung erzeugendes Gewebshormon; z. B. COX 1 und COX 2
COX-2-Hemmer	NSAR mit verringerter Magenschädlichkeit; z. B. Etoricoxib®
Coxa	Hüfte
Coxarthrose (Koxarthrose)	Hüftgelenksarthrose ► **Abb. oben**
CPAP-Beatmung	**c**ontinuous **p**ositive **a**irway **p**ressure; nächtliche Überdruck-Maskenbeatmung bei ► Schlafapnoesyndrom
CPR	**k**ardio**p**ulmonale **R**eanimation; Herz-Lungen-Wiederbelebung, bestehend aus Beatmung und Herzdruckmassage im Wechsel; vgl. ► Reanimation ► **Abb. S. 116**
cranial (kranial)	schädelwärts; zum Schädel hin; nach oben ► **Abb. S. 14**
Cranium	Schädel ► **Abb. S. 127**
Creatinin (Kreatinin)	harnpflichtige Substanz; wichtigster Blutwert zur Beurteilung der Nierenfunktion
Creme	fettarme Zubereitung zur Hautbehandlung; Öl-in-Wasser-Emulsion; vgl. ► Salbe
Crohn, M. (Ileitis terminalis Crohn)	► chronisch entzündliche Darmerkrankung v. a. des terminalen Ileums und teilweisem Befall anderer Darmabschnitte
Achtung Schreibfehlerquelle: Morbus C r o h n verläuft c h r o nisch	
CRP (CrP)	**C**-**r**eaktives **P**rotein (Entzündungswert); vgl. ► Procalcitonin ► **Tab. S. 156**
CT	1) **C**omputer**t**omografie; 2) **k**onventionelle (herkömmliche) Insulin**t**herapie; einfach durchzuführen mittels ► Mischinsulin für Diabetes Typ 2 ► **Abb. S. 73**

Begriff	Erklärung
CTG (**K**ardio**t**oko**g**rafie)	Wehenschrift; gleichzeitige Aufzeichnung von Wehen- und fetaler Herztätigkeit ▸ Abb. S. 31
cutan (kutan)	die Haut betreffend; auf die Haut
Cutis (Kutis)	Haut; bestehend aus Epidermis und Dermis ▸ Abb. S. 44
CVI (**c**hronisch **v**enöse **I**nsuffizienz)	Venenfunktionsschwäche bei Unterschenkel-Varikose (Krampfaderleiden) ▸ Abb. S. 142
Cystatin C	Protein, dessen Serumspiegel zusätzlich zum Kreatinin Auskunft über die Nierenfunktion gibt
Cystitis	▸ Zystitis; Blasenentzündung ▸ Abb. S. 60

Begriff	Erklärung
Darmflora (Mikrobiom)	nützliche Bakterienbesiedelung des Darms
DCM	▸ **d**ilatative **K**ardio**m**yopathie
D-Dimere (Mz.)	Fibrinspaltprodukte, deren Konzentration im Blut v. a. bei ▸ Thrombosen und ▸ Embolien ansteigt
Defektheilung	unvollständige, mangelhafte Heilung
Defibrillator (Kw. Defi)	Gerät zur Stromstoßtherapie schwerer Herzrhythmusstörungen; vgl. ▸ ICD

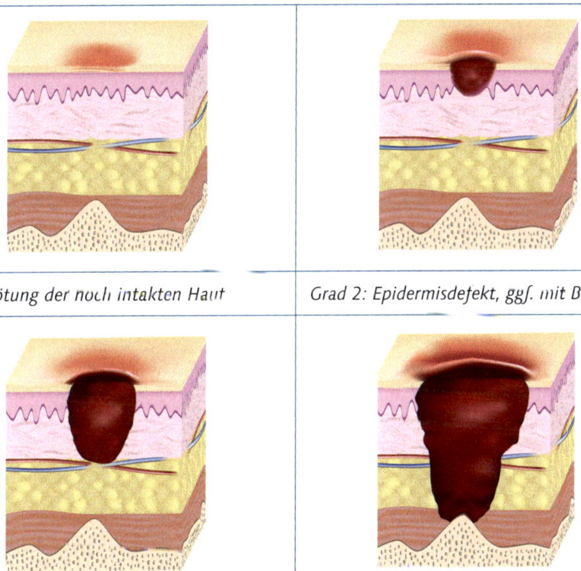

Grad 1: Rötung der noch intakten Haut

Grad 2: Epidermisdefekt, ggf. mit Blasenbildung

Grad 3: tiefer Defekt (Verlust) der gesamten Haut und ggf. umgebender Gewebe

Grad 4: tiefer Gewebedefekt mit Knochenbeteiligung

Stadien des Liegegeschwürs (Dekubitus)

Begriff	Erklärung
Defibrillation (Verb defibrillieren)	Stromstoßtherapie schwerer Herzrhythmusstörungen
Degeneration (Adj. degenerativ)	Abbau der Gewebsqualität mit Funktionseinbuße; z. B. bei Arthrose
Dehydratation (Adj. dehydriert)	Austrocknung des Körpers; Syn. Exsikkose ► **Abb. S. 48**
dekantieren	zügiges Abgießen (des zentrifugierten Harns zur Gewinnung des Harnsediments)
Dekontamination	Keimreduktion; z. B. durch UV-Bestrahlung von Laborräumen; Ggs. Kontamination
Dekubitus (Decubitus; Dekubitalulkus)	Liegegeschwür; Haut- und Gewebeschäden bei bettlägerigen Patienten ► **Abb. S. 33**
Demenz	fortschreitender Gehirnabbau mit Verlust geistiger Fähigkeiten, v. a. Gedächtnis und Persönlichkeitseigenschaften; vgl. ► Alzheimer, M.
Demenztest	Testung von u. a. Gedächtnis, Orientierung, Lesen, Rechnen, sprachlichen und geistigen Fähigkeiten; z. B. ► Mini-Mental-Status
Dendrit	kurzer Nervenzellfortsatz zur Reizaufnahme ► **Abb. S. 98**
Depression	anhaltende seelische Verstimmtheit mit Antriebsmangel, Traurigkeit, ggf. körperlichen Symptomen und ► Suizidalität
Dermatitis (Ekzem)	Entzündung der Haut (akut oder chronisch)
Dermatologe	Facharzt für Dermatologie; Hautarzt
Dermatologie	Lehre der Haut- und Geschlechtskrankheiten
Dermatom	streifenförmiger Hautabschnitt, der von einem Rückenmarksnerv versorgt wird ► **Abb. S. 122**
Dermatophyten	Pilzarten, die menschliche Haut befallen
Dermatose	Hautkrankheit (allgemein); vgl. ► Dermatitis
Dermis (Corium)	Lederhaut; feste, faserreichste Hautschicht ► **Abb. S. 44**
Desensibilisierung (Hyposensibilisierung; **a**llergen**s**pezifische **I**mmun**t**herapie (AIT; SIT)	parenterale oder orale Allergiebehandlung, durch die das Immunsystem die Allergie allmählich „verlernen" soll
Desinfektion	Maßnahmen zur Vernichtung oder Entfernung von Krankheitserregern; vgl. ► Antisepsis
desinfizieren	keimarm machen
DEXA	► DXA; Knochendichtemessung mit Röntgentechnik
dexter	rechts, der Rechte ► **Abb. S. 14**
Diabetes (griech. = Durchfluss, Harnfluss)	meist 1) Diabetes mellitus (Zuckerkrankheit), auch 2) Diabetes insipidus (Wasserharnruhr) ► **Abb. S. 35**

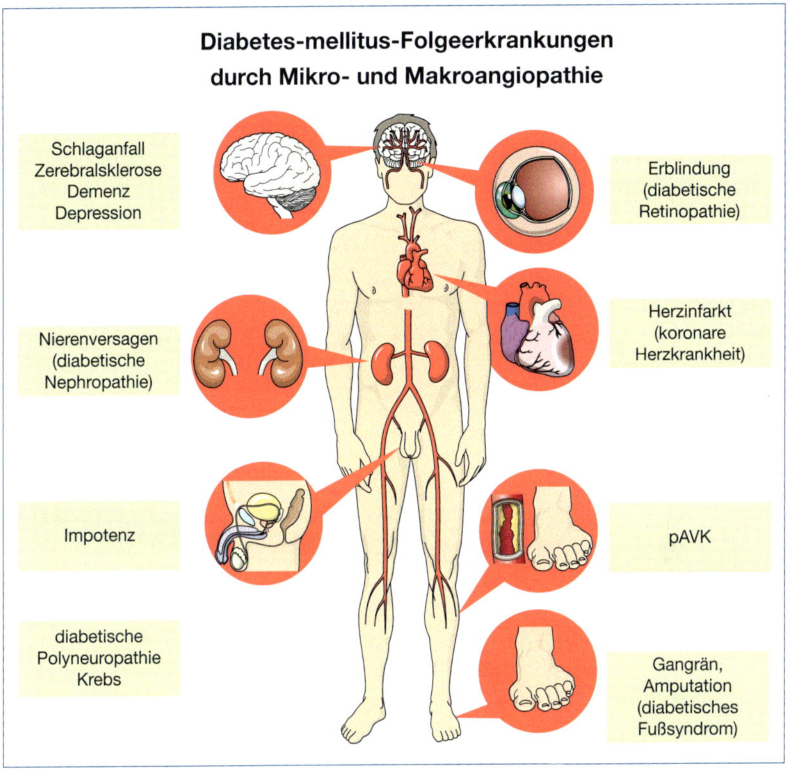

Begriff	Erklärung
Diabetes insipidus	Wasserharnruhr; extrem vermehrte Harnausscheidung durch ▸ ADH-Mangel
Diabetes mellitus (wörtl. = honigsüßer Durchfluss, Harnfluss)	Zuckerkrankheit; Stoffwechselstörung mit erhöhtem Blutzuckerspiegel, die auf Dauer zu Gefäßschäden führt; 1) Typ 1: absoluter Insulinmangel durch Autoimmunabbau der Inselzellen, 2) Typ 2: relativer Insulinmangel und Insulinresistenz (meist bei Übergewicht), 3) Gestations-(Schwangerschafts-) Diabetes, 4) weitere, seltene Diabetesformen
Diabetiker	Zuckerkranker; Patient mit Diabetes mellitus
diabetische Angiopathie	Gefäßschäden bei Diabetikern durch diabetesbedingt verstärkte Arteriosklerose ▸ Abb. oben
diabetische Makroangiopathie	diabetesbedingte Gefäßschäden großer Arterien; Folgen: KHK, Schlaganfall, pAVK ▸ Abb. oben

Begriff	Erklärung
diabetische Mikroangiopathie	diabetesbedingte Gefäßschäden kleiner Blutgefäße; Folgen: Neuro-, Nephro-, Retinopathie, Wundheilungsstörungen
diabetische Nephropathie	Nierenschäden durch diabetische Mikroangiopathie ▸ Abb. S. 35
diabetische Neuropathie	Schäden des Nervensystems durch diabetische Mikroangiopathie; z. B. Polyneuropathie
diabetische Retinopathie	Netzhautschäden durch diabetische Mikroangiopathie ▸ Abb. S. 35
diabetisches Fußsyndrom (diabetischer Fuß)	diagnostische und therapeutische Probleme durch diabetesbedingte Neuropathie und Wundheilungsstörungen an den Füßen
diabetisches Fußulkus	Geschwür (tiefer Gewebsdefekt) am Fuß beim Diabetiker ▸ Abb. S. 35
diabetogen (sprich „diabeto-gehn")	zur Diabetes-mellitus-Entstehung beitragend; Eigenschaft z. B. von Cortison, manchen Diuretika
Diabetologe	Internist, Pädiater oder Allgemeinmediziner mit der Zusatzbezeichnung Diabetesheilkunde
Diagnose	Krankheitsname; Krankheitsbezeichnung
Diagnostik	alle Maßnahmen, die zur Diagnose führen
Dialyse, die	künstliche Blutwäsche bei terminalem Nierenversagen als 1) ▸ Hämodialyse, 2) ▸ Peritonealdialyse
Diaphragma (griech. = Scheidewand)	1) Zwerchfell, ▸ Abb. S. 21; 147 2) mechanisches Verhütungsmittel; Syn. Pessar
Diaphyse	Schaft eines Röhrenknochens ▸ Abb. S. 45
Diarrhö, die (Diarrhoe)	Durchfall; zu häufiger, zu weicher Stuhlgang und/oder erhöhte Stuhlmenge
Diastole	Füllungsphase des Herzens; Ggs. Systole ▸ Abb. unten

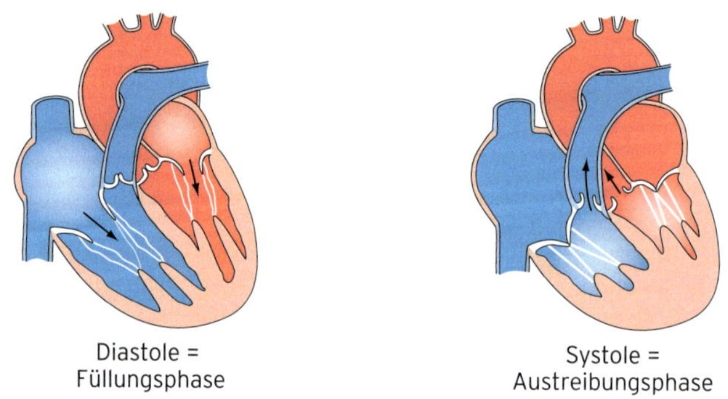

Die Arbeitsphasen des Herzens

Begriff	Erklärung
Differenzialblutbild (großes Blutbild; Kw. Diff.-BB)	Bestimmung des Anteils der Leukozytenarten an den Leukozyten durch Zählung von 100 Leukozyten im Blutausstrich und Angabe der jeweiligen Menge in % ▸ **Abb. unten**
Differenzierung	Unterscheidung; 1) Entwicklung von Zellen zu verschiedenen Geweben, 2) Unterscheidung der Leukozytenarten im Blutausstrich
Diffusion	selbstständige Bewegung von Stoffteilchen zum Ort niedriger Konzentration mit der Folge eines Konzentrationsausgleichs; z. B. Gasaustausch in der Lunge
Diffusionskapazität	Prüfung des Gasaustausches in der Lunge; spezieller Lungenfunktionstest mit CO (Kohlenmonoxid)
digital	1) mit elektronischer Datenverarbeitung; 2) mit dem Finger; z. B. rektal-digitale Tastuntersuchung
Digitus (Abk. Dig.; lat. = Finger; Ziffer)	Finger oder Zeh; z. B. Dig. I re. Fuß = rechte Großzehe
dilatative Kardiomyopathie (DCM)	pathologische Weitung und Pumpschwäche der Herzmuskulatur ohne KHK, Diabetes oder Hypertonus als Ursache
Diphtherie	schwere Infektionskrankheit der Atemwege durch Corynebacterium diphtheriae
Disaccharid	Doppelzucker; Saccharid aus zwei Monosacchariden, z. B. Saccharose, Laktose ▸ **Abb. S. 122**
Diskusprolaps	Bandscheibenvorfall (BSV); 1) teilweiser D. = Protrusio, 2) vollständiger D. = Prolaps ▸ **Abb. S. 38**
Dislokation (Adj. disloziert)	Verlagerung; Verschiebung von Knochenfragmenten bei Frakturen

Differenzialblutbild

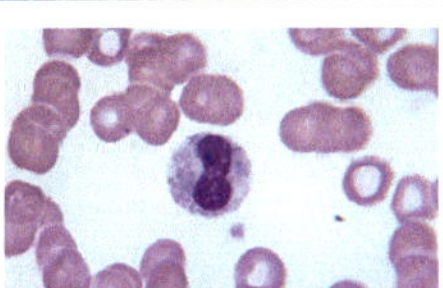

stabkerniger (junger) Granulozyt; Mikrophage

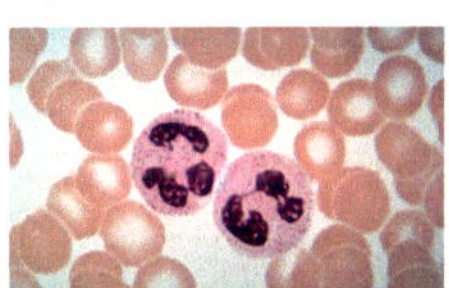

segmentkernige (normale) Granulozyten; Mikrophagen

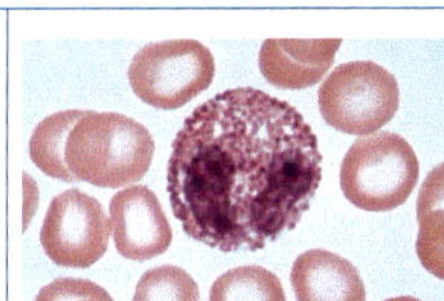

eosinophiler Granulozyt

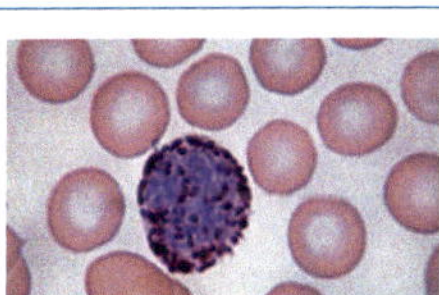

basophiler Granulozyt

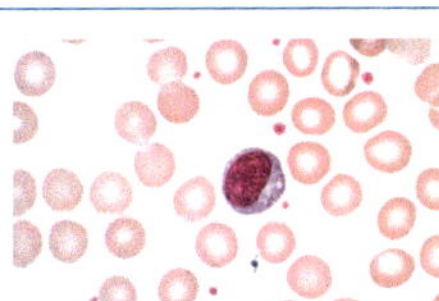

Lymphozyt

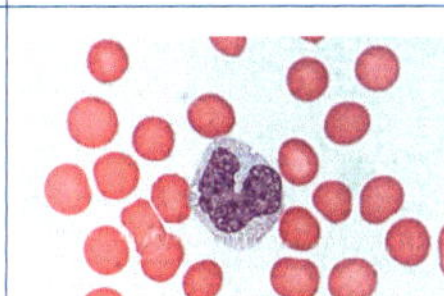

Monozyt; Makrophage

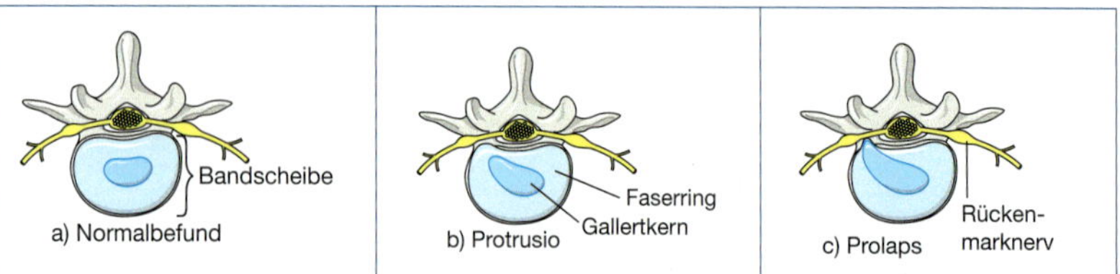

Stadien des Bandscheibenvorfalls

Begriff	Erklärung
Disposition	Neigung/Anfälligkeit für eine Krankheit
distal	von der Körpermitte weg, vom Rumpf weg ▸ **Abb. S. 14**
Distorsion	Verstauchung; Überdehnung eines Gelenks bzw. seiner Band- und Kapselstrukturen
Divertikel, das (Mz. Divertikel)	dünnwandige, säckchenförmige Ausstülpung der Schleimhaut im Dickdarm, v. a. im Sigma 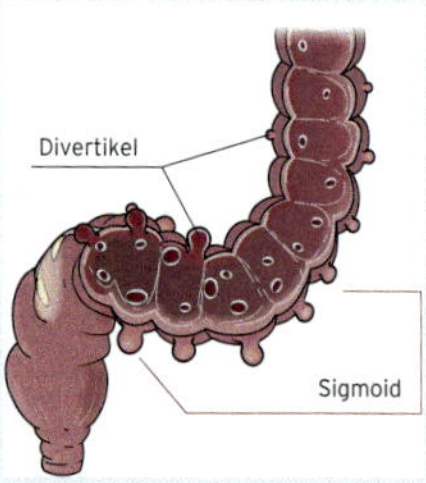 *Divertikulose*
Divertikulitis	Entzündung der Dickdarmdivertikel und der sie umgebenden Gewebe
Divertikulose	Vorhandensein von Divertikeln im Darm ▸ **Abb. oben**
DMP (**D**isease-**M**anagement-**P**rogramm)	GKV-Programm zur besseren Versorgung bei bestimmten chronischen Krankheiten; z. B. Diabetes mellitus, Brustkrebs, KHK
DNS (**D**esoxyribo**n**ukleins**ä**ure; engl. **DNA**, -**a**cid)	Erbsubstanz, aus der sich die Chromosomen zusammensetzen ▸ **Abb. S. 29**
DOAK (**NOAK**; **d**irekte bzw. **n**eue **o**rale **A**nti**k**oagulanzien)	Antikoagulanzien, die die Blutgerinnung direkt, d. h. nicht über Vitamin-K-Hemmung, verlangsamen, z. B. Apixaban, Dabigatran, Edoxaban ▸ **Arzneimittel S. 160**
Doppler-Ultraschall (nach Ch. Doppler)	Ultraschallmethode zur Untersuchung von Herz bzw. Blutgefäßen inkl. Flussrichtung und Flussgeschwindigkeit des Blutes
dorsal	zum Rücken hin, nach hinten ▸ **Abb. S. 14**
Dorsalgie	Rückenschmerz
Dorsum	Rücken

Begriff	Erklärung
Dosieraerosol (DA)	Gerät zur dosierten Medikamenteninhalation
Dosis (griech. = Gabe)	verabreichte Menge eines Arzneimittels
Down-Syndrom (Morbus Down; nach J. Down)	charakteristisches, genetisch bedingtes Syndrom durch dreifach vorhandenes Chromosom 21 (Trisomie 21) 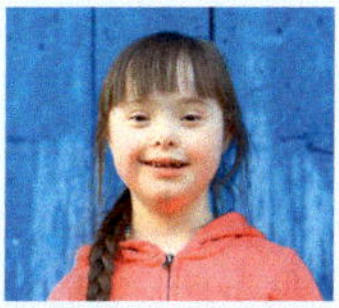 *Kind mit Down-Syndrom*
Dranginkontinenz	▸ Harninkontinenz ▸ S. 60
Dres. (Doctores; Ez. Dr.; Doktor)	korrekte Briefanrede für zwei oder mehr promovierte Ärzte (Ärzte mit Doktortitel)
Drogenscreening	Drogensuchtest; z. B. mittels Harnteststreifen
Drüse	Organ, das Absonderungen (Sekrete) bildet und abgibt; 1) endokrine Drüsen; Syn. Hormondrüsen, 2) exokrine Drüsen, 3) ▸ Keimdrüsen ▸ Abb. unten
Ductus	Gang; z. B. Ductus acusticus (Gehörgang)
Ductus deferens	Samenleiter ▸ Abb. S. 56
Duodenitis	Entzündung der Duodenalschleimhaut
Duodenum	Zwölffingerdarm ▸ Abb. S. 55
DXA (DEXA); **D**ual (**E**nergy) **X**-ray **A**bsorptiometry	Knochendichtemessung mit Röntgentechnik; gilt als zuverlässigste Messmethode in der Osteoporosediagnostik
Dysmenorrhö (Dysmenorrhoe)	schmerzhafte Menstruation

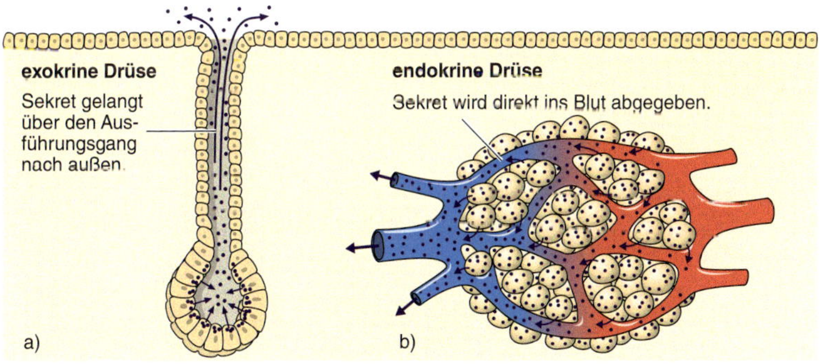

Drüsenarten: a) exokrine Drüse, b) endokrine Drüse (Keimdrüsen = Ovare und Testes ohne Abb.)

A B C D E F G H I J K L M N O P Q R S T U V W X Y Z

Begriff	Erklärung
Dysphagie	Schluckstörung
Dysphonie	Stimmstörung; Heiserkeit; vgl. ►Aphonie
Dysplasie	Fehl-, Missbildung; 1) angeboren; z. B. Hüftdysplasie, 2) erworbene Zell- bzw. Gewebsveränderung, ggf. Krebsvorstufe
Dyspnoe, die	Luftnot, Atemnot

E. coli (Escherichia coli; nach T. Escherich)	wichtigstes Dickdarmbakterium; häufigster Erreger von Harnwegsinfektionen
Echokardiografie (Kw. Echo)	Ultraschalluntersuchung des Herzens; 1) transthorakal, 2) transösophageal; ► TEE
ED	1) ► **e**rektile **D**ysfunktion, 2) **E**rst**d**iagnose; Zeitpunkt der Diagnosestellung bei chronischer Krankheit; z. B. ED 12/2008
EDTA (**E**thylen**d**iamin**t**etraessigsäure; engl. -**a**cetate)	Antikoagulans für Laborzwecke, u. a. für Blutbild- und (neue) BSG-Probenröhrchen
EEG	► **E**lektro**e**nzephalo**g**ramm; Hirnstromkurve
Effloreszenz, die	einzelne sichtbare Hautveränderung; vgl. ► Exanthem ► **Abb. unten**
eGFR	mithilfe einer Formel aus dem Serumkreatinin **e**rrechnete bzw. geschätzte (engl. **e**stimated) **g**lomeruläre **F**iltrations**r**ate; Nierenfunktionswert

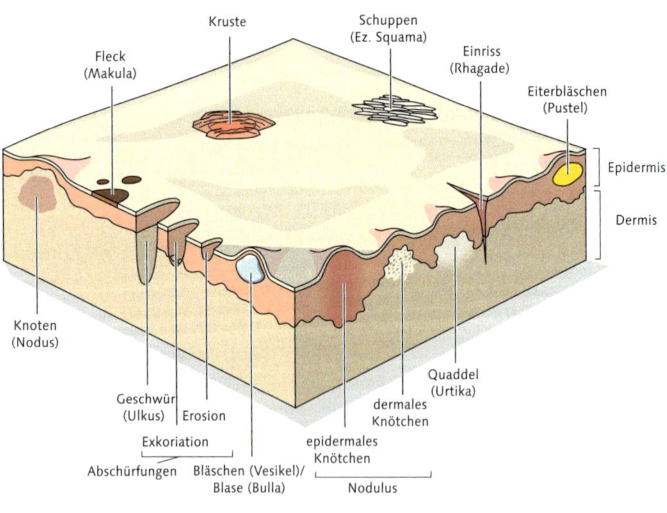

Effloreszenzen

Begriff	Erklärung
Einthoven-Ableitungen (nach W. Einthoven)	Extremitätenableitungen I, II und III des EKG; ergeben das Einthoven-Dreieck ▸ **Abb. S. 49**
Eisenmangelanämie	Anämie durch zu geringe Eisenaufnahme und/oder Blutverlust(e)
Eiweiß (Protein)	Nährstoffmolekül aus ≥ 100 ▸ Aminosäuren ▸ **Abb. S. 12**
Eiweiß-Elektrophorese	Labormethode zur Messung von Art und Menge der Plasmaproteine
EKG, das (**Elektro**-**k**ardio**g**ramm)	Herzstromkurve; Herzschrift; Ableitung und Darstellung der herzeigenen Ströme bzw. Spannung zur Diagnostik von Rhythmusstörungen bzw. Herzkrankheiten ▸ **Abb. S. 49, unten**
Ektomie (Exzision)	chirurgische Entfernung, Entnahme
Ekzem (Dermatitis)	Hautentzündung
Elektrode, die	„Stromfühler, -ableiter"; Geräteteil 1) zur Stromaufnahme und -leitung, 2) zur Stromaufzeichnung (EKG, EEG), 3) zur Stromabgabe (Defibrillator, Schrittmacher)
Elektroenzephalogramm (EEG)	Hirnstromkurve; dient der Diagnostik funktioneller und struktureller Gehirnkrankheiten
Elektrokardiogramm	Herzstromkurve; ▸ EKG ▸ **Abb. S. 49, unten**
Elektromyografie (EMG)	Muskelstromableitung; Diagnostikmethode der Neurologie
Elektrolyte (Mz; Kw. E'lyte)	wasserlösliche Stoffe, die Zellströme für die Reizübermittlung im Körper erzeugen; z. B. Calcium, Natrium, Kalium
ELISA (sprich „ehlaisa")	Labortestmethode zum Antikörpernachweis; z. B. beim HIV-Test

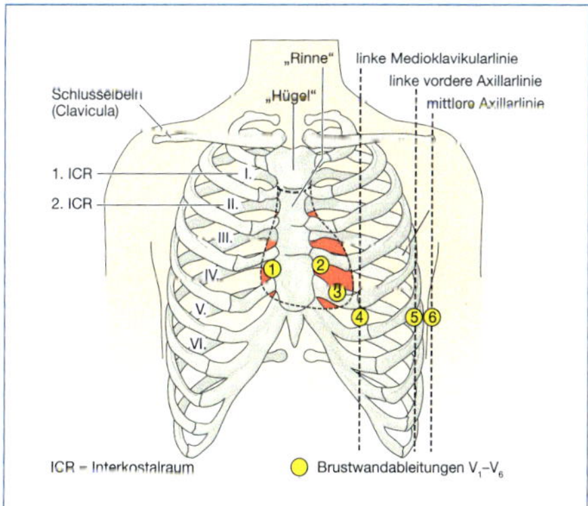

EKG: Lage der Brustwandelektroden

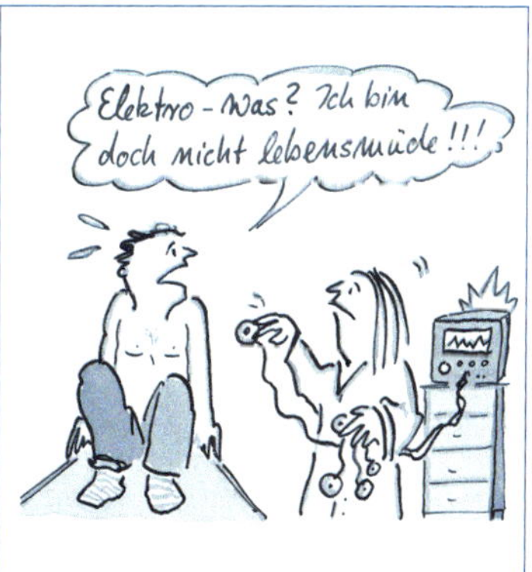

Begriff	Erklärung
El'pho	Kw. für ▸ Eiweiß-**El**ektro**pho**rese
Embolie	akuter Gefäßverschluss durch Einschwemmen eines Embolus; 1) venös, führt zur Lungenembolie, 2) arteriell, führt z. B. zur Hirnembolie, bzw. zum Schlaganfall
Embolus	im Blutkreislauf entstandenes und fortgeschwemmtes Blutgerinnsel (losgelöster Thrombus)
Embryo, der	Leibesfrucht im 1. Trimenon (erste 12 SSW) ▸ **Abb. unten**
Embryogenese, die	Entwicklung des Embryos im 1. Trimenon mit Bildung aller Organe (Organogenese)
Embryopathie, die	Krankheit bzw. Syndrom durch eine während der Embryogenese einwirkende Schädigung (z. B. Infektion, Alkohol)
Emesis, die	Erbrechen
EMG	▸ **E**lektro**m**yo**g**rafie; Muskelstromkurve
Emphysem, das	meist 1) Lungenüberblähung (▸ Lungenemphysem), auch 2) pathol. subkutane Luftansammlung (Hautemphysem) ▸ **Abb. S. 83**
emulgieren	Herstellen einer ▸ Emulsion
Emulsion	Mischung aus Fett und Wasser; z. B. Milch, Creme, Salbe
Enddarm	Sigma, Rektum und Anus ▸ **Abb. S. 55**
Enddarmspiegelung (Sigmoidoskopie)	▸ Endoskopie von Sigma, Rektum und Analkanal
Endemie	örtlich begrenztes, dauerhaftes Vorkommen eines Erregers in einem (Endemie-)Gebiet, vgl. ▸ Epidemie, ▸ Pandemie
Endharn	fertig gebildeter Harn; Urin; Ggs. Primärharn
Endokard	Herzinnenhaut; glatte, dünne Epithelschicht auf Herzklappen und Myokard (innen) ▸ **Abb. S. 95**

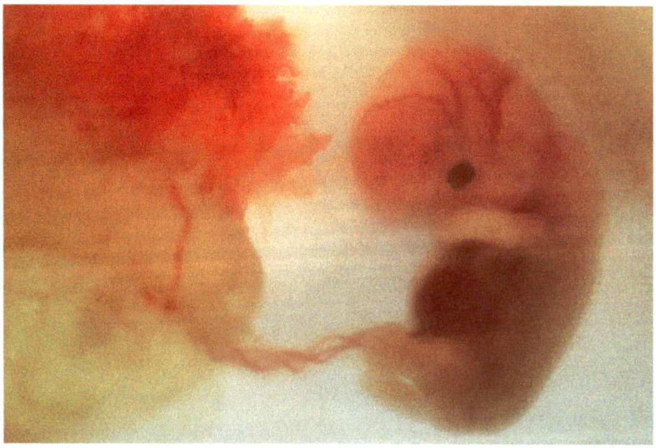

Embryo in der 8. SSW

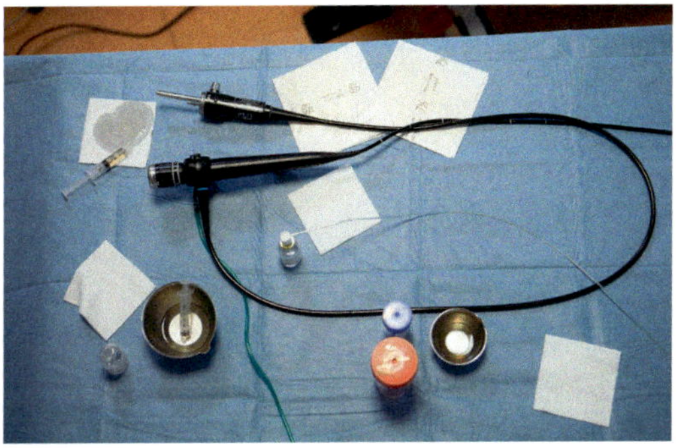

Video-Endoskop (Bronchoskop) und Materialien für die Bronchoskopie

Begriff	Erklärung
Endokarditis	bakterielle Entzündung der Herzinnenhaut (des Endokards und der Herzklappen)
Endokarditis-prophylaxe	Antibiotikagabe an Patienten mit schweren Herzklappenfehlern vor bestimmten (zahn)medizinischen Eingriffen
endokrin	Drüseneigenschaft: Drüse gibt ihr Sekret nach innen, d. h. ins Blut ab; Ggs. exokrin ▸ Abb. S. 39
Endokrinologie	Hormonlehre
Endometriose	Erkrankung durch Endometriumzellen an falschen Orten; z. B. Ovar, Bauchhöhle, Darm
Endometritis	(bakterielle) Entzündung des Endometriums
Endometrium	Gebärmutterschleimhaut
Endometrium-karzinom (Korpuskarzinom)	Gebärmutterkrebs; maligner epithelialer Tumor, der vom Endometrium ausgeht
Endoprothese	im Körperinneren getragene Prothese; z. B. künstliches Gelenk, vgl. ▸ TEP
Endoskop	Gerät zur Untersuchung von Hohlorganen ▸ Abb. oben

Systemische Arzneimittelapplikation					
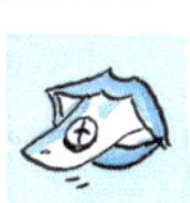	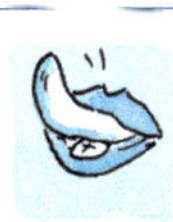	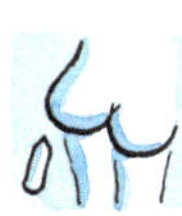	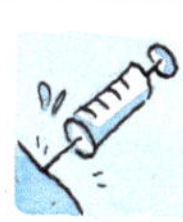	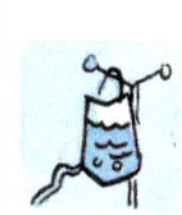	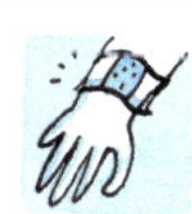
oral	*sublingual*	*rektal*	*Injektion*	*Infusion*	*Pflaster*
enterale Applikation			*parenterale Applikation*		

Begriff	Erklärung
Endoskopie	Spiegelung; Ausleuchtung und Inspektion eines Hohlorgans mit einem Endoskop zur Diagnostik und ggf. Therapie
Energiestoffwechsel	Nährstoffnutzung zur Gewinnung von Wärme und Bewegungsenergie; vgl. ▸ Baustoffwechsel
enteral	bzgl. Arzneimittelgabe: über den Magen-Darm-Trakt, d. h. oral, sublingual, rektal oder über Magensonde ▸ Abb. S. 43
Enteritis	Darmentzündung; vgl. ▸ Diarrhö
Enthesiopathie	schmerzhafte Erkrankung eines Sehnenansatzes
Entzündung	Reaktion des Gewebes und Immunsystems auf eine Schädigung (Noxe) mit dem Ziel der Heilung ▸ Abb. unten
Entzündungswerte	Blutwerte, die Entzündungen anzeigen und abzuklären helfen; z. B. Leukozytenzahl, CRP, BSG, ▸ Procalcitonin ▸ Tab. S. 158 ff.
Enuresis (Enurese)	Einnässen; vgl. ▸ Harninkontinenz

Die fünf Hauptsymptome der Entzündung

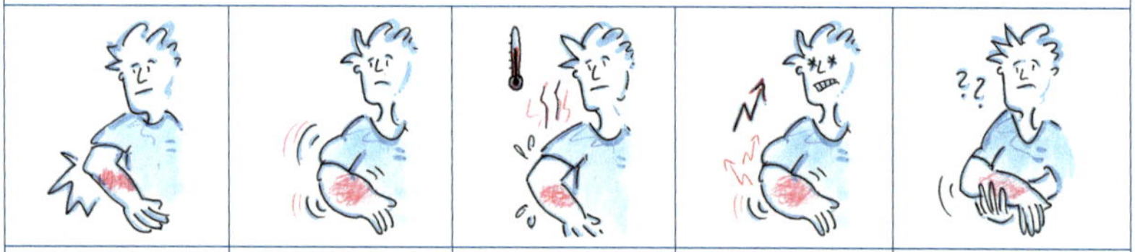

Rötung (lat. Rubor)	*Schwellung (lat. Tumor)*	*Überwärmung (lat. Calor)*	*Schmerz (lat. Dolor)*	*Funktionsstörung/-verlust (lat. Functio laesa)*

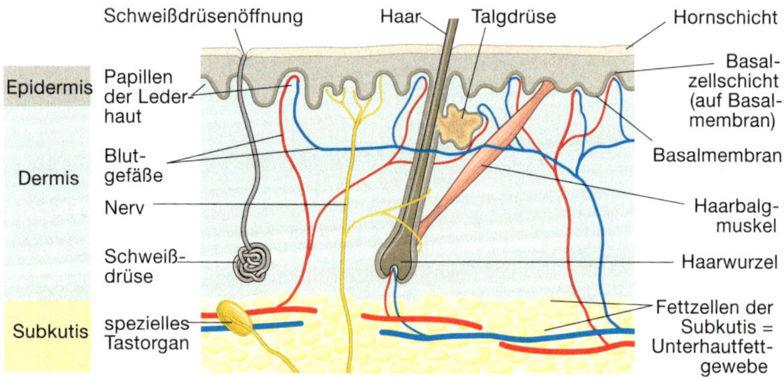

Schnitt durch die Haut

Begriff	Erklärung
Enuresis nocturna	nächtliches unwillkürliches Einnässen; ugs. Bettnässen
Enzephalitis	Gehirnentzündung; vgl. ▸ Meningitis
Enzephalopathie	Krankheit des Gehirns z. B. bei ▸ Leberzirrhose
Enzym	biochemischer Stoff, der eine chemische Reaktion im Körper ermöglicht ▸ Tab. S. 151
eosinophil	im ▸ Differenzialblutbild rot gefärbt ▸ Abb. S. 37
Epidemie	Massenerkrankung; örtlich und zeitlich begrenzter Ausbruch; vgl. ▸ Endemie, ▸ Pandemie
Epidemiologie	Lehre von der Krankheitshäufigkeit in der Bevölkerung
Epidermis (Adj. epidermal)	Oberhaut ▸ Abb. S. 44
Epididymis	Nebenhoden ▸ Abb. S. 56
Epididymitis	Nebenhodenentzündung
Epigastrium	Magengrube
Epiglottis	Kehldeckel; trennt Speise- und Luftwege ▸ Abb. S. 21
Epiglottitis	Kehldeckelentzündung; vgl. ▸ Hib
Epikard	Epithelüberzug des Herzens außen auf dem Myokard; gleichzeitig inneres Herzbeutelblatt ▸ Abb. S. 95
Epikondylitis	Entzündung des Epikondylus; sog. Golf- bzw. Tennisarm, Syn. -ellenbogen ▸ Abb. unten
Epikondylus	gelenknaher Knochenfortsatz am Humerus ▸ Abb. unten
Epikrise	zusammenfassender Abschlussbericht im Arztbrief

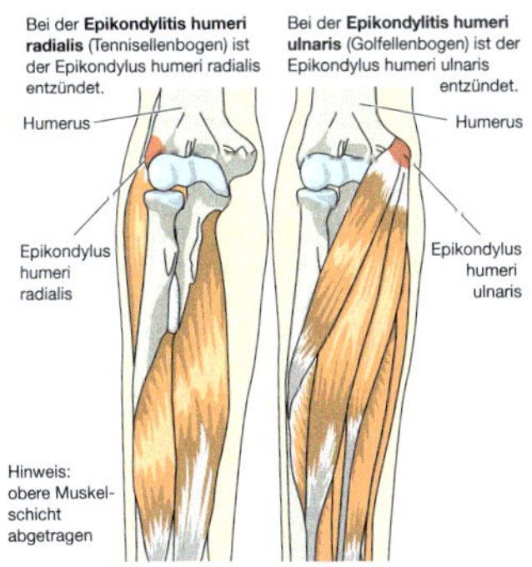

Epikondylitis humeri

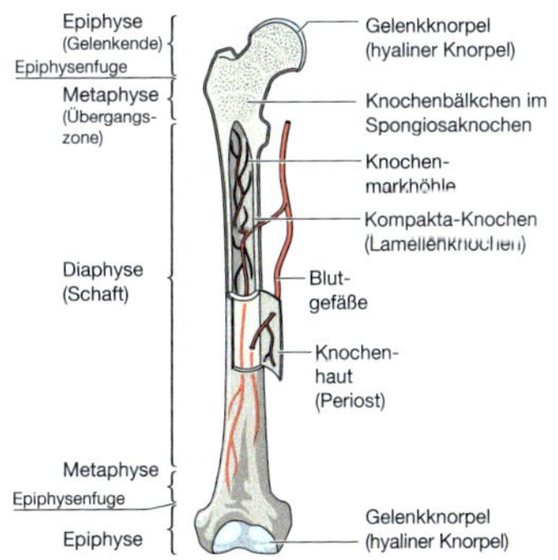

Aufbau des Röhrenknochens (hier: re. Femur)

Begriff	Erklärung
Epikutantest	Allergietest für die Diagnostik von Hautallergien (Pflastertest)
Epilepsie (zerebrales Krampfleiden)	Anfallsleiden; durch ungeregelte Aktivität von Gehirnteilen anfallsartig auftretende Hirnfunktionsstörungen
Epiphyse	1) Gelenkende von Röhrenknochen; vgl. ▸ Diaphyse, ▸ Metaphyse, 2) Zirbeldrüse (Gehirnteil) ▸ **Abb. S. 45**
Epiphysenfuge	Wachstumsfuge der langen Röhrenknochen ▸ **Abb. S. 45**
Epithel	Deckgewebe auf inneren oder äußeren Körperoberflächen; z. B. Haut, Schleimhaut ▸ **Abb. unten**
EPO	▸ **E**rythro**po**etin; Blutbildungshormon
Eradikationstherapie	spezielle Medikamentenkombination zur Ausrottung (Eradikation) von Helicobacter pylori im Magen; vgl. ▸ Triple-Therapie, ▸ Quadrupel-Therapie
ERCP	**e**ndoskopische **r**etrograde **C**holangio-**P**ankreatikografie; endoskopische Untersuchung bzw. Darstellung der Gallen- und Pankreasgänge
Erregungsrückbildungsstörung (ERBS)	pathol. EKG-Veränderung; z. B. ST-Strecken-Senkung, die u. a. bei ▸ KHK auftritt
erektile Dysfunktion (ED; Impotenz)	Unfähigkeit, eine für befriedigenden Geschlechtsverkehr ausreichende Erektion zu erlangen bzw. aufrechtzuerhalten
Erektion	Aufrichtung des Penis durch Blutfüllung der Schwellkörper
Ergometrie	▸ Belastungs-EKG
Erguss	pathologische Flüssigkeitsansammlung in bestehendem Hohlraum; z. B. Gelenk
Ermüdungsbruch	Fraktur durch ständige Überlastung bzw. eine Summe von ▸ Mikrotraumen eines Knochens
Erosion, die (Abschürfung)	oberflächlicher Gewebsdefekt; heilt im Ggs. zum ▸ Ulkus ohne Narbenbildung ▸ **Abb. S. 40**

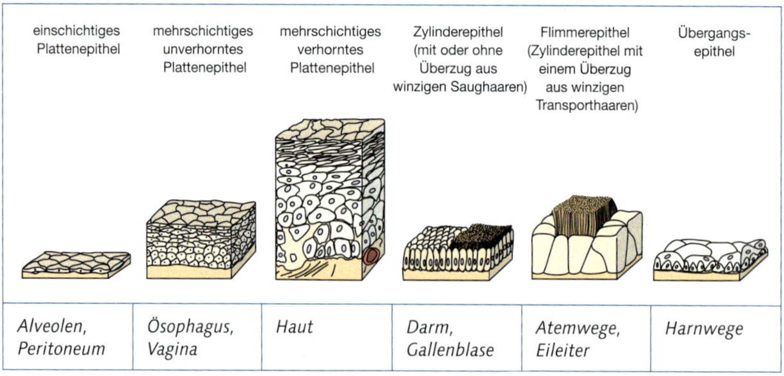

Begriff	Erklärung
Erst-Trimester-Screening	Bluttest, Sonografie und Anamnese im ersten SS-Drittel zur Risikoberechnung bzgl. Chromosomenaberrationen wie Trisomie 21
Erys (Ez. Ery)	Kw. für Erythrozyten
Erythropoetin (EPO)	Blutbildungshormon der Niere
Erythrozyt, der	rotes Blutkörperchen 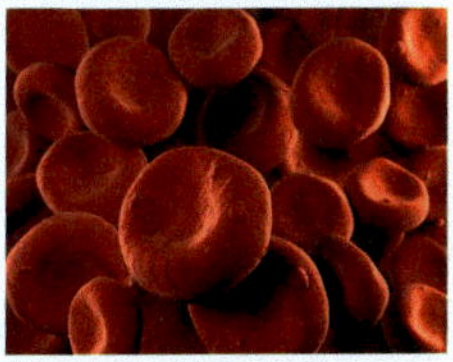 *Erythrozyten*
Esmarch-Handgriff (nach J. von Esmarch)	Handgriff zum Freimachen der Atemwege beim Bewusstlosen; Vorziehen des Unterkiefers hält die Zunge aus dem Rachen ▸ **Abb. unten**
essenziell	1) bzgl. Hypertonie: ohne erkennbare Ursache, 2) bzgl. Fett- bzw. Aminosäuren: lebenswichtig
ESWL (**ex**trakorporale **S**toß**w**ellen**l**ithotripsie)	Steinzertrümmerung mit Stoßwellen ohne Eingriff in den Körper ▸ **Abb. S. 97**
EUG	▸ **E**xtra**u**terin**g**ravidität
EVA (**e**ntlastende **V**ersorgungs**a**ssistentin)	nach Bundesärztekammer-Lehrplan speziell für delegierbare Praxisleistungen fortgebildete MFA; vgl. ▸ NäPA, ▸ VERAH®
Evidenzgrad	Maß zur Bewertung med. Studien; Ergebnisse mit hohem Evidenzgrad sind gut durch Studiendaten belegt.
Exanthem	Hautausschlag; vgl. ▸ Effloreszenz

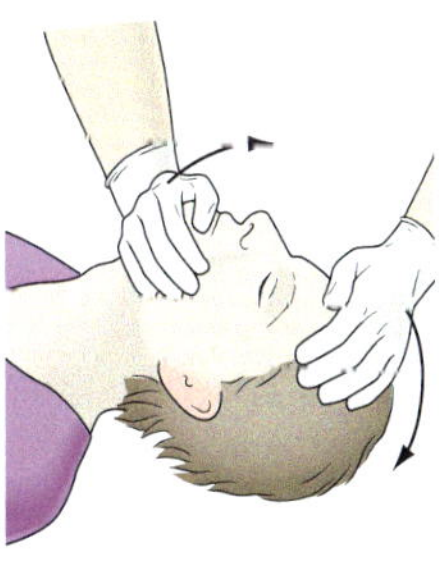

Maßnahmen zur Reanimation: Überstrecken des Kopfes

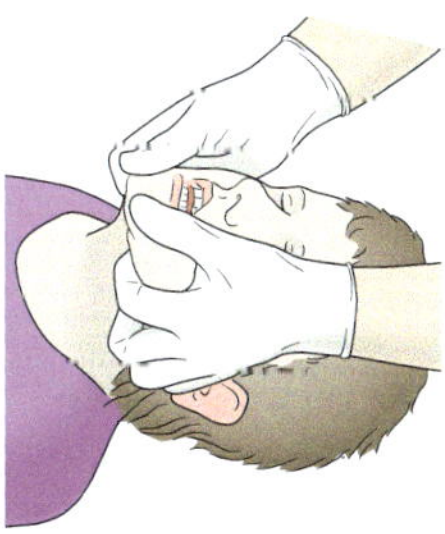

***Esmarch-Handgriff:** Mit den Fingern wird der Unterkiefer nach vorne geschoben und der Mund mit den Daumen geöffnet.*

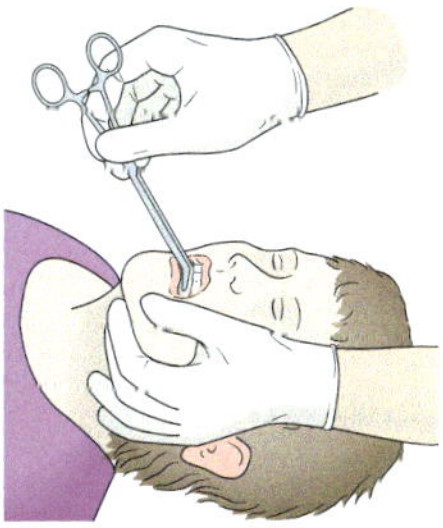

Freimachen von Mund und Rachen, ggf. mit Hilfsmitteln (z. B. Kornzange und Tupfer)

Begriff	Erklärung
Exophthalmus	Hervorstehen des Augapfels; vgl. ▸ Basedow, M.
Expektorans (Mz. Expektoranzien)	auswurfförderndes, d.h. schleimlösendes Arzneimittel; vgl. ▸ Mukolytikum
Exitus (letalis)	▸ Tod; unumkehrbares Lebensende
exokrin	Drüseneigenschaft: Drüse gibt Sekret über einen Ausführungsgang auf eine Oberfläche ab, d.h. auf ein Epithel; Ggs. endokrin ▸ **Abb. S. 39**
Exsikkationsekzem	Entzündung der Haut durch entfettende Waschmittel und zu wenig rückfettende Pflege
exsikkiert (dehydriert)	ausgetrocknet ▸ **Abb. unten**
Exsikkose (Dehydratation)	Austrocknung des Körpers ▸ **Abb. unten**
Exspiration	Ausatmung; Ausatmen; Teil der ▸Ventilation; Ggs. Inspiration
Exstirpation	chir. Entnahme; Syn. ▸ Ektomie
extrakorporal	außerhalb des Körpers; vgl. ▸ ESWL
Extrasystole (ES)	„Extraschlag"; vom normalen Herzrhythmus abweichende Herzaktion; vgl. ▸ VES
Extrasystolie	gehäuftes Auftreten von Extrasystolen
extrauterin	außerhalb des Uterus bzw. des Mutterleibes
Extrauteringravidität (EUG)	Schwangerschaft außerhalb des Uterus; d.h. in Eileiter (Tubargravidität) oder Bauchhöhle
Extremitäten (Mz.)	Gliedmaßen (Arme und Beine)
Extremitätenableitungen	EKG-Ableitungen mit Elektrodenanlage an den Extremitäten: I, II, III (nach Einthoven), aVR, aVL, aVF (nach Goldberger) ▸ **Abb. S. 49**
Exzision (Ektomie)	chirurgische Entfernung (Entnahme)
EZ	**E**rnährungs**z**ustand; vgl. ▸ AZ

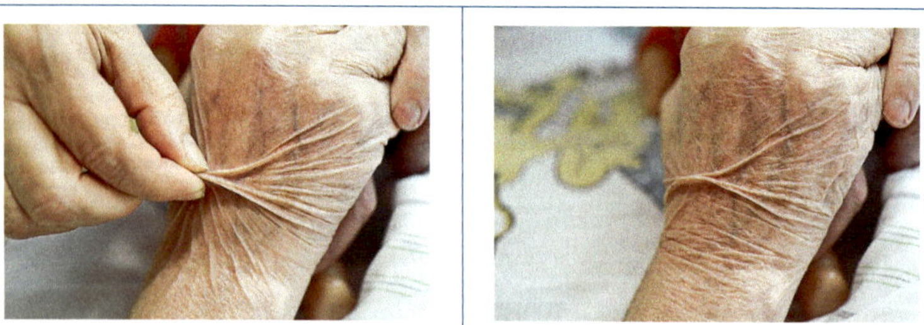

Exsikkose (Dehydratation): fehlende Hautfaltenrückbildung bei schwerem Wassermangel

Begriff	Erklärung
Facies	Gesicht
fakultativ pathogen	Eigenschaft von Mikroorganismen: unter Umständen krank machend ▸ Abb. S. 18
falsch negativ	Diagnostikfehler: negativer Befund trotz Krankheit; z. B. Nitritnachweis negativ trotz Harnweginfekts wegen hoher Trinkmenge (Verdünnungseffekt)
falsch positiv	Diagnostikfehler: positiver Befund ohne Krankheit; z. B. Nitritnachweis positiv im zu lange gelagerten Harn eines Gesunden
Febris (Adj. febril)	Fieber
femoral (femoralis)	am Oberschenkel, Oberschenkel; z. B. A. femoralis
Femur	Oberschenkelknochen ▸ Abb. S. 127
Ferritin	Eisen-Speicherprotein in Leber und Blut ▸ Tab. S. 156
Fertilität	Fruchtbarkeit; Fortpflanzungsfähigkeit; Ggs. Infertilität
Fertilitätsstörung	Fruchtbarkeitsstörung
fetal	zum Fetus gehörig, beim Fetus vorliegend
fetales Alkoholsyndrom	Fehlbildungssyndrom durch Alkoholkrankheit der Schwangeren; Syn. fetale Alkohol-Spektrum-Störung, Fetal Alcohol Spectrum Disorder (FASD)

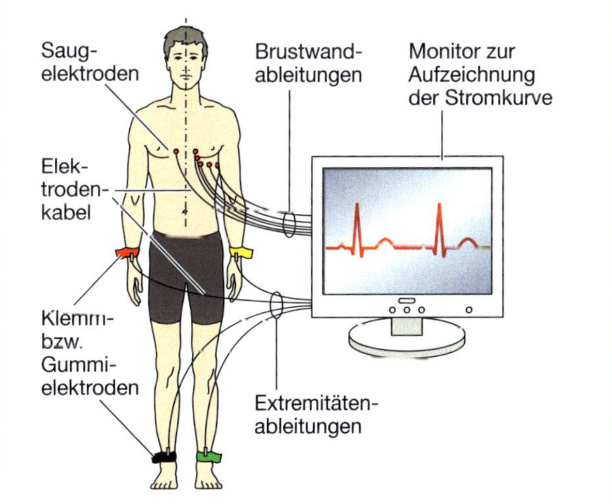

EKG: Lage der Extremitätenelektroden, mit den Ampelfarben bezeichnet

A B C D E F G H I J K L M N O P Q R S T U V W X Y Z

Begriff	Erklärung
Fetalperiode (Fetalzeit)	Zeit, in der das Ungeborene ein Fetus ist (13. SSW bis Geburt); vgl. ▸ Embryo
Fetopathie	Krankheit bzw. Syndrom durch Schädigung während der Fetalperiode (z. B. Alkohol)
Fetus, der	ungeborenes Kind ab der 13. SSW 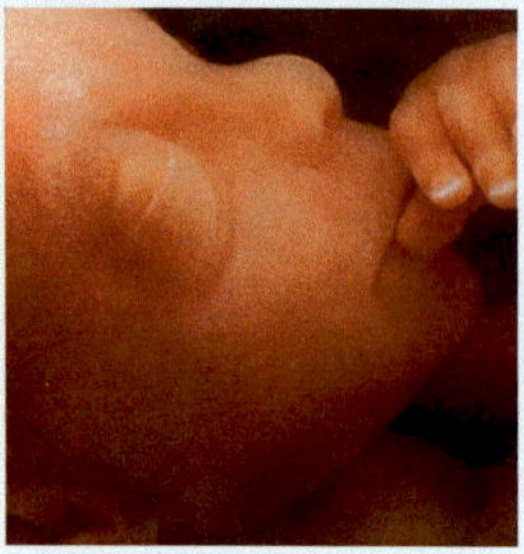 *Fetus*
Fettstoffwechselstörung (Hyperlipidämie; Dyslipidämie)	Störung der Lipidverarbeitung mit erhöhtem Spiegel der Triglyzeride und/oder des Cholesterins und/oder LDL/HDL-Verhältnis ▸ Tab. S. 155
Fibrin	Blutgerinnungseiweiß; vernetztes Fibrinogen umspannt die Blutzellen im Thrombus ▸ Abb. unten

Blutgerinnung: eine Kettenreaktion

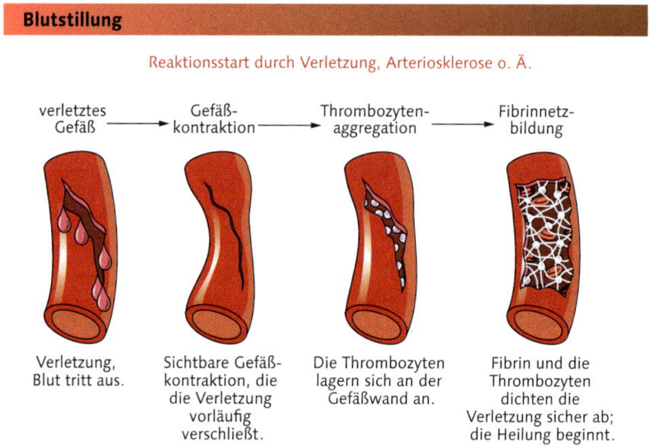

Begriff	Erklärung
Fibrinogen	Blutgerinnungsfaktor; Fibrinvorstufe
Fibromyalgie	schmerzhafte chronische Erkrankung des Bewegungsapparates unbekannter Ursache
Fibrosarkom	maligner Bindegewebstumor
Fibrozyt	faserbildende Zelle mit Heilungsfunktion
Fibula	Wadenbein ▸ Abb. S. 127
Fieber, rheumatisches	Streptokokkenrheumatismus; Polyarthritis ca. 2–4 Wochen nach Streptokokkeninfektion
Fistel	pathologische oder therapeutisch angelegte röhrenförmige Verbindung zwischen Organen
Fixateur externe (sprich „fixatör extern")	äußerlich sichtbare Osteosyntheseapparatur zur Ruhigstellung komplizierter Frakturen; vgl. ▸ Osteosynthese
fixieren	befestigen
Fixierung	Befestigung 1) einer Wundauflage mit Verband, 2) eines Patienten im Bett
Flachrücken	Wirbelsäulenfehlhaltung mit fehlender physiologischer Lendenlordose ▸ Abb. unten
Fluor	1) chemisches Element, 2) Scheidenausfluss

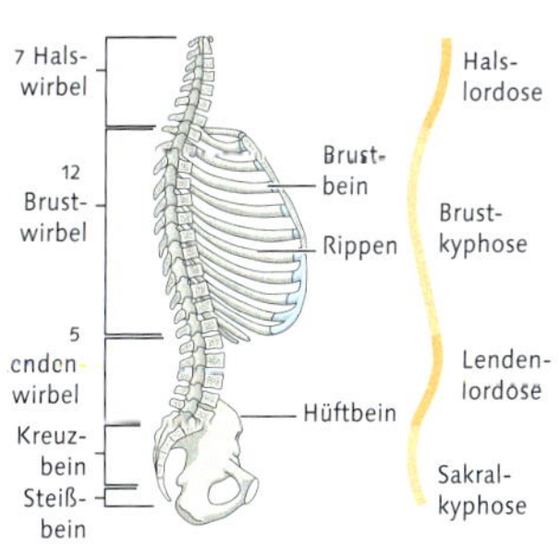

Wirbelsäule mit Abschnitten und physiologischen Krümmungen

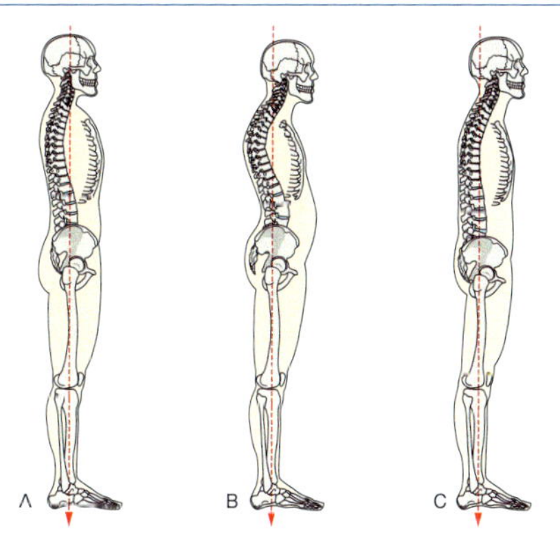

A Normale Wirbelsäulenstellung

B Hohlrundrücken (Hyperkyphose der BWS und Hyperlordose der LWS)

C Flachrücken

Begriff	Erklärung
Fluor vaginalis	Scheidenausfluss
Follikel	1) Eibläschen im Ovar, 2) Sekretbläschen der Schilddrüse, 3) Haartrichter der Körperhaut
Follikulitis	eitrige Haarbalgentzündung; ugs. Eiterpickel ▸ Abb. unten

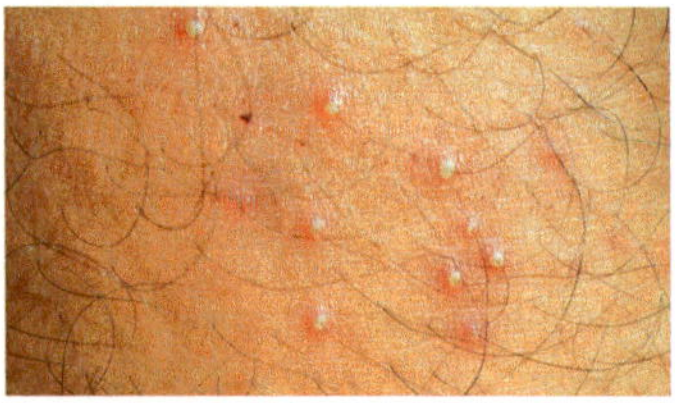

Follikulitis

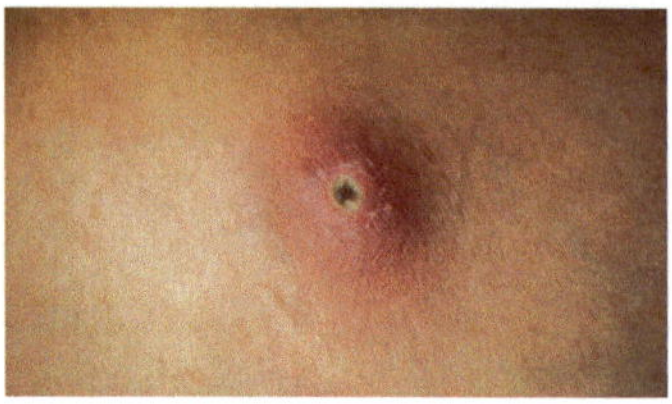

Furunkel

Formaldehyd (Formalin)	Konservierungsflüssigkeit in Transportröhrchen für Gewebeproben
Fotometrie (Photometrie)	Labormethode zur Konzentrationsmessung, die auf der Messung der Lichtmenge, die die Testlösung durchdringt, beruht
Fragment, das	Knochenbruchstück
Fraktur, die	Knochenbruch ▸ Abb. unten

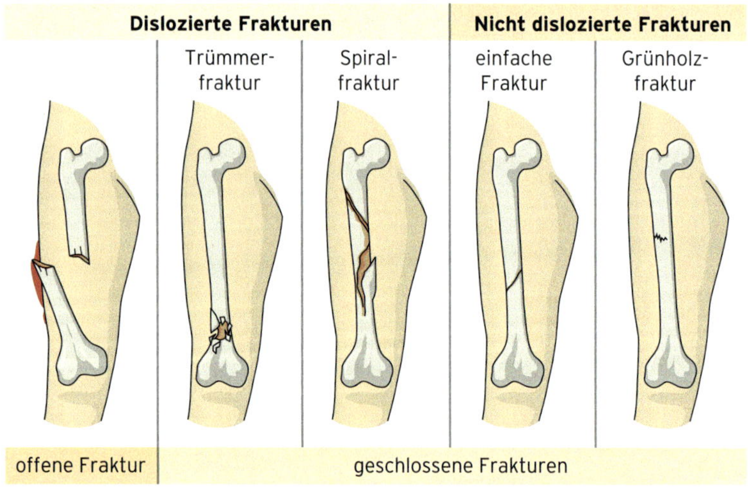

Begriff	Erklärung
Frailty	Gebrechlichkeit, v. a. im Alter
Frequenz, die (lat. = Häufigkeit)	Häufigkeit pro Zeiteinheit (z. B. Minute oder Sekunde) 1) Eigenschaft von Wellen, z. B. Schallwellen 2) Herzschlagfolge (Anzahl der Herzaktionen pro Minute) 3) Atemfrequenz (Anzahl der In- und Exspirationen pro Minute)
Frontalebene	Stirnebene; „wie ein Brett vor dem Kopf"
FSH (**F**ollikel **s**timulierendes **H**ormon)	Hypophysenhormon, das die Follikel- und Östrogenbildung in den Ovarien anregt
FSME (**F**rüh**s**ommer-**M**eningo**e**nzephalitis)	virale Gehirn(haut)entzündung nach Zeckenstich
fT_3; fT_4	freie, d. h. nicht an Plasmaeiweiß gebundene Schilddrüsenhormone T_3 und T_4
fulminant	schnell und heftig verlaufend
fulminante Hepatitis (foudroyante Hepatitis)	schneller, organzerstörender Verlauf einer Virushepatitis bei vorgeschädigter Leber
Fundoplicatio	operative Verengung des gastroösophagealen Übergangs bei therapierefraktärem Reflux
Fundoskopie	Betrachtung des Augenhintergrundes ▸ Abb. S. 87
Fundus (lat. = Grund)	1) Magenkuppel, 2) Gebärmuttergrund, 3) Augenhintergrund ▸ Abb. S. 54, 57
fungistatisch	pilzhemmend (bzgl. Desinfektionsmittel)
fungizid	pilztötend
Furunkel	eitrige Entzündung mehrerer Haarfollikel mit Gewebeeinschmelzung; vgl. ▸ Follikulitis ▸ Abb. S. 52

Begriff	Erklärung
G	1) **G**iga (Faktor 10^9), 2) ▸ **G**auge
Gangrän	lokaler Gewebstod beim Lebenden durch mangelnde Blutversorgung; vgl. ▸ Nekrose ▸ Abb. S. 96
Gaster (Ventriculus)	Magen ▸ Abb. S. 54
Gastrektomie	chirurgische Entfernung des Magens
Gastrin	Hormon, das die Magensäurebildung anregt
Gastritis	Magenschleimhautentzündung; 1) akut durch Stress, Infektionen, Medikamente, 2) chronisch: Typ A (autoimmun), Typ B (H. pylori), Typ C (v. a. durch NSAR)
	A-Gastritis entsteht **a**utoimmun im **A**lter, bei **B**-Gastritis **b**eißen **B**akterien, und die **C**-Gastritis ist **c**hemisch bedingt.
Gastroenteritis	Magen-Darm-Infektion; meistens virale Infektion mit Erbrechen und Durchfall
Gastroenterologe	Magen-Darm-Facharzt (spezialisierter Internist)

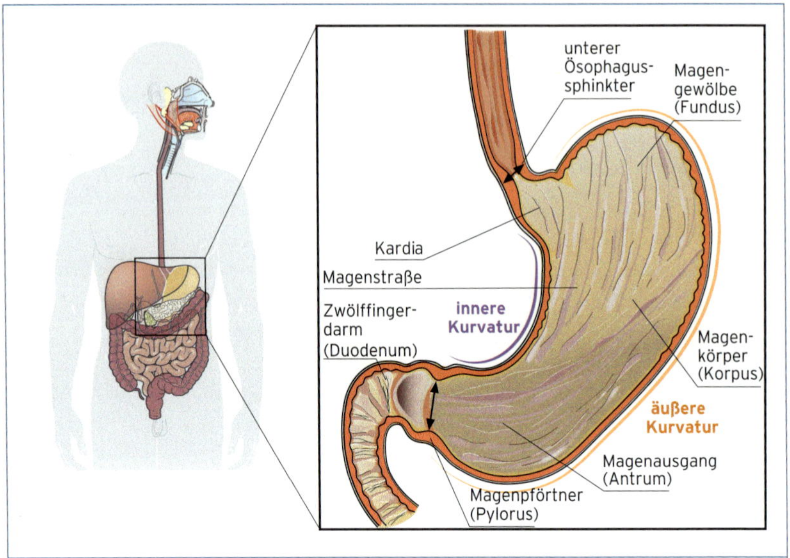

Magenaufbau und -lage

Begriff	Erklärung
Gastrointestinaltrakt (GI-Trakt)	Magen-Darm-Trakt; Verdauungstrakt ► **Abb. S. 55**
Gastroskop	biegsames ► Endoskop zur Magenspiegelung
Gastroskopie (**Ö**so-phago-**G**astro-**D**uo-denoskopie; ÖGD)	Magenspiegelung; Endoskopie des Magens, bei der auch Ösophagus und Duodenum inspiziert werden
Gauge (G)	Maßeinheit der (äußeren) Kanülendicke; je höher die Zahl, desto dünner die Kanüle
Geburtsphasen	1) Eröffnungsphase vom Wehenbeginn bis zur vollständigen Muttermundöffnung, 2) Austreibungsphase bis zum Austritt des Kindes, 3) Nachgeburtsphase bis zum Plazentaaustritt
Gelbkörper (Corpus luteum)	Rest des Follikels (Eibläschens), das nach dem Eisprung das Gelbkörperhormon Progesteron bildet ► **Abb. S. 90**
Gelbkörperhormon (Progesteron)	vom Gelbkörper bzw. in der SS von der Plazenta gebildetes Hormon; sog. Schwangerschaftsschutzhormon ► **Abb. S. 90**
Gen	Teil der Erbinformation der Zelle
Generikum	Arzneimittel mit nicht patentgeschütztem Wirkstoff; Nachahmerpräparat

Begriff	Erklärung
Genitalorgane	Geschlechts-/Fortpflanzungsorgane ▸ **Abb. S. 56**
Genetik	Vererbungslehre
GERD (engl. = **g**astro-**e**sophageal **r**eflux **d**isease)	gastroösophageale ▸ Refluxkrankheit
Geriatrie	Altersheilkunde
geriatrisches Basis-assessment	Fragebogen und Testung der körperlichen und geistigen Fähigkeiten alter Menschen zur Optimierung der Versorgung; vgl. ▸ Barthel-Index, ▸ Mini-Mental-Status, ▸ Timed-up-and-Go-Test
Gerinnungsfaktoren (I–XIII, 1–13)	Eiweißstoffe im menschlichen Blut, die für die Blutgerinnung notwendig sind
Geschwür	Ulkus; tiefer Gewebsdefekt; Ggs. Geschwulst; ▸ Tumor

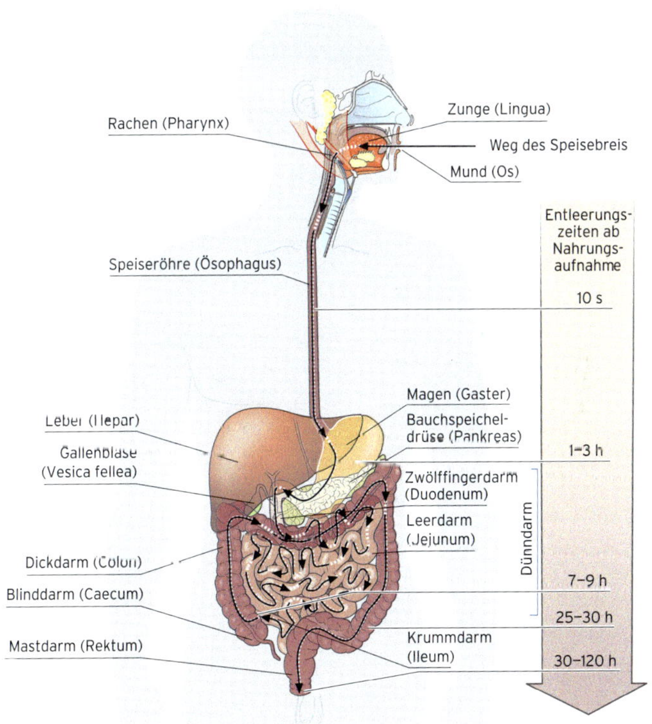

Der Gastrointestinaltrakt

Begriff	Erklärung
Gesichtsfeld	Blickfeld; 1) unter dem Mikroskop, 2) einsehbarer Bereich beim Geradeaussehen
Gestation	Schwangerschaft (SS); Syn. Gravidität
Gestationsalter	aktueller Entwicklungsstand einer Schwangerschaft; in Schwangerschaftswochen (SSW) angegeben
Gestationsdiabetes	Schwangerschaftsdiabetes; Diabetes, der in der SS erstmalig auftritt und sich danach zurückbilden kann; vgl. ▸ Diabetes mellitus
GFR	**g**lomeruläre **F**iltrations**r**ate; Blutmenge, die die Niere pro Minute reinigt; wird mithilfe des Creatinin-Serumwerts errechnet; Maß für die Nierenfunktion bzw. -insuffizienz; vgl. ▸ eGFR
Giardiasis (Lambliasis)	Darmkrankheit durch das Protozoon Giardia lamblia
Gicht	Stoffwechselerkrankung mit erhöhtem Harnsäurespiegel und ggf. Gichtarthritis
Gichtarthritis (Arthritis urica)	Gelenkentzündung durch Harnsäureablagerungen; vgl. ▸ Hyperurikämie
Giemen	sog. spastisches Nebengeräusch der Atmung, wie Pfeifen; typ. für Asthma und COPD
Gilchrist-Verband (nach Th. Gilchrist)	Ruhigstellungsverband für das Schultergelenk nach Luxation oder Fraktur
Gingiva	Zahnfleisch
Gingivostomatitis	Entzündung von Zahnfleisch und Mundschleimhaut; sog. Mundfäule

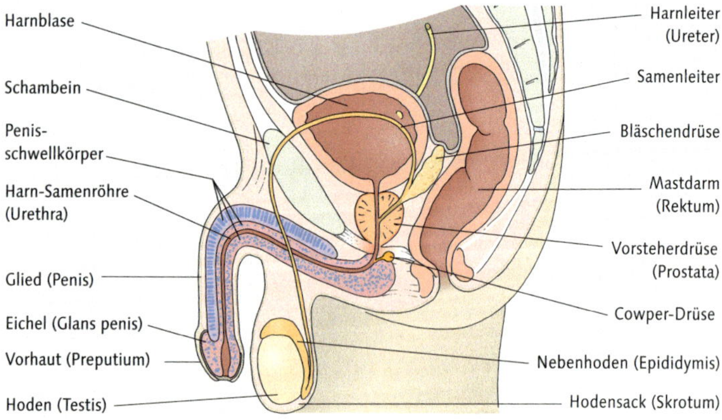

Die männlichen Genitalorgane

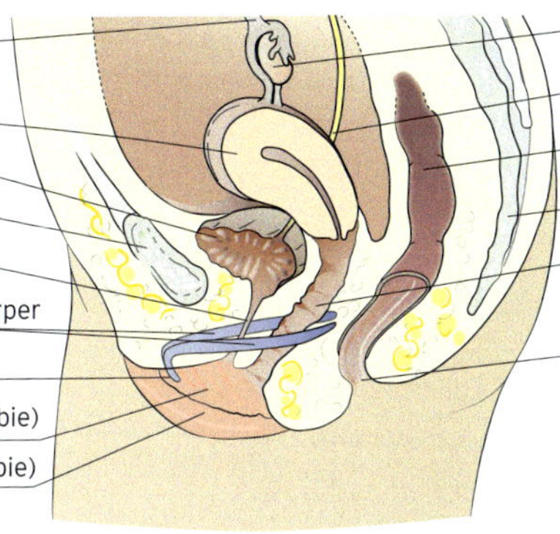

Die weiblichen Genitalorgane

Begriff	Erklärung
GI-Trakt	▸ **G**astro**i**ntestinaltrakt ▸ Abb. S. 55
GKV	**G**esetzliche **K**ranken**v**ersicherung(en)
Glandula (Gl.)	Drüse; z. B. Glandula thyroidea (Schilddrüse)
Glandula parotis (Gl. parotis; Parotis)	Ohrspeicheldrüse; größte Speicheldrüse (paariges Organ) ▸ Abb. S. 104
Glandula submandibularis	Unterkiefer-Speicheldrüse ▸ Abb. S. 104
Glandula sublingualis	Unterzungen-Speicheldrüse ▸ Abb. S. 104
Glans penis	Eichel; Penisspitze mit der Urethraöffnung ▸ Abb. S. 56
Glaukom, das (Glaukoma)	grüner Star; fortschreitender Sehnervschaden v. a. durch erhöhten Augeninnendruck
Glomerulonephritis	Nierenkörperchenentzündung; Autoimmunkrankheit; z. B. nach Scharlach bzw. Streptokokkenkrankheiten
Glomerulus, der (Mz. Glomeruli)	Gefäßknäuel in der Nierenrinde, das den Primärharn durch Filterung von Blut herstellt ▸ Abb. S. 58
GLP-1-Analoga (Ez. GLP-1-Analogon)	**G**lucagon-**l**ike-**P**eptide-Analoga; Arzneiwirkstoffe, die das Darmhormon GLP-1 nachahmen; führen zu Sättigung, Insulinfreisetzung, meist auch Gewichtsabnahme
Glukagon	Pankreashormon, das den Blutzuckerspiegel (BZ) steigert; Gegenspieler des Insulins
Glukose (Glucose)	Traubenzucker; Zuckerart, die den Blutzuckerspiegel (BZ) bestimmt ▸ Abb. S. 122
Glukosetoleranz	Fähigkeit des Stoffwechsels zur richtigen Glukoseverwertung
Glukosetoleranztest	▸ oraler Glukosetoleranztest ▸ Abb. S. 101

Begriff	Erklärung
Gluten (sprich: „Glutehn")	Getreideprotein, das v. a. bei Menschen mit ▸ Zöliakie, d. h. Glutenunverträglichkeit, chronische Diarrhö hervorruft
Glykogen	Speicherform der Glukose in Leber und Muskulatur; sog. tierische Stärke ▸ **Abb. S. 122**
GOÄ	**G**ebühren**o**rdnung für **Ä**rzte (Grundlage der Leistungsabrechnung für Privatpatienten)
GOP (Mz. GOPs)	**G**ebühren**o**rdnungs**p**osition des EBM
Gonadotropine	Hormone aus der Hypophyse, die Geschlechtshormondrüsen anregen; z. B. LH, FSH ▸ **Abb. S. 66**
Gonarthritis	Kniegelenksentzündung
Gonarthrose	Kniegelenksarthrose
Gonorrhö (Gonorrhoe)	bakterielle Geschlechtskrankheit; Erreger: Gonokokken; ugs. Tripper
Gramfärbung (nach H. Gram)	Färbemethode zur Unterscheidung von Bakterien in grampositiv und gramnegativ ▸ **Abb. unten**
gramnegativ	nach Gram rot gefärbte Bakterien mit relativ dünner Zellwand; z. B. E. coli, Salmonellen
grampositiv	nach Gram blau gefärbte Bakterien mit relativ dicker Zellwand; z. B. Streptokokken ▸ **Abb. unten**
Granulozyt (wörtl. = Körnchenzelle)	Leukozytenart mit gekörntem Zytoplasma und meist geteiltem Kern; sog. Mikrophage ▸ **Abb. S. 37**
Gravida	Schwangere

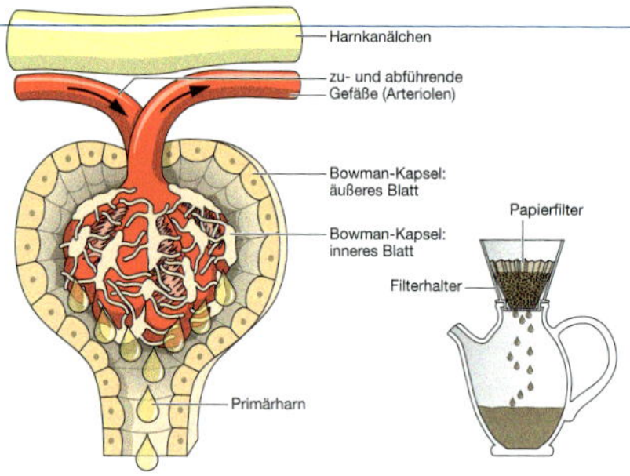

Glomerulus: Primärharngewinnung durch Filterung

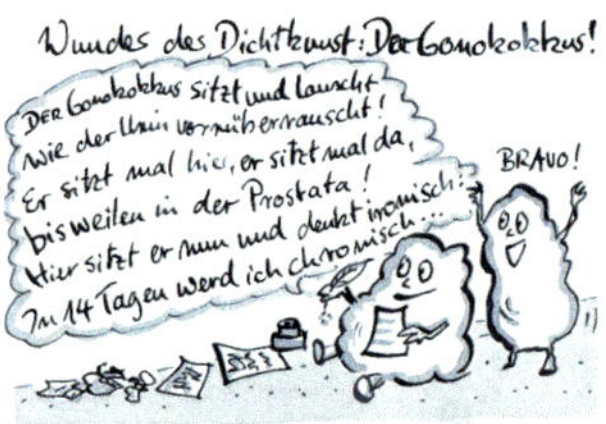
Wunder der Dichtkunst: Der Gonokokkus!
Der Gonokokkus sitzt und lauscht
wie der Urin vorüberrauscht!
Er sitzt mal hier, er sitzt mal da,
bisweilen in der Prostata!
Hier sitzt er nun und denkt ironisch:
In 14 Tagen werd ich chronisch...
BRAVO!

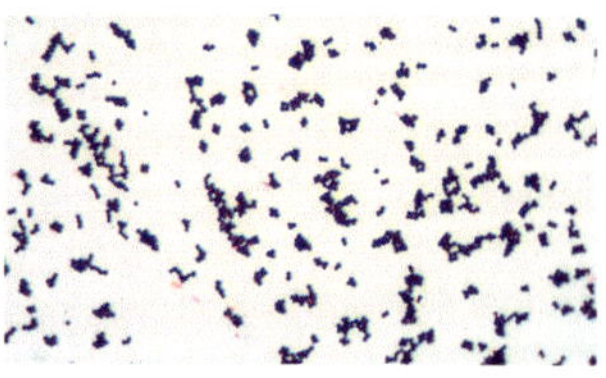

Staphylokokken nach Gramfärbung

Begriff	Erklärung
Gravidität (Gestation)	Schwangerschaft; Zeit von der Konzeption bis zur Geburt (266 Tage/38 Wo.); ggf. ab 1. Tag der letzten Regel gerechnet (280 Tage/40 Wo.)
grippaler Infekt	akute, meist leicht verlaufende virale Atemwegsinfektion; vgl. ▸ Influenza
Grippe	▸ Influenza; Virusgrippe
Grünholzfraktur	nicht verschobene Fraktur mit intaktem Periost (unverletzter Knochenhaut) ▸ Abb. S. 52
Gürtelrose	▸ Herpes zoster ▸ Abb. S. 63
habituell (lat. = gewohnheitsmäßig)	wiederkehrend; z. B. h. Abort: mehrfache Fehlgeburt; h. Luxation: mehrmalige Verrenkung desselben Gelenks
Hallux valgus	erworbene Zehen- und Fußdeformität; sog. Ballenzehe; Risikofaktor: Spreizfuß 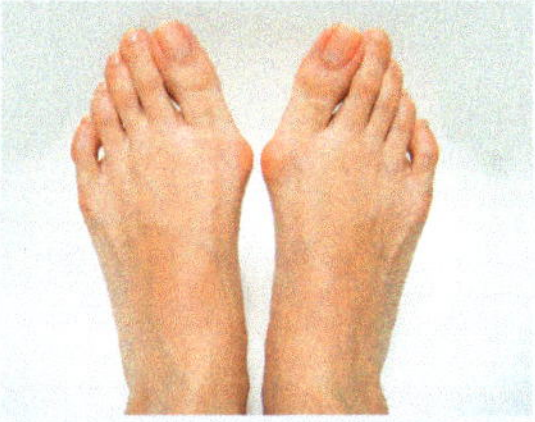 *Hallux valgus*
Halluzination	Wahrnehmung (z. B. Sehen, Hören, Schmecken) objektiv nicht vorhandener Dinge
hämatogene Infektion	Infektion (z. B. der Harnwege) durch Keimverschleppung mit dem Blutstrom
Hämatokrit (Hkt)	prozentualer Zellanteil des Blutvolumens
Hämatom	Bluterguss
Hammerzehe	erworbene Zehenverkrümmung ähnlich der Form eines Klavierhammers
Hämodialyse	▸ Dialyse; maschinelle Blutwäsche
Hämoglobin (Hb)	roter Blutfarbstoff ▸ Tab. S. 153
Hämolyse (griech. = Blutauflösung; Adj. hämolytisch)	Platzen von Erythrozyten; 1) Blutabnahmefehler: langes Stauen, Schütteln, falsches oder langes Lagern der Probe, 2) im Körper bei Krankheiten mit Erythrozytenzerfall
Hämophilie (Bluterkrankheit)	erbliche Blutgerinnungsstörung z. B. durch Mangel an Faktor VIII oder IX; Ggs. Thrombophilie
Hämophilus influenzae	Bakterium; Erreger schwerer Atemwegsinfektionen, bei Kindern auch Epiglottitis und Meningitis; vgl. ▸ Hib
Hämoptoe	Bluthusten
Hämorrhoidalleiden	Schwellung und/oder Entzündung der Hämorrhoiden, ggf. mit Blutung(en)
Hämorrhoiden	Gefäßpolster, das für den Feinabschluss des Anus sorgt

Begriff	Erklärung
Harninkontinenz	unwillkürlicher Harnverlust; 1) Belastungs- bzw. Stressinkontinenz; Urs. Alter bzw. Beckenbodenschwäche, 2) Dranginkontinenz bei überaktivem Blasenentleerungsmuskel
Belastungsinkontinenz passiert beim Husten, Niesen und Lachen – Dranginkontinenz passiert im Kaufhaus, Café und Konzert.	
harnpflichtige Stoffe (harnpflichtige Substanzen)	Stoffwechselprodukte, die mit dem Harn ausgeschieden werden müssen; z. B. Harnstoff, Harnsäure und Kreatinin
Harnsediment (Urinsediment)	mikroskopische Untersuchung des Bodensatzes von zentrifugiertem Harn
Harnstatus (Urinstatus)	komplette Urinuntersuchung, bestehend aus Urin-Streifentest und Harnsediment
Harnverhalt	Unfähigkeit, die volle Blase zu entleeren; v. a. beim ▸ benignen Prostata-Syndrom
Harnwegsinfektion (HWI)	meist bakterielle Infektion (ggf. in Teilen) der ableitenden Harnwege: 1) Urethritis, 2) Zystitis, 3) Pyelonephritis; vgl. ▸ Urosepsis ▸ **Abb. unten**
Hashimoto-Thyroiditis (nach H. Hashimoto)	Autoimmunentzündung der Schilddrüse, die auf Dauer zur Hypothyreose führt
Hautkrebs	maligner Hauttumor; 1) Melanom: schwarzer Hautkrebs, 2) Spinaliom, 3) Basaliom; 2), 3) und aktinische Keratose: heller Hautkrebs ▸ **Abb. S. 61**

Harnwegsinfektionen

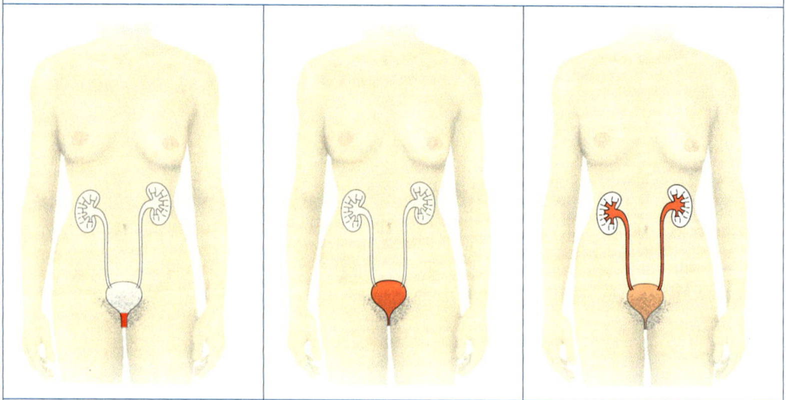

Urethritis (Harnröhrenentzündung) | *Zystitis (Blasenentzündung)* | *Pyelonephritis (Nierenbeckenentzündung)*

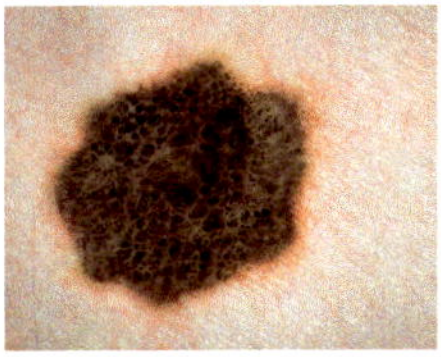	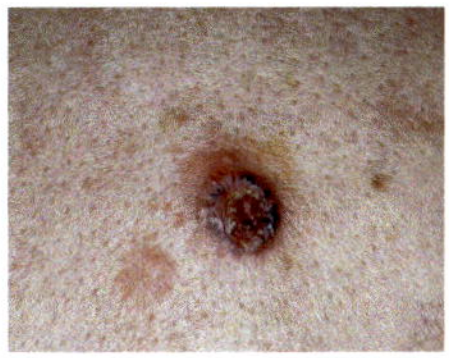	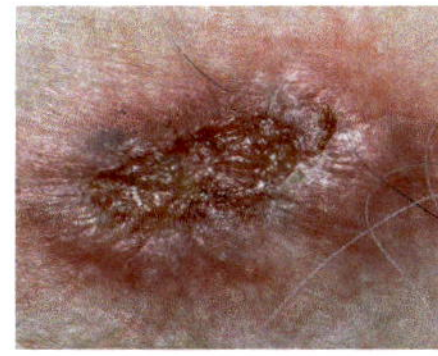
Melanom (schwarzer Hautkrebs)	*Spinaliom (Variante des hellen Hautkrebses)*	*Basaliom (häufigster heller Hautkrebs)*

Begriff	Erklärung
HAV	**H**epatitis-**A**-**V**irus
HbA$_{1c}$ (Hämoglobin A$_{1c}$)	Hämoglobinanteil, der bei Hyperglykämie Glukose bindet und so über ca. 8–12 Wochen erhöhte BZ-Werte dokumentiert ▸ Tab. S. 153
HBs-Ag (Hepatitis-**B**-Virus-**s**urface-**A**nti**g**en)	Hepatitis-B-Virus-Oberflächen-Antigen; nachweisbar bei infektiösen Hepatitis-B-Patienten ▸ S. 15
HBV	**H**epatitis-**B**-**V**irus
HBV-DNA	Erbsubstanz des Hepatitis-B-Virus; der Nachweis beweist Infektiosität
HCG (**h**umanes **C**horion**g**onadotropin)	Schwangerschaftshormon; wird beim SS-Test im Urin nachgewiesen
HCV	**H**epatitis-**C**-**V**irus
HCV-RNA	Erbsubstanz des Hepatitis-C-Virus; der Nachweis beweist Infektiosität
HDL-Cholesterin (HDL)	**H**igh-**D**ensity-**L**ipoprotein-Cholesterin; nützlicher Cholesterinanteil; vgl. ▸ LDL ▸ Tab. S. 155 ▸ S. 155
Helicobacter pylori (H. pylori; Hp)	Bakterium, das Gastritis, Ulkus ventrikuli und Magenkarzinom erzeugen bzw. fördern kann; vgl. ▸ Eradikationstherapie; ▸ Gastritis
Hemiparese (-plegie)	Halbseitenschwäche (Halbseitenlähmung)
Hepar	Leber ▸ Abb. S. 62
Heparin	gerinnungshemmendes Medikament; nur parenteral (s. c., i. v., ggf. kutan) anwendbar
Hepatitis	Leberentzündung (infektiös, toxisch, autoimmun oder kombiniert)
Hepatitisserologie	Labortests des Blutserums, die zeigen, ob ein Patient an Virushepatitis erkrankt ist oder war

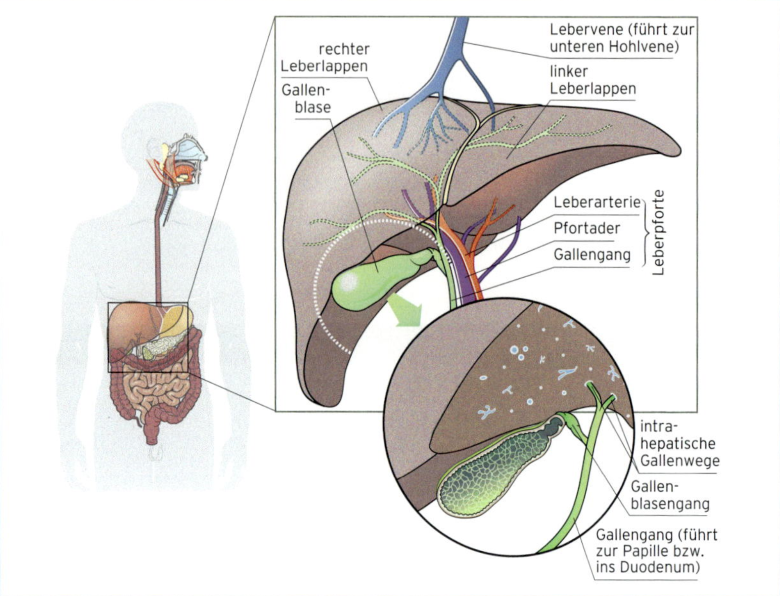

Leber (Hepar)

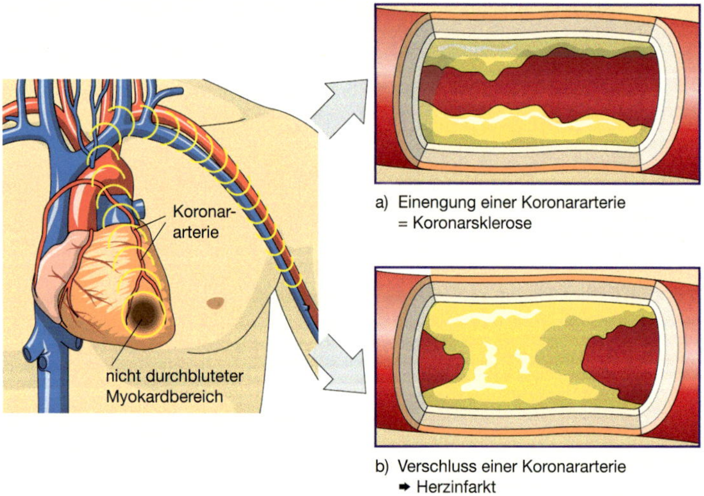

Herzinfarkt (Myokardinfarkt)

Begriff	Erklärung
hepatotoxisch	leberschädlich
Hernie (sprich „herni-je“)	Eingeweidebruch; Hervortreten („Hervorbrechen“) von Bauchorganen durch natürliche oder erworbene Schwachstellen der Bauchwand; z. B. Leistenhernie
Herniotomie	Operation einer ▸ Hernie, z. B. einer Leistenhernie
Herpes genitalis	Virusinfektion im Genitalbereich durch HSV 2 (Herpes-simplex-Virus Typ 2)
Herpes simplex	Virusinfektion der Haut durch HSV 1 (Herpes-simplex-Virus Typ 1), z. B. Lippenherpes (Herpes labialis)
Herpes zoster (Kw. Zoster)	Gürtelrose; Ausbruch einer latenten ▸ VZV-Infektion Jahre nach Varizellen (Windpocken) ▸ **Abb. unten**
Hertz (Hz; nach H. Hertz)	Einheit für die Frequenz von Wellen; 1 Hz = 1 Welle/sec, 1 kHz = 1000 Wellen/sec
Herzaktion	zweiphasige Herzaktion bzw. -tätigkeit, bestehend aus Systole und Diastole ▸ **Abb. S. 36**
Herzfrequenz	Herzschlagfolge; Anzahl der Herzaktionen/min
Herzinfarkt (HI; Myokardinfarkt; MI)	Nekrose eines Herzmuskelbezirks durch akuten Verschluss einer Koronararterie; vgl. ▸ Koronarsyndrom ▸ **Abb. S. 62**
Herzinsuffizienz	Herzschwäche; Unfähigkeit des Myokards, die erforderliche Pumpleistung zu erbringen; 1) Rechtsherzinsuffizienz, 2) Linksherzinsuffizienz, 3) globale Herzinsuffizienz (1) und (2), 4) terminale Herzinsuffizienz (Endstadium) ▸ **Abb. S. 64**

Rechtsherzinsuffizienz macht **r**ichtig dicke Beinödeme, **L**inksherzinsuffizienz macht **L**uftnot und **L**ungenödem, bei **G**lobalinsuffizienz ist das **g**anze Herz schwach, **t**erminale Herzinsuffizienz ist **t**ödlich.

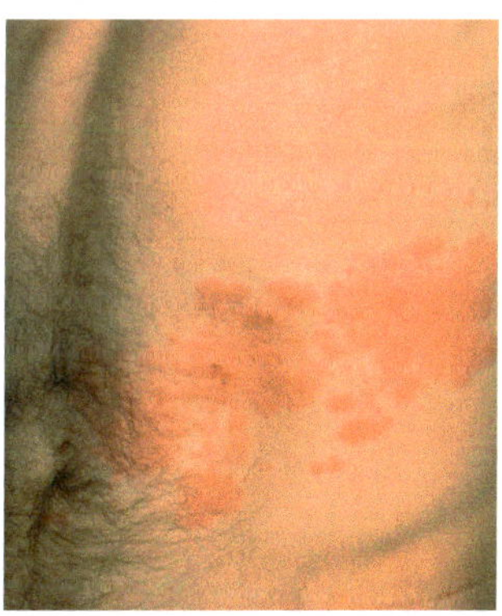

Gürtelrose (Herpes zoster)

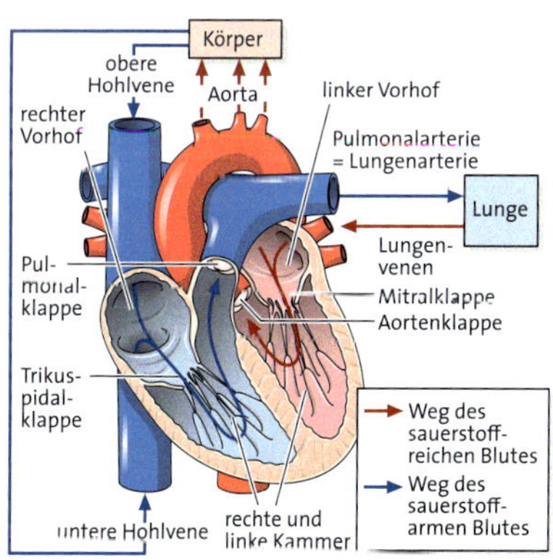

Aufbau des Herzens

Begriff	Erklärung
Herzklappe	ventilartige Teile des Herzens, die die Richtung des Blutstroms bestimmen ▸ Abb. S. 63
Die vier Herzklappen: **T**üchtig **p**ulsiert **m**eine **A**orta (**T**rikuspidalklappe, **P**ulmonalklappe, **M**itralklappe, **A**ortenklappe)	
Herzklappenfehler	▸ Vitium
Herzschrittmacher (Schrittmacher; SM; engl. pacemaker; PM)	batteriebetriebenes implantierbares Gerät, das v. a. bei bradykarden Herzrhythmusstörungen die fehlende Sinusknotenfunktion ersetzt ▸ Abb. S. 65
Herztod, plötzlicher	▸ Rhythmustod durch Kammerflimmern
Herzwandaneurysma	pathologische Aussackung der Herzwand
Hiatus	Zwerchfelllücke für Ösophagus, Aorta usw.
Hiatushernie	Zwerchfellbruch; erweiterte Zwerchfelllücke
Hib (**H**ämophilus **i**nfluenzae Typ **b**)	1) virulentes Bakterium; kann bei Kleinkindern Epiglottitis und Meningitis hervorrufen; 2) Impfung; z. B. 6-fach als TdaPHepBHibIPV
Hirninfarkt (Hirninsult)	Schlaganfall; Hirnschaden durch akute Mangeldurchblutung des Gehirns; älterer Begriff: Apoplex
His-Bündel (nach W. His)	Teil des Reizleitungssystems des Herzens ▸ Abb. S. 117
Histologie	Gewebelehre
histologisch	die Gewebelehre bzw. den feingeweblichen Befund (einer Gewebeprobe) betreffend
HIT (**h**eparin**i**nduzierte **T**hrombopenie)	seltene Autoimmunreaktion auf Heparin mit Thrombozytenmangel und ▸ Thrombosen

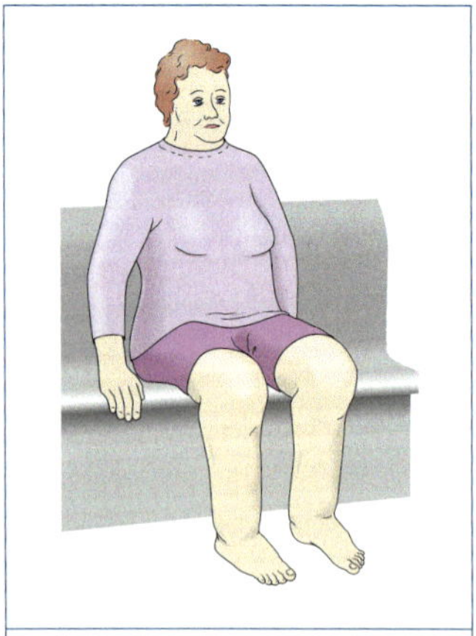

Beinödeme bei Rechtsherzinsuffizienz

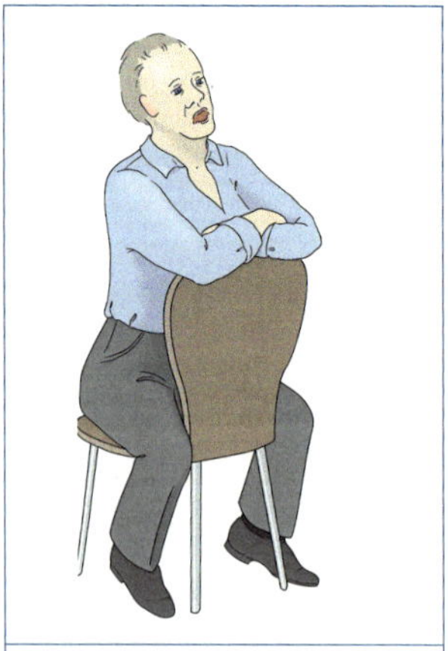

Luftnot bei Linksherzinsuffizienz

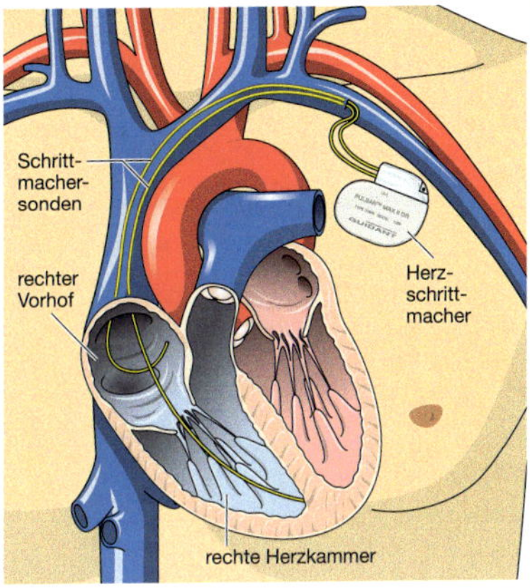

Herzschrittmacher

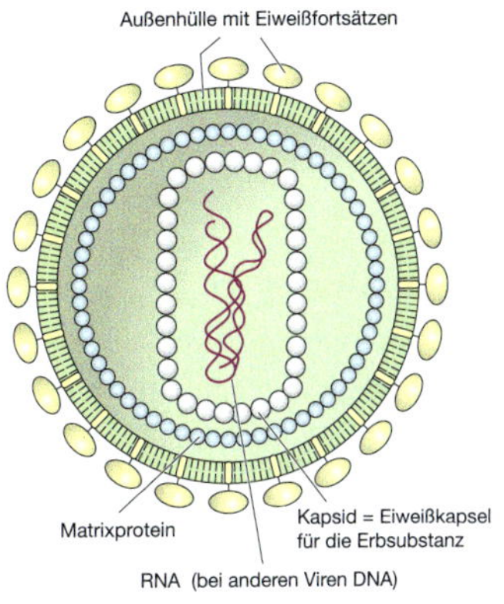

HI-Virus

Begriff	Erklärung
HIV (**H**umanes **I**m-munschwäche-**V**irus)	menschliches Immunschwäche-Virus; Erreger der Krankheit ▸ Aids ▸ **Abb. oben**
HIV-Test	Labortest, der Virusantigen(e) und/oder Antikörper gegen HIV nachweist und damit eine HIV-Infektion beweist, je nach Testmethode innerhalb von Wochen sicher positiv bzw. negativ
Hodenhochstand	▸ Kryptorchismus ▸ **Abb. S. 81**
Homöopathie (griech. = ähnliches Leiden)	Naturheilkundliche Lehre, die extrem verdünnte, sog. potenzierte Arzneistoffe verwendet; die Wirkung ist nicht nachweisbar.
Horizontalachse	Querachse; „wie eine Reckstange"
Hormon	Botenstoff, der Funktionsänderungen im Körper bewirkt ▸ **Abb. S. 66, 117**
Hormon(ersatz)-therapie (HET/HT)	Östrogen- und ggf. Gestagengaben gegen Wechseljahrsbeschwerden
Hospitalkeim	Krankenhauskeim; gefährlicher Erreger, der sich unter bestimmten Bedingungen in Kliniken bildet und verbreitet; z. B. ▸ MRSA
HPV (**H**umane **P**apilloma-**V**iren)	ca. 200 Virustypen, die Hautwarzen, Krebsvorstufen und Krebs der Zervix, verschiedener Schleimhäute, der Haut sowie ▸ Anogenitalwarzen hervorrufen
Hüftdysplasie	angeborene Hüftfehlbildung bzw. -luxation
Humaninsulin (lat. humanus = menschlich)	Insulin, das dem menschlichen Insulin genau entspricht; wird gentechnisch hergestellt

Begriff	Erklärung
Humerus	Oberarmknochen ▶ Abb. S. 127
Humerusfraktur	Bruch des Oberarmknochens; meist unterhalb des Humerus-Köpfchens = subkapitale Humerusfraktur
HWI	1) **H**arn**w**egs**i**nfektion, 2) **H**inter**w**and**i**nfarkt
HWS	**H**als**w**irbel**s**äule ▶ Abb. S. 144
HWS-Schleudertrauma	Verletzung von Muskeln und Bändern durch Vor- und Zurückschleudern der HWS; z. B. bei einem Auffahrunfall
HWS-Syndrom	schmerzhafte Bewegungsstörung im HWS-Bereich
Hyaluronsäure	Bestandteil von Knorpel und Synovia
Hymen	z. B. ring- oder halbringförmige Schleimhautfalte am Eingang der Vagina; sog. Jungfernhäutchen
Hyperämie	verstärkte Durchblutung
Hypercholesterinämie	Fettstoffwechselstörung mit erhöhtem Cholesterinspiegel ▶ Tab. S. 155
Hyperemesis gravidarum	verstärktes Schwangerschaftserbrechen
Hyperglykämie	erhöhter Blutzuckerspiegel ▶ Tab. S. 157

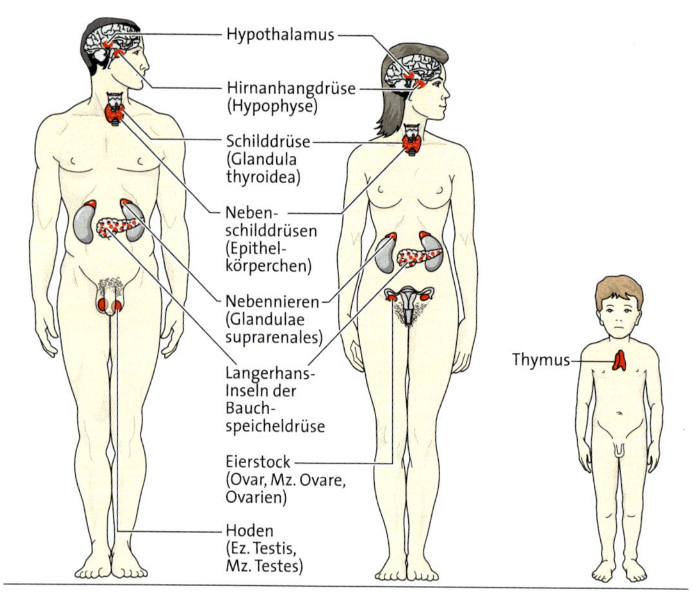

Hormondrüsen (endokrine Drüsen)

Begriff	Erklärung
Hyperimmun-globulin	Antikörper-Konzentrat gegen Krankheitserreger von Menschen, die gegen diese immun sind; vgl. ▸ Passivimpfung
Hyperinsulinämie	zu hoher Insulinspiegel bei ▸ Insulinresistenz
Hyperkeratose	verstärkte Verhornung der Haut (Schwiele)
Hyperkyphose	verstärkte Dorsalbiegung der Wirbelsäule; z. B. der Brustwirbelsäule: sog. Buckel ▸ **Abb. S. 51**
Hyperlipidämie (Hyperlipoprotein-ämie; Dyslipidämie; Dyslipoproteinämie)	erhöhter Blutfettspiegel; Fettstoffwechselstörung (Oberbegriff); die verschiedenen Begriffe bedeuten das Gleiche, da die Blutfette (Lipide) von Proteinen als Lipoproteine transportiert werden
Hyperlordose	verstärkte Biegung der Wirbelsäule nach ventral; lumbale H.: Syn. Hohlkreuz ▸ **Abb. S. 51**
Hypermenorrhö (Menorrhagie)	zu starke Menstruation
Hyperopie	Weitsichtigkeit; Syn. Hypermetropie
hyperosmolares Koma (ketoazidotisches bzw. hyperglykämisches Koma)	Koma bei Typ-1-Diabetikern durch extreme Hyperglykämie und Ketoazidose; das Blut wird „eingedickt“ (hyperosmolar) durch den hohen Wasserverlust bei Glukosurie

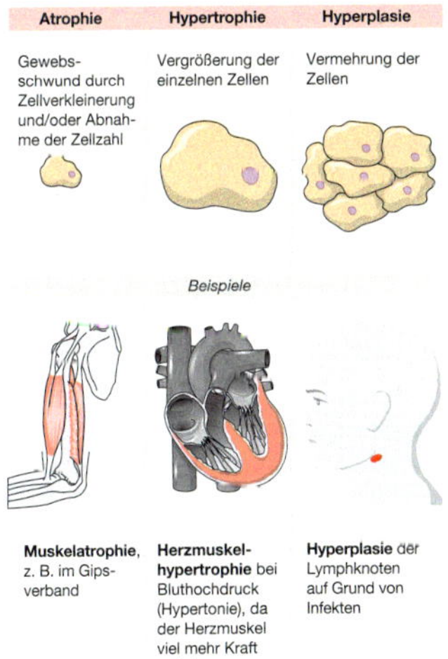

Gewebeveränderungen

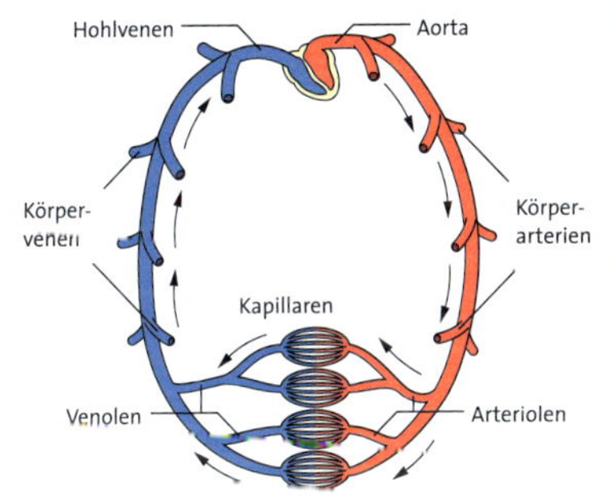

Blutkreislauf (schematisch)

Begriff	Erklärung
Hyperplasie (Adj. hyperplastisch)	Organvergrößerung durch Zellzahlvermehrung; vgl. ▸ Hypertrophie ▸ **Abb. S. 67**
hypertensive Herzerkrankung	Herzmuskelschädigung durch langjährig unzureichend behandelte Hypertonie
hypertensive Krise	Blutdruckkrise; Hochdruckkrise; plötzlicher RR-Anstieg auf ≥230/130 mmHg; v. a. bei schlecht bzw. nicht behandelter Hypertonie
Hyperthyreose	Schilddrüsenüberfunktion; typische Symptome: Tachykardie, Schwitzen, Unruhe, Gewichtsverlust usw.
hyperton	erhöhte 1) RR-Werte, 2) Muskelspannung
Hypertonie, arterielle (Hypertonus, arterieller)	Bluthochdruck; für den RR Erwachsener gilt: < 120/< 80 mmHg: optimal 120–129/80–84 mmHg: normal 130–139/85–89 mmHg: hochnormal 140–159/90–99 mmHg: leichte Hypertonie 160–179/100–109 mmHg: mittelschwere Hypertonie ≥180/≥110 mmHg: schwere Hypertonie
Hypertrophie (Verb hypertrophieren)	Organvergrößerung durch Vergrößerung der einzelnen Zellen; vgl. ▸ Hyperplasie ▸ **Abb. S. 67**
Hyperurikämie	erhöhter Harnsäurespiegel; Gichtvorstufe
Hypnotikum	Schlafmittel
Hypoglykämie	erniedrigter Blutzuckerspiegel; Unterzuckerung
Hypomenorrhö (Hypomenorrhoe)	zu schwache Menstruation
Hypophyse	Hirnanhangdrüse; bildet Steuerungshormone; z. B. LH, FSH, TSH, ADH, Prolaktin ▸ **Abb. S. 66**
Hyposensibilisierung	▸ Desensibilisierung, ▸ SIT
Hypothalamus	Teil des Zwischenhirns; steuert die Hormonbildung der Hypophyse durch Freisetzungshormone; z. B. FSH-RH, LH-RH ▸ **Abb. S. 66**
Hypothyreose	Schilddrüsenunterfunktion; typische Symptome: Bradykardie, Frieren, Gewichtszunahme usw.
hypoton	bezogen auf RR-Werte: zu niedrig
Hypotonie (arterielle Hypotonie)	Niedrigblutdruck (RR <100/60 mmHg); nur bei Beschwerden und Herzinsuffizienz krankhaft
hypovolämischer Schock	Volumenmangelschock; Kreislaufschock durch Blut- bzw. Flüssigkeitsverlust/-mangel
Hypovolämie	Mangel an Blut(volumen) bzw. Blutmenge
Hysterektomie	operative Entfernung des Uterus
Hz	▸ Hertz

Begriff	Erklärung
i. a. (**i**ntra**a**rteriell)	(Injektion) in eine Arterie
iatrogen	durch den Arzt bzw. medizinische Maßnahme verursacht; z. B. Organverletzung bei OP
i. c. (**i**ntra**k**utan)	(Injektion) in die oberste Hautschicht; z. B. bei Allergietests ▸ Abb. S. 74
I. E. (I. U.)	**I**nternationale **E**inheiten; engl. **U**nits
ICD (engl. = **i**mplantable **c**ardio-verter-**d**efibrillator)	schrittmacherähnliches implantierbares Gerät, das bei gefährlichen Herzrhythmusstörungen automatisch ▸ defibrilliert
ICD 10 (**I**nternational **C**lassification of **D**iseases)	Internationales System der Diagnoseerfassung und -verschlüsselung, Version 10; z. B. Asthma bronchiale: ICD: J45.99; der IDC 11 ist in Vorbereitung
ICR	▸ **I**nter**k**ostal**r**aum ▸ Abb. S. 41
ICS	**i**nhalatives **C**ortico**s**teroid; z. B. Budesonid oder Fluticason; Grundlage der Asthmatherapie
ICSI (sprich „ixi"; **i**ntra**z**ytoplasmatische **S**permien**i**njektion)	Methode zur künstlichen Befruchtung: ein ausgewähltes Spermium wird in die Eizelle eingespritzt; vgl. ▸ IVF
ICT (**i**ntensivierte **k**onventionelle Insulin**t**herapie)	anspruchsvolles Therapieprinzip für optimale BZ-Kontrolle bei Diabetes mellitus; Syn. Basis-Bolus-Therapie ▸ Abb. S. 73
iFOBT	**i**mmunologischer **f**äkaler **O**kkult**b**lut**t**est, ▸ Okkultbluttest, d. h. Stuhltest zur Darmkrebsfüherkennung ▸ Abb. S. 100
IgA (**I**mmun**g**lobulin **A**)	Schleimhautantikörper, deren Blutspiegel bei einigen Immundefekten erniedrigt ist
IgE (**I**mmun**g**lobulin **E**)	Antikörper, die bei Allergien vermehrt sind
IgG (**I**mmun**g**lobulin **G**)	Antikörper, die vor ≥ 6 Monaten gebildet wurden; Zeichen zurückliegender Infektion
IgM (**I**mmun**g**lobulin **M**)	Antikörper, die vor < 6 Monaten gebildet wurden; Zeichen frischer Infektion
Ikterus	Gelbsucht; sichtbare Gelbfärbung von Haut und Schleimhaut durch Bilirubineinlagerung; 1) bei Hämolyse, 2) bei Leberkrankheit, 3) bei Gallengangverschluss 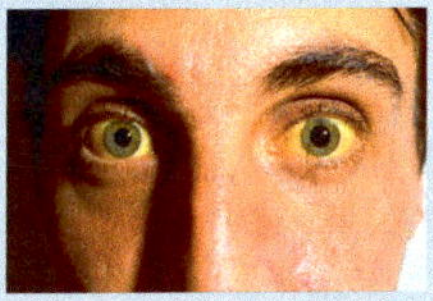
Ileitis (sprich „ile-itis")	Entzündung des Ileums; vgl. M. ▸ Crohn
Ileitis terminalis (Crohn)	Entzündung des distalen Ileumteils; M. ▸ Crohn
Ileozökalklappe	ventilartige Einmündung des Ileums in das Zökum

Begriff	Erklärung
Ileum	Krummdarm; längster Dünndarmabschnitt; zwischen Jejunum und Zökum ▸ Abb. S. 55
Ileus	Darmverschluss
Iliosakralgelenk (ISG)	Kreuzbein-Darmbein-Gelenk ▸ Abb. S. 24
i. m. (**i**ntra**m**uskulär)	(Injektion) in einen Muskel; z. B. M. gluteus medius, M. deltoideus ▸ Abb. S. 72
Immersion	▸ Ölimmersion; Mikroskopiertechnik
Immobilisation	Ruhigstellung; 1) einer verletzten Extremität, 2) eines Kranken im Sinne von Bettruhe
immun	unempfindlich gegen einen Krankheitserreger; gefeit
Immunantwort	Reaktion des Immunsystems auf ein Keimdrüsen-Antigen
Immunglobulin	Antikörper gegen Krankheitserreger; 1) im Serum messbar, 2) aus Spenderblut gewonnen als Medikament (z. B. als Passivimpfstoff) einsetzbar
Immunisierung	▸ Impfung
Immunität	erworbener spezifischer Schutz gegen Krankheitserreger durch Impfung oder überstandene Infektionskrankheit
Immunstimulans (Mz. Immunstimulanzien)	die Immunabwehr anregendes Arzneimittel; z. B. Interferon; Ggs. Immunsuppressivum
Immunsuppressivum	die Immunabwehr schwächendes Arzneimittel; z. B. Prednisolon, Azathioprin, MTX ▸ Arzneimttel S. 160 ff
Immunsystem	körpereigenes Abwehrsystem
Immuntherapie	Variante der Krebstherapie, die mit individuell angepassten Antikörpern das Immunsystem aktiviert
Impfung (Schutzimpfung; Immunisierung)	Erzeugung von Infektionsschutz durch Impfstoffgabe; 1) Aktivimpfung (enthält Antigene), 2) Passivimpfung (enthält fertige Antikörper) 3) Simultanimpfung; Kombination aus 1) und 2)
Implantation	chir. Einpflanzen (z. B. Herzschrittmacher)
Inappetenz	Appetitmangel; fehlender Appetit
Indikation (Adj. indiziert)	Heilanzeige; Grund zur Anwendung eines Medikaments oder einer medizinischen Maßnahme; Ggs. Kontraindikation
Infekt, der	Kw. für leichte Infektionskrankheit
Infektion, die	Ansteckung; Eindringen von Krankheitserregern und ihre Vermehrung im Körper
Infektionskrankheit	Krankheit durch pathogene Mikroorganismen
infektiös	ansteckend; erregerhaltig
Infertilität	Unfruchtbarkeit
inferior	der untere; unten

Begriff	Erklärung
Influenza	Virusgrippe; echte Grippe; akute Atemwegsinfektion durch Influenzaviren; verläuft zumeist schwerer als ein grippaler Infekt
infraorbital	unterhalb des Auges/der Augenhöhle
Infrarotlicht	Licht mit einer Wellenlänge unterhalb des sichtbaren roten Lichts; erwärmt Gewebe
Infusion (Verb infundieren)	Einleiten von Flüssigkeiten in den Körper, zumeist in eine Vene; sog. Tropf
Inhalation (Verb inhalieren)	Anwendung von z. B. Arzneistoffen durch Einatmen
inhalativ	Stoffaufnahme durch Einatmen (Inhalation)
Injektion (Verb injizieren)	Einspritzung; Einspritzen von Medikamenten in den Körper; ugs. Spritze ▸ Abb. S. 72
Inkontinenz	unwillkürlicher Harn- und/oder Stuhlabgang
Inkretin	Darmhormon, das die Insulinfreisetzung nach Mahlzeiten BZ-gesteuert anregt; vgl. ▸ GLP1-Analoga
Inkubation	Bebrütung; 1) Lagerung im Wärmeschrank (Bakterienkultur), 2) Vermehrungsphase von Krankheitserregern im Körper
Inkubationsimpfung	Impfung während der Inkubationszeit, die eine Erkrankung noch verhindert; z. B. bei Masern und Varizellen
Inkubationszeit	Zeitspanne zwischen Infektion und Infektionskrankheit (Beginn der Symptome)
Innenrotation	Einwärtsdrehen einer Extremität ▸ Abb. S. 10
inoperabel	nicht operabel, d. h. kann nicht operiert bzw. entfernt werden; z. B. metastasierter Tumor
INR (**I**nternational **N**ormalized **R**atio)	verlässlichstes Verfahren zur Messung der ▸ Thromboplastinzeit ▸ Tab. S. 157
Insertionstendopathie (Enthesiopathie)	schmerzhafte Erkrankung eines Sehnenansatzes
Inspektion	Betrachten des Patienten bzw. erkrankter Körperstellen, ggf. mit Lampe und/oder Lupe ▸ S. 77, ▸ Abb. S. 78
Inspiration	Einatmung; Ggs. Exspiration
inspiratorisch	bei der Einatmung
instabile Angina pectoris (akutes Koronarsyndrom)	neu aufgetretene, bei leichter Belastung und in Ruhe auftretende Angina pectoris; ggf. Vorstufe des Herzinfarkts; Notfall
Insuffizienz (Adj. insuffizient)	Schwäche; 1) unzureichende bzw. fehlende Funktion; z. B. Herzinsuffizienz, 2) bzgl. Herzklappen: unvollständiger Schluss

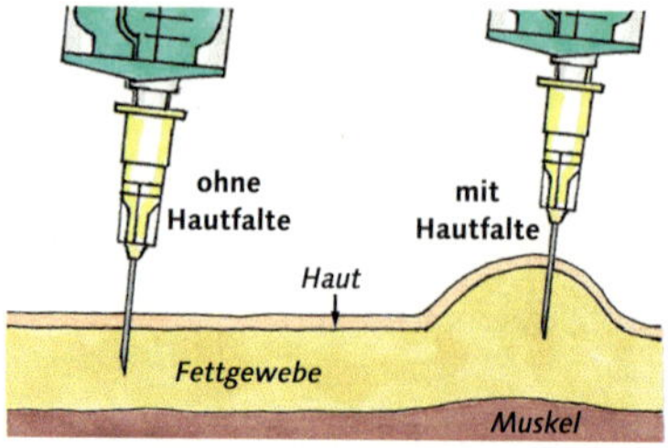

Injektion in das subkutane Fettgewebe bei der s. c.-Injektion (mit und ohne Hautfaltenbildung)

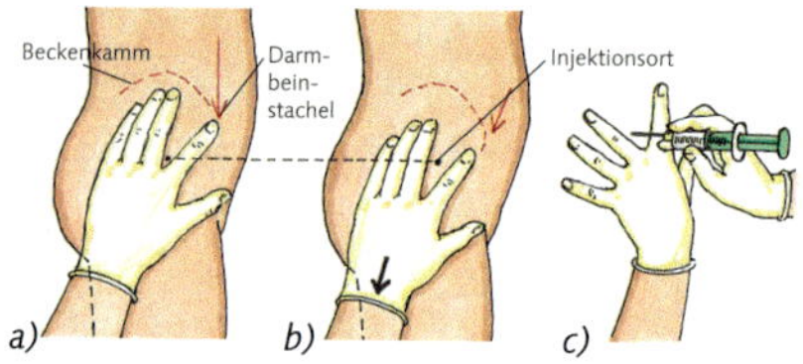

Injektion in den Gesäßmuskel (M. gluteus medius)
a) Aufsuchen des Injektionsortes
b) Die palpierende Hand wird zu ihrem Schutz vor der Injektion etwas nach kaudal verlagert.
c) Injektionstechnik

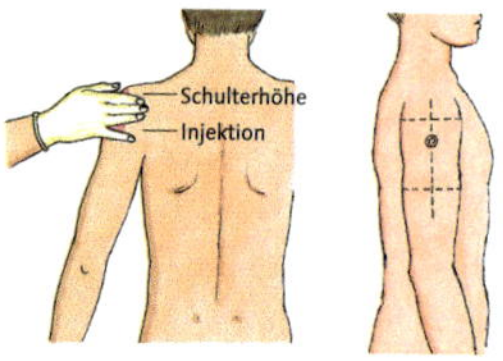

Injektion in den M. deltoideus (sprich: „delto-ideus")

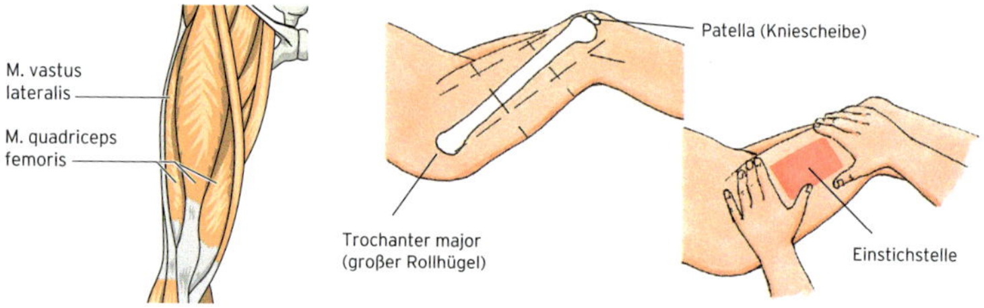

Injektion in den M. vastus lateralis

Begriff	Erklärung
Insulin	BZ senkendes Hormon der Inselzellen des Pankreas; schleust Glukose in Zellen ein; 1) Altinsulin (Normalinsulin): schnell wirksam, Injektion kurz vor den Mahlzeiten, 2) Langzeitinsulin (Basal-, Verzögerungs-, Depot-, NPH-Insulin), Injektion mahlzeitenunabhängig, 3) Mischinsulin aus 1) und 2) zur ▸ CT; vgl. ▸ ICT ▸ **Abb. unten**
Insulinanaloga (Mz.)	chemisch veränderte Insuline mit schnellerem Wirkeintritt als Normalinsulin
Insulinresistenz	mangelnde bzw. nachlassende Insulinwirkung
Insult, apoplektischer	▸ Schlaganfall, ▸ Hirninsult
Interdigitalmykose	Pilzerkrankung der Zehenzwischenräume; Fußpilz ▸ **Abb. unten**
Interferon	Botenstoff des Immunsystems; z. B. gegen Viren; Therapieeinsatz u. a. bei Multipler Sklerose, ggf. bei Hepatitis B und C
Interkostalmuskulatur	Zwischenrippenmuskulatur
Interkostalnerv	Zwischenrippennerv
Interkostalneuralgie	Nervenschmerz eines Interkostalnervs

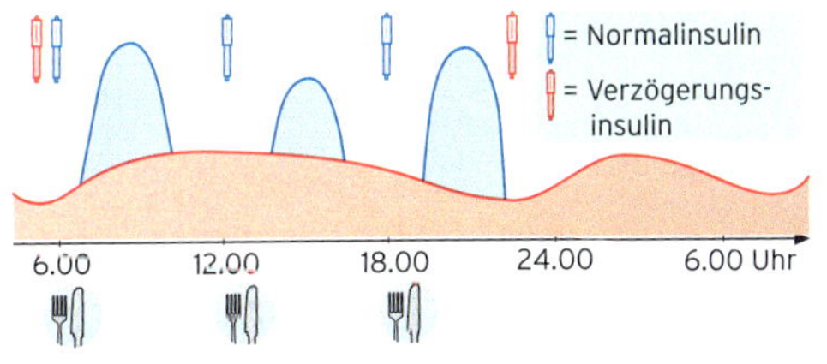

Insulinfreisetzung bei ICT

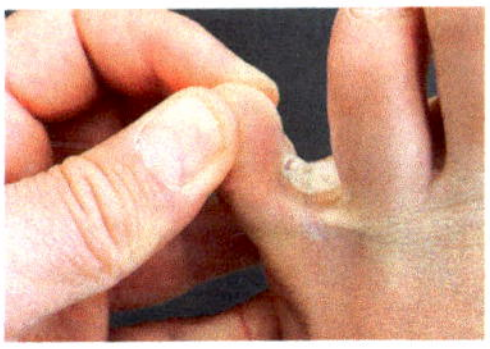

Interdigitalmykose

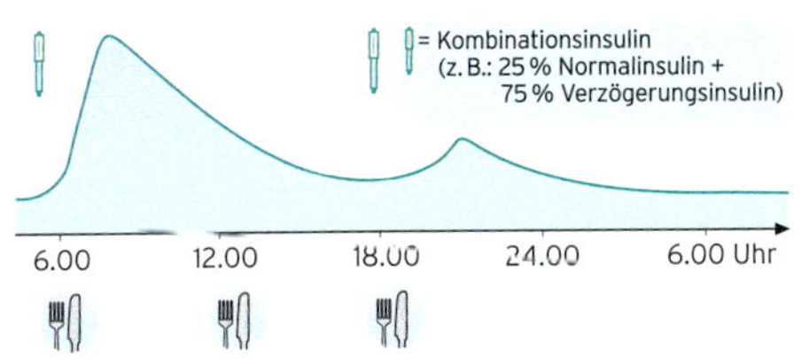

Insulinfreisetzung bei CT

Begriff	Erklärung
Interkostalraum (ICR)	Zwischenrippenraum ▸ Abb. S. 41
Interleukin	Botenstoff des Immunsystems
intermediär	Testergebnis im Antibiogramm: (für ein Antibiotikum) wenig empfindlich
intermittierend	nicht ständig; nur ab und zu auftretend
Interruptio	Schwangerschaftsabbruch; Syn. ▸ Abruptio
Intoxikation (Adj. intoxikiert)	Vergiftung; Überdosierung
intraarteriell (i. a.)	Injektionsart: in eine Arterie
intraartikulär	Injektionsart: in ein Gelenk
intragluteal	Injektionsart: in den Gesäßmuskel; ▸ i.m.-Injektion
intrahepatisch	innerhalb der Leber
intrakutan (i. c.; intracutan)	Injektionsart: in die Haut; sog. Quaddelung 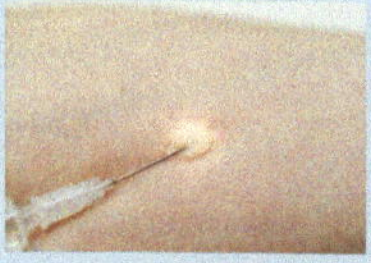 *i. c.-Injektion*
intramuskulär (i. m.)	Injektionsart: in einen Muskel ▸ Abb. S. 72
intraoperativ	während einer Operation
Intrauterinpessar (IUP)	in die Gebärmutter eingesetztes Gebilde zur Empfängnisverhütung; sog. Spirale
intravenös (i. v.)	Injektions- und Infusionsart: in eine Vene
intrazellulär	im Zellinneren
Intrinsic-Faktor	Stoff aus der Magenschleimhaut, der für die Aufnahme von Vitamin B_{12} benötigt wird
Intubation (Verb intubieren)	Einbringen eines Beatmungsschlauches in die Atemwege eines Patienten; z. B. vor Narkose
invasiv	bzgl. Untersuchungs- und Therapiemethoden: eingreifend; verletzend; Ggs. konservativ
Ion (sprich „Joon")	elektrisch geladenes Teilchen
ionisierende Strahlen	energiereiche Strahlen, die z. B. DNA verändern können; z. B. Röntgenstrahlen
Iontophorese (wörtlich = Ionen-Hineinbringen)	therapeutisches Einschleusen von Wirkstoffen in die Haut mittels Strom-Wasser-Bad
IPV (**i**naktivierte **P**olio-**V**akzine)	Totimpfstoff gegen Poliomyelitis; ersetzt die früher übliche orale Lebendimpfung, die sog. Schluckimpfung
Iris	Regenbogenhaut des Auges ▸ Abb. S. 141
Iritis	Regenbogenhautentzündung (Autoimmunkrankheit)

Begriff	Erklärung
irreversibel	unumkehrbar; Ggs. reversibel
Ischämie (Adj. ischämisch)	lokaler Blutmangel; Blutleere; z. B. Myokardischämie bei KHK
ISG	▸ **I**lio**s**akral**g**elenk ▸ Abb. S. 24
Isolation	getrennte Unterbringung bei Infektionsgefahr
IUP	▸ **I**ntra**u**terin**p**essar
i. v.	▸ **i**ntra**v**enös
IVF (**I**n-**v**itro-**F**ertilisation)	Befruchtung im Laborgefäß; sog. künstliche Befruchtung; vgl. ▸ ICSI

Begriff	Erklärung
J	▸ Joule
Jejunum	Leerdarm ▸ Abb. S. 55
Jo-Jo-Effekt	Effekt sog. Blitzdiäten: Abnahme des Grundumsatzes mit der Folge Gewichtszunahme
Joule (J; nach J. Joule)	Einheit für Energie; vgl. ▸ Kilojoule

Begriff	Erklärung
Kachexie	Auszehrung, Abmagerung; vgl. ▸ Anorexie
kachektisch	ausgezehrt; abgemagert
Kallus	neu gebildeter Knochen an einer Frakturstelle
Kalorie (cal)	Energiemenge; meist kcal (1 kcal = 1000 cal)
Kammerflimmern	schnelle, ungeregelte Herzkammertätigkeit ohne Pumpleistung; ohne Defibrillation tödlich
Kammertachykardie	gefährliche, tachykarde Rhythmusstörung; ggf. Übergang in Kammerflimmern

Technik der Kapillarblutentnahme für die Blutzuckermessung

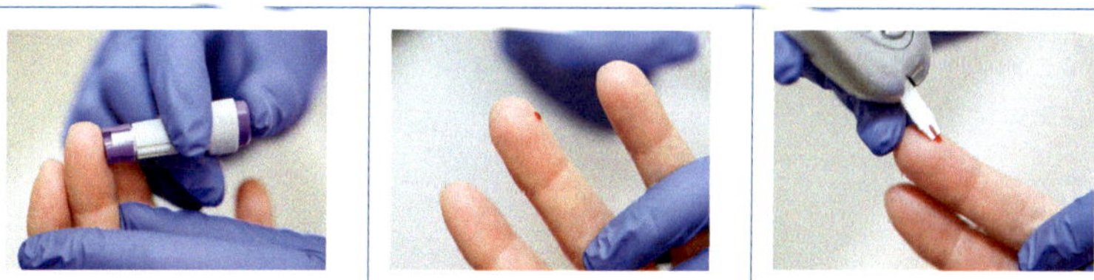

Einstich seitlich der Fingerkuppe des Mittel- oder Ringfingers	*Gewinnung des Blutstropfens möglichst ohne Druck, ggf. Abwischen des ersten Tropfens*	*Aufnehmen des Blutstropfens in das Testfeld*

Begriff	Erklärung
Kanüle	schräg geschliffene Hohlnadel
Kanzerogen	Krebs erregender Stoff; Syn. Karzinogen
kanzerogen	krebserregend; Syn. karzinogen
kapillär	Kapillarblut betreffend
Kapillarblut	Blutprobe, die kapillär gewonnen wurde, also aus Kapillaren stammt ▸ Abb. S. 75
Kapillaren (Ez. Kapillare, die)	Haargefäße; kleinste Blutgefäße, in denen Gasaustausch stattfindet ▸ Abb. S. 67
Kardia (Cardia)	kranialer Magenteil; Übergangszone zwischen Ösophagus und Magen ▸ Abb. S. 54
Kardiainsuffizienz	unzureichender Verschlussmechanismus zwischen Magen und Speiseröhre; vgl. ▸ Reflux, ▸ GERD
kardial (cardial)	Herz-; zum Herzen gehörig; das Herz betreffend
kardiogener Schock	durch Herzversagen auftretender ▸ Schock
Kardio-CT	Computertomografie des Herzens
Kardio-MRT	Kernspinuntersuchung des Herzens
Kardiotokogramm	▸ CTG
kardiovaskulär	das Herz-Kreislauf-System betreffend
Kardioversion	Stromstoß zur Beendigung bestimmter Herzrhythmus-störungen; vgl. ▸ Defibrillation
Karotis (A. carotis; Mz. Karotiden)	Halsschlagader
Karzinogen	Krebs erregender Stoff; Syn. Kanzerogen
Karzinom	Krebs; maligner (bösartiger) Tumor, der von Epithelgewebe ausgeht; vgl. ▸ Sarkom ▸ Abb. S. 138
Karzinom, kolorektales	Oberbegriff für Dick-, End- und Mastdarmkrebs
Katarakt, die (Cataracta)	grauer Star; Linsentrübung ▸ Abb. unten
Katheter	Sonde; schlauchförmiges Gerät zum Einführen in ein Hohlorgan; z. B. Blasenkatheter

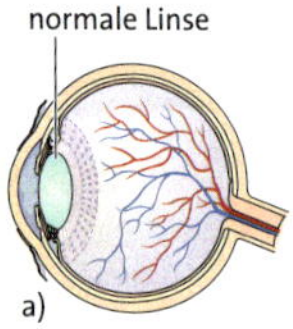

Längsschnitt des Auges

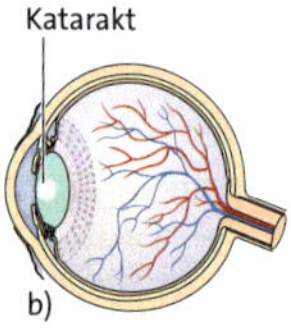

Katarakt: Linsentrübung

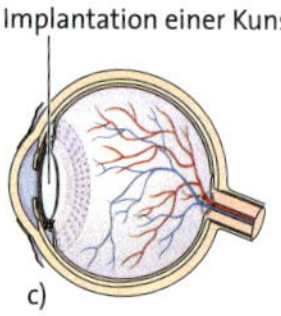

Z.n. Linsenersatz-OP

Begriff	Erklärung
Katheterurin	Urinprobe, die durch Einführung eines Katheters in die Blase gewonnen wird ► Abb. S. 93
kausale Therapie	Therapie, die sich gegen die Krankheitsursache richtet; Ggs. symptomatische Therapie
kcal	► Kilokalorie; Maßeinheit für Energie
KE (Kohlenhydrateinheit)	Rechengröße für die Diabetesdiät; 1 KE = 10 g Kohlenhydrate; vgl. ► BE
Keimdrüsen	Keimzellen bildende Drüsen: Hoden und Ovare
Keimzellen	Zellen, aus denen ein neues Lebewesen entstehen kann: Ei- und Samenzellen ► Abb. S. 78
Keratokonjunktivitis sicca	Entzündung der Horn- und Bindehaut des Auges durch Tränenmangel; trockenes Auge ► Abb. S. 141
Keratose	verstärkte Verhornung der Haut ► Abb. S. 11
Kernspin	► Magnetresonanztomografie
Ketoazidose	Ketonanhäufung und Übersäuerung des Blutes bei Hyperglykämie (wegen Diabetes Typ 1)
ketoazidotisches (Syn. hyperglykämisches) **diabetisches Koma**	Notfall bei schwerster Hyperglykämie: Bewusstseinstrübung, Azidose, Austrocknung durch Polyurie, Atemgeruch nach Azeton
Keton	Fettabbauprodukt; z. B. bei Hunger, Fieber und ggf. bei Diabetikern (Typ 1) nachweisbar
KH (**K**ohlen**h**ydrat)	► Saccharid; Zuckerstoff
KHK	► **k**oronare **H**erz**k**rankheit
kHz	1 **K**ilo**h**ert**z** = 1000 Hertz; vgl. ► Hz
KI	► **K**ontra**i**ndikation; Gegenanzeige
Kilojoule (kJ)	Einheit für eine Energiemenge; z. B. der Nahrung; 1 Kilojoule = 1000 Joule; vgl. ► Kilokalorie
Kilokalorie (kcal; Kw. Kalorie)	gebräuchliche Einheit für den Energiegehalt der Nahrung; 1 kcal = 4,2 kJ
Klimakterium (Adj. klimakterisch)	Wechseljahre; Lebensphase der Frau in den Jahren vor und nach der Menopause (letzte Menstruation)
Klinik (Adj. klinisch)	1) Erscheinungsbild und Verlauf einer Krankheit; 2) Krankenhaus
klinische Untersuchung	körperliche Untersuchung des Kranken ► Abb. S. 78

I**ch** **pa**rke **per**fekt **aus**. **I**nspektion (Betrachten), **Pa**lpation (Abtasten), **Per**kussion (Beklopfen), **Aus**kultation (Abhören)

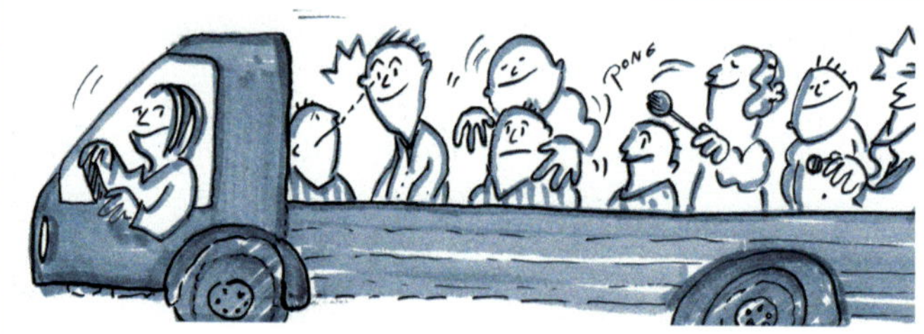

Klinische Untersuchung: Inspektion, Palpation, Perkussion, Auskultation

Begriff	Erklärung
Klistier, das	▸ Klysma (Darmeinlauf)
Klitoris (Clitoris)	sog. Kitzler; Teil des weiblichen Genitales ▸ **Abb. S. 57**
Klysma, das (Mz. Klysmen; Klistier)	Darmeinlauf; rektale Gabe eines flüssigen Medikaments
KM	1) ▸ **K**ontrast**m**ittel, 2) ▸ **K**nochen**m**ark
Knochenmark (KM)	Inneres, v. a. der Röhrenknochen; 1) Ort der Blutbildung (rotes KM), 2) Fettspeicher (gelbes KM) ▸ **Abb. unten**

Hinweis: Verwechslungsgefahr: Knochenmark ist das Mark der Röhrenknochen; Rückenmark ist Teil des Zentralnervensystems (ZNS): ein langer Nervenstrang, der sich durch den Wirbelkanal zieht.

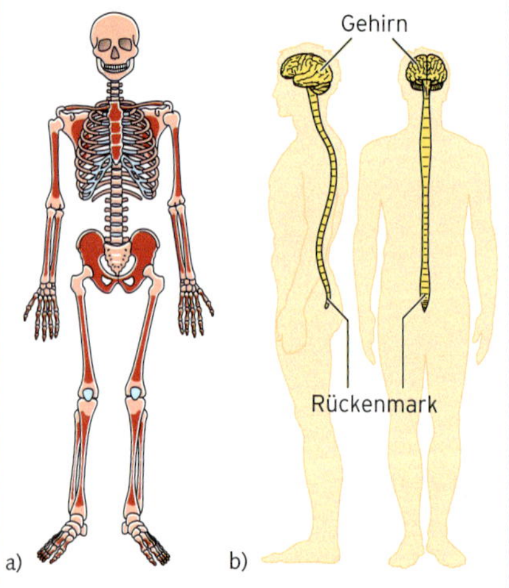

a) rot: Knochenmark
b) gelb: Rückenmark und Gehirn bilden das ZNS

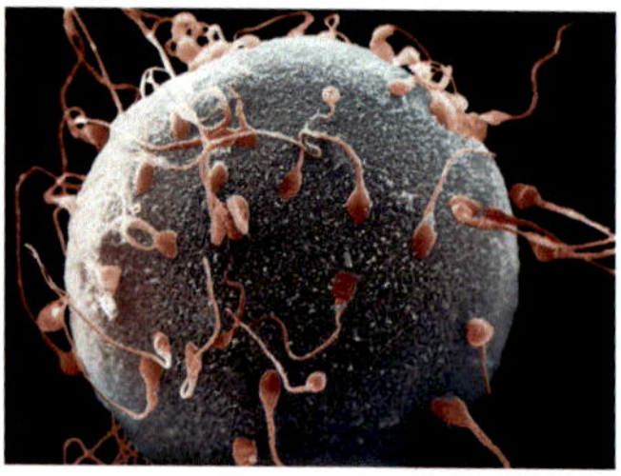

Keimzellen: Samenzellen an Eizelle

Begriff	Erklärung
Knochenmarkpunktion (Kw. KM-Punktion)	Knochenmarkentnahme mit Spezialkanüle zur hämatologischen Diagnostik, d. h. bei Blutkrankheiten wie Leukämie
Knochenmarktransplantation	Übertragung von Spender-Knochenmark bei bestimmten Arten von ▸ Leukämie
Koagulopathie	Blutgerinnungsstörung; z. B. ▸ Hämophilie
Kochsalzlösung, physiologische (K., isotonische; NaCl 0,9 %)	Kochsalzlösung, deren Salzgehalt der NaCl-Konzentration des menschlichen Körpers entspricht ▸ **Abb. S. 19**
Kohlenhydrat (KH; Saccharid)	Energie liefernder Nährstoff; 4,1 kcal bzw. 17,3 kJ/g
Koitus	Geschlechtsverkehr
Kokanzerogen (Kokarzinogen)	zur Krebsentstehung beitragender Faktor; vgl. ▸ Karzinogen
Kokken	Kugelbakterien ▸ **Abb. S. 58**
Kolik, die (Mz. Koliken)	wellenförmiger, krampfartiger Schmerz durch heftige Kontraktion eines Hohlorgans, z. B. Gallengang, Ureter
Kollagen	Fasersubstanz des Bindegewebes
kollagene Fasern	Fasern des Binde- und Stützgewebes
Kollaps (Verb kollabieren)	Zusammensinken, ggf. mit kurzzeitigem Bewusstseinsverlust; vgl. ▸ Synkope ▸ **Abb. unten**
Kolon (anat. Colon)	Dickdarm ▸ **Abb. S. 31**
Kolonie	sichtbare Bakterienansiedlung auf einem Nährboden (mindestens 100 Mio. Keime) ▸ **Abb. S. 23**
kolorektal	Dick- und Enddarm betreffend; vgl. ▸ Karzinom, kolorektales
Koloskop	flexibles Endoskop für die ▸ Koloskopie ▸ **Abb. S. 43**

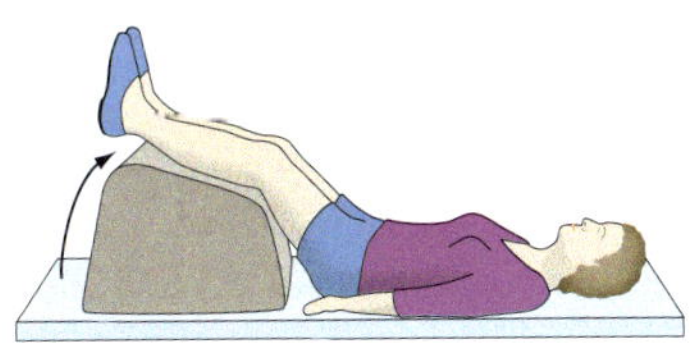

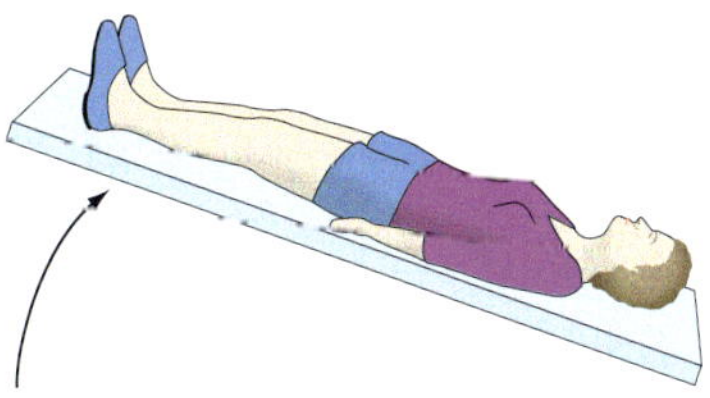

Schocklagerung: Hochlagern der Beine bzw. Tieflagern von Kopf und Oberkörper gleicht den Blutmangel im Gehirn aus, der zum Kollaps führte.

Begriff	Erklärung
Koloskopie (Coloskopie; Ileokoloskopie)	Endoskopie des gesamten Dickdarms und des terminalen Ileums ▸ **Abb. unten**
Kolpitis (Vaginitis)	Scheidenentzündung
Kolposkopie	Untersuchung des Muttermundes mithilfe eines speziellen Sichtgerätes (Kolposkop)
Koma (Coma)	tiefe Bewusstlosigkeit, bei der der Patient nicht durch äußere Reize erweckbar ist
Kombinationspräparat	Medikament mit zwei oder mehr Wirkstoffen; Ggs. Monopräparat
Kombinationstherapie	Arzneitherapie mit mindestens zwei Wirkstoffen; Ggs. Monotherapie
Kompakta	solide Knochensubstanz; Ggs. Spongiosa ▸ **Abb. S. 45**
Kompression	Zusammendrücken; z. B. eines verletzten Blutgefäßes zur Blutstillung
Kompressionstherapie	Drucktherapie, die den Blutfluss in den Beinvenen bei chronisch-venöser Insuffizienz (▸ CVI) verbessert ▸ **Abb. unten**
komprimieren	zusammendrücken; vgl. ▸ Kompression
Konisation (lat. conus = Kegel)	Operationstechnik: Entnahme eines kegelförmigen Gewebsstücks aus der Cervix uteri bei krebsverdächtigem ▸ Pap-Abstrich bzw. ▸ CIN; vgl. ▸ HPV
Konjunktivitis	Entzündung der Augenbindehaut ▸ **Abb. S. 141**
Konkrement	Stein aus normalerweise löslichen Stoffen (z. B. in Nieren, Harnwegen oder Gallenblase)
konservativ (lat. = bewahrend)	beschreibt Therapien bzw. Methoden, die den Körper nicht verletzen; z. B. Arzneimittel- oder Physiotherapie; Ggs. chirurgisch, invasiv

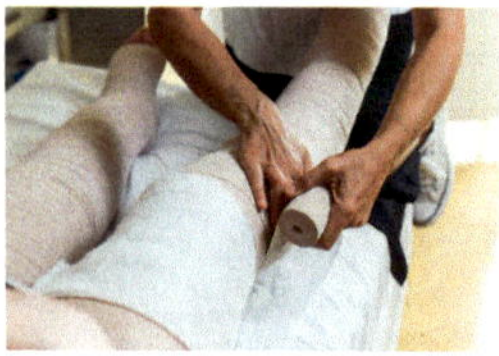

Kompressionstherapie bei chronisch-venöser Insuffizienz

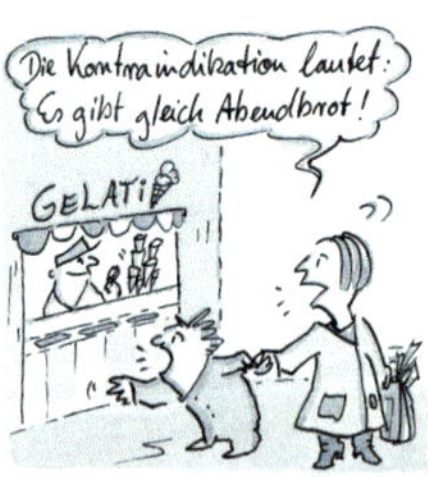

Kontraindikation

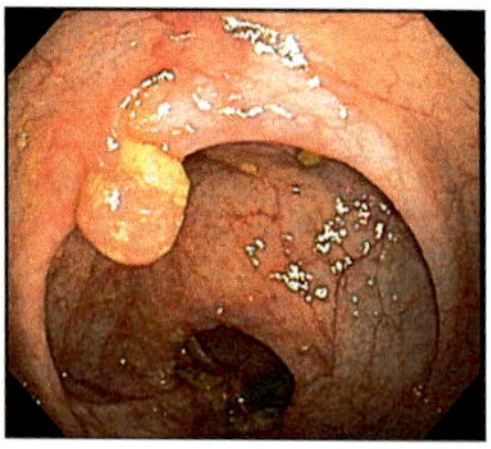

Koloskopisches Bild mit Polyp

Begriff	Erklärung
kontaminiert	mit Krankheitserregern verschmutzt; verseucht

Begriff	Erklärung
kontaminiert	mit Krankheitserregern verschmutzt; verseucht
Kontamination	Verschmutzung mit Krankheitserregern
Kontraindikation (Adj. kontraindiziert)	Gegenanzeige; medizinischer Grund, der die Anwendung eines Arzneimittels oder einer medizinischen Maßnahme verbietet ▸ **Abb. S. 80**
Kontraktion	Zusammenziehen; Verkürzen eines Muskels
kontraktil (kontraktionsfähig)	Gewebeeigenschaft: fähig, sich zusammenzuziehen
Kontrastmittel (KM)	flüssiges Medikament, das auf Röntgen-, CT- und MRT-Bildern sichtbar ist und in Hohlorgane gefüllt wird, um deren Innenraum (Lumen) darzustellen
Kontrazeption	Maßnahmen zur Schwangerschaftsverhütung bzw. Empfängnisregelung/Familienplanung; vgl. ▸ Konzeption
Kontrazeptivum	Verhütungsmittel
Kontusion	Prellung; Gewebeverletzung durch stumpfe Gewalt
Konzentration	Stärke; Wirkstoffgehalt; z. B. bei 3%iger Lösung: 3 % Wirkstoff, 97 % Wasser
Konzeption	Empfängnis; Befruchtung der Eizelle
Kornea (Cornea)	Hornhaut des Auges ▸ **Abb. S. 141**
Koronarangiografie (Kw. Koro)	Herzkatheter(untersuchung); Röntgenuntersuchung der Herzkranzarterien mit Kontrastmittel; ggf. mit ther. Eingriff; vgl. ▸ PCI
Koronarangioplastie (Syn. PCI)	Kathetereingriff in Koronararterie(n) zur Öffnung des Lumens; vgl. ▸ PCI
Koronararterien (Koronarien)	Herzkranzgefäße; Blutgefäße, die den Herzmuskel versorgen ▸ **Abb. unten**

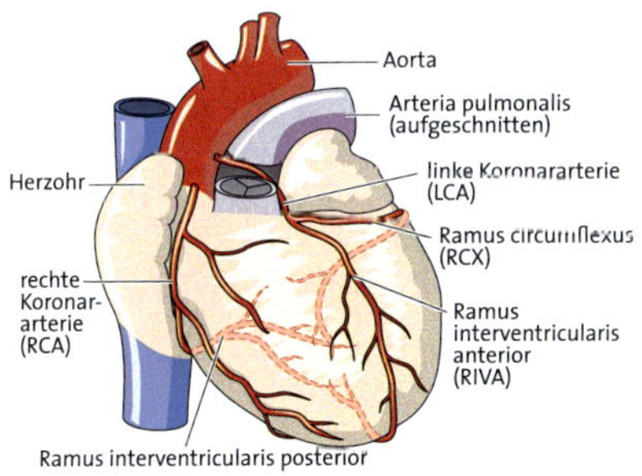

Die Koronararterien

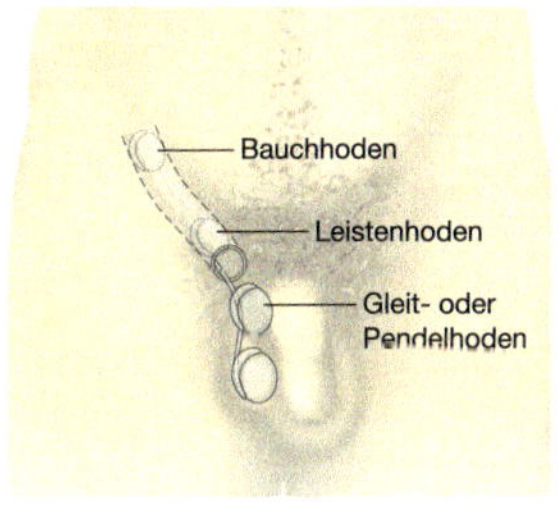

Varianten des Kryptorchismus; Risiken des Bauchhodens: Hodenkrebs, Sterilität

Begriff	Erklärung
koronare Herzkrankheit (KHK)	arteriosklerosebedingte Verengung der Koronararterien; die Minderdurchblutung des Myokards führt u. a. zu A. pectoris und Herzinfarkt ▸ Abb. S. 62
Koronarsklerose	Arteriosklerose der Herzkranzarterien; KHK-Vorstufe
Koronarsyndrom, akutes	akute Gefährdung des Herzmuskels durch drohenden oder tatsächlichen Koronararterienverschluss; vgl. ▸ instabile Angina pectoris; ▸ Herzinfarkt
Korotkow-Töne (nach N. Korotkow)	Töne, die bei der RR-Messung mit dem Stethoskop abgehört werden können
Korpus (Corpus)	Körper; größter Organteil 1) des Magens (C. ventriculi), 2) der Gebärmutter (C. uteri) ▸ Abb. 54, 57
Kortikoid	kortisonartiger Wirkstoff; z. B. Prednisolon, Dexamethason, Triamcinolon ▸ Arzneimttel S. 160
Kortison (Cortison)	entzündungshemmendes Hormon der Nebennierenrinde; therapeutische Gabe bei pathologischen Entzündungen
Koxarthrose (Coxarthrose)	Arthrose des Hüftgelenks ▸ Abb. S. 32
Krampfanfall (epileptischer Anfall)	anfallsweise Hirnfunktionsstörung, ggf. mit Bewusstlosigkeit und abnormen Bewegungen
Kreatinin (Creatinin; Kw. Krea bzw. Crea)	harnpflichtige Substanz; Laborwert zur Beurteilung der Nierenfunktion ▸ Tab. S. 158
Kreuzallergie	Allergie mit Reaktionen auch gegen chemisch verwandte Stoffe (z. B. Latex und Bananen)
Kreuzprobe (Bedside-Test)	Schnelltest auf Verträglichkeit von Spender- und Empfängerblut(produkten) vor Transfusion
Kryotherapie (Kw. Kryo)	Kältetherapie; 1) dermatologische Lokaltherapie mit Flüssigstickstoff, sog. „Vereisen", 2) Kältetherapie bei Arthritis bzw. Rheuma
Kryptorchismus (Maldescensus testis)	Hodenhochstand; Schweregrade: Bauchhoden > Leistenhoden > Pendelhoden > Gleithoden; Risiken: Unfruchtbarkeit und Hodenkrebs ▸ Abb. S. 81
Kürettage	Ausschabung zumeist der Gebärmutter mit einer Kürette
Kürette, die	Kratzer; Schaber; chir. Instrument für die Kürettage
kutan	die Haut betreffend; auf die Haut
Kyphose	Biegung der Wirbelsäule nach dorsal; physiologisch in BWS und Kreuzbein ▸ Abb. S. 51
Kyphoskoliose	Wirbelsäulenverkrümmung nach dorsal und lateral

LABA (engl. **l**ong **a**cting **b**eta **a**gonist)	lang wirksames Broncholytikum, z. B. Formoterol oder Salmeterol bei Asthma/COPD

Begriff	Erklärung
Labien	Schamlippen (kleine und große) ▸ Abb. S. 57
Lagetyp	EKG-Begriff; deutet die Richtung des stärksten Stromflusses (und Muskels) an
Laktase	Milchzucker spaltendes Enzym
Laktation	Milchbildung in der Stillzeit
Laktose (Lactose)	Milchzucker
Laktoseintoleranz	Laktoseunverträglichkeit durch Laktasemangel
LAMA (engl. **l**ong **a**cting **m**uscarinergic **a**ntagonist)	lang wirksames Broncholytikum, z. B. Tiotropium oder Aclidinium bei COPD
Lamellenknochen (Kompakta)	harte, dichte Knochensubstanz; Ggs. Spongiosaknochen ▸ Abb. S. 45
Langzeit-EKG	EKG mit tragbarem Gerät über mindestens 24 h zur Diagnostik von Herzrhythmusstörungen
Langzeit-RR-Messung (Kw. 24-Stunden-RR)	vielfache RR-Messung mit tragbarem Gerät über mindestens 24 h; dient zur Diagnostik bzw. Therapiekontrolle bei Hypertonie
Lanzette	kleines zweischneidiges Messerchen; z. B. zum Einstich bei Kapillarblutentnahme ▸ Abb. unten
Laparoskopie (Adj. laparoskopisch)	Bauch(höhlen)spiegelung diagnostisch-therapeutischer Eingriff; vgl. ▸ Schlüssellochchirurgie
Laryngektomie	chir. Kehlkopfentnahme
Laryngitis	Kehlkopfentzündung
Laryngitis, stenosierende	▸ Pseudokrupp
Laryngoskopie	Untersuchung des Kehlkopfes mit speziellem Sichtgerät (Laryngoskop)
Larynx	Kehlkopf (Organ der Stimmbildung) ▸ Abb. S. 21
Laser (LASER)	stark gebündelte Lichtstrahlen, die Gewebe (therapeutisch) zerstören oder verändern können

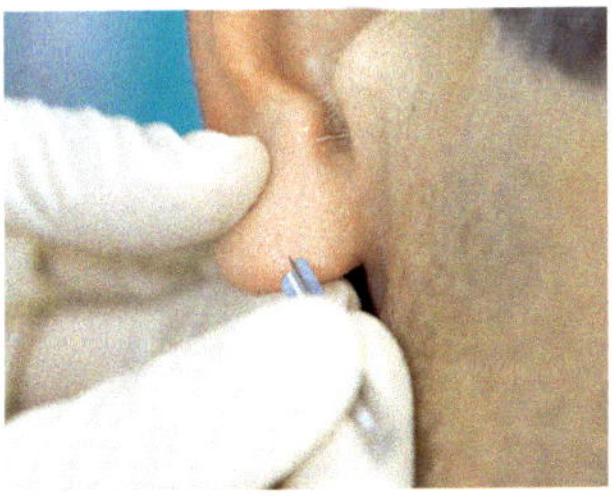

Einstich zur Kapillarblutentnahme mittels Lanzette

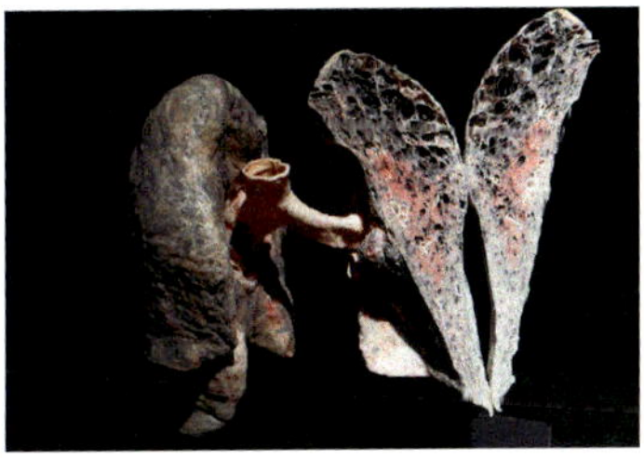

Lungenemphysem: Pathologie-Präparat einer Raucherlunge mit Alveolenverlust

Begriff	Erklärung
latent	wartend; z. B. latente ▶ VZV-Infektion nach Varizellen
lateral	seitwärts; seitlich ▶ Abb. S. 14
LDL-Cholesterin (LDL)	**L**ow-**D**ensity-**L**ipoprotein-Cholesterin; schädlicher Cholesterinanteil; vgl. ▶ HDL ▶ Tab. S. 155
Leberfibrose	beginnende Lebervernarbung infolge Zellschädigung(en); Leberzirrhose-Vorstufe
Leberinsuffizienz	Leberschwäche; Leberversagen durch alle Schädigungsarten; schwerste Form und Endstadium: Leberkoma
Leberwerte	Laborwerte, die Auskunft über Leberfunktion und -krankheiten geben; z. B. Gamma-GT, GOT/ASAT, GPT/ALAT, AP, Bilirubin ▶ Tab. S. 156 ff.
Leberzirrhose	Lebervernarbung mit weitgehendem Verlust funktionsfähigen Gewebes; Endzustand verschiedener Leberschädigungen 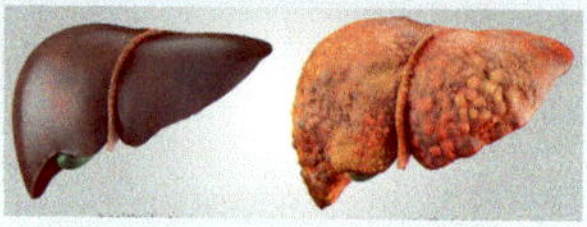 *normale Leber* *Leberzirrhose*
Leistenhernie	Leistenbruch; vgl. ▶ Hernie
Leukämie (griech. = Weißblütigkeit)	Blutkrebs; extrem erhöhte Leukozytenzahl (mit Anämie und Thrombopenie)
Leukopenie	verminderte Leukozytenzahl (< 4000/µL) ▶ Tab. S. 153
Leukozyt (Kw. Leuko)	weißes Blutkörperchen ▶ Abb. S. 37
Leukozytose	Vermehrung der Leukozyten (> 10.000/µL) ▶ Tab. S. 153
LH (**l**uteinisierendes **H**ormon)	Hypophysenhormon, das die Ovarien zur Gelbkörperbildung anregt
Libido	sexuelles Verlangen; sexuelle Lust
Linksherzinsuffizienz	Linksherzschwäche; führt zu Leistungsschwäche, Luftnot und ggf. Lungenödem ▶ S. 63 ▶ Abb. S. 64
Lipase	Fett spaltendes Enzym des Pankreas ▶ Tab. S. 158
Lipid (Mz. Lipide)	Fett
Lipidprofil	Laborwerte des Fettstoffwechsels: Gesamt-, HDL- und LDL-Cholesterin, Triglyceride ▶ Tab. S. 159
Liquor cerebrospinalis	Gehirn- und Rückenmarkflüssigkeit
LK	▶ **L**ymph**k**noten
lokal	örtlich; Ggs. systemisch (im ganzen Körper) ▶ Abb. S. 85
Lokalanästhetikum	Arzneimittel zur örtlichen Betäubung
Lokalisation	Ort des Auftretens; z. B. von Symptomen
Long-Covid	Covid-19-Erkrankung, die mehr als 4 Wochen, aber weniger als 12 Wochen dauert; vgl. ▶ Post-Covid

Lokale Arzneimittelapplikation				
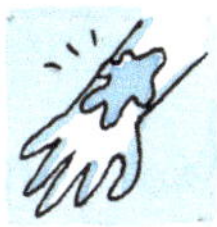	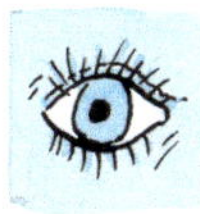	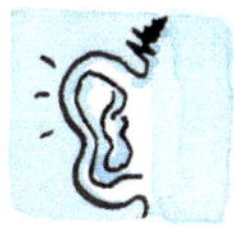	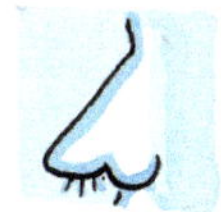	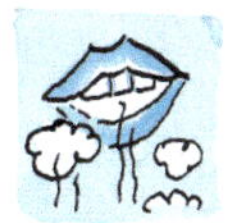
kutan	*konjunktival*	*in den Gehörgang*	*nasal*	*inhalativ*

Begriff	Erklärung
Lordose	Biegung der Wirbelsäule nach ventral; physiologisch in HWS und LWS ▸ Abb. S. 51
L-Thyroxin (Levothyroxin)	bei Schilddrüsenunterfunktion (Hypothyreose) oral einzunehmende Form des Schilddrüsenhormons Thyroxin = T_4
Lues (Syphilis)	bakterielle Geschlechtskrankheit durch Treponema pallidum
Lumbago (Lumbalgie)	plötzlich einschießender Schmerz in der Muskulatur der LWS; sog. Hexenschuss 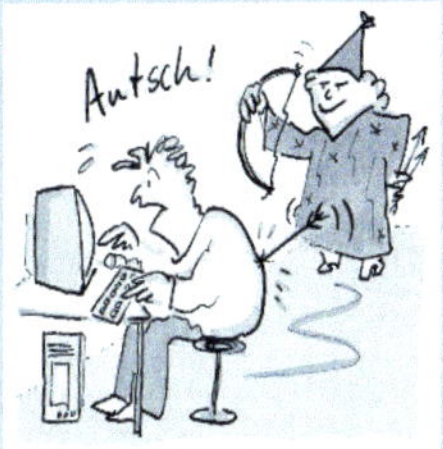
Lumboischialgie	plötzlich einschießender Kreuz-(LWS-) und Beinschmerz; sog. Ischias; vgl. ▸ Lumbago
Lumen, das	Lichtung; Innenraum eines Hohlorgans; z. B. eines Blutgefäßes: Gefäßlumen
Lumbalpunktion	Einstich zwischen zwei Lendenwirbeln zur Entnahme von Liquor cerebrospinalis
Lungenembolie	Verschluss einer Lungenarterie durch Einschwemmen eines Thrombus aus einer Vene; vgl. ▸ Embolus
Lungenemphysem	Lungenüberblähung mit Alveolenverlust ▸ Abb. S. 83
Lungenfunktionsprüfung (Kw. LuFu)	apparative Überprüfung von Atemmechanik und Lungenvolumen; Syn. Spirometrie ▸ Abb. S. 86
Lungenkreislauf (kleiner Kreislauf)	Anteil des Herz-Kreislauf-Systems; führt O_2-armes Blut vom Herzen zur Lunge und O_2-reiches Blut zum Herzen zurück
Lungenödem	Wasseransammlung in Lungengewebe und Alveolen bei schwerer Linksherzinsuffizienz ▸ S. 63
Lupus erythematodes (Kw. Lupus)	Autoimmunkrankheit der Haut und/oder weiterer Organe: Abk. SLE für systemischer Lupus erythematodes

Begriff	Erklärung
Luxation (Verb luxieren)	Verrenkung; Auseinanderweichen der knöchernen Gelenkanteile (Kopf und Pfanne)
luxieren	verrenken; ausrenken
LWS	**L**enden**w**irbel**s**äule ► Abb. S. 144
LWS-Syndrom	schmerzhafte Bewegungsstörung im LWS-Bereich
Lymphangitis	Entzündung eines Lymphgefäßes
Lymphknoten (LK)	kleines rundes Organ des Immunsystems
Lymphödem	Wassereinlagerung im Gewebe durch Stauung der Lymphe; z. B. nach Verletzung oder OP
Lymphom	1) geschwollener Lymphknoten, 2) Lymphdrüsenkrebs
Lymphozyt	Zelle der spezifischen Immunabwehr ► Abb. S. 37
Lymphozytose	Vermehrung der Lymphozyten; Ggt. Lymphopenie

M. (lat. **M**usculus = Muskel; Mz. Mm. = Musculi; lat. **M**orbus = Krankheit)	1) Muskel; z. B. M. biceps (zweiköpfiger Oberarmbeuger), 2) Morbus (Krankheit; stets mit dem Eigennamen des Erstbeschreibers; z. B. M. Down, M. Crohn)
M. biceps brachii (Kw. Bizeps)	zweiköpfiger Oberarmmuskel; Armbeuger ► Abb. S. 94
M. deltoideus	Deltamuskel; Dreiecksmuskel des Oberarms ► Abb. S. 94
M. quadriceps femoris	vierköpfiger Oberschenkelmuskel; Beinstrecker ► Abb. S. 94
M. trapezius	Kapuzenmuskel ► Abb. S. 94
M. triceps brachii (Kw. Trizeps)	dreiköpfiger Oberarmmuskel; Armstrecker ► Abb. S. 94

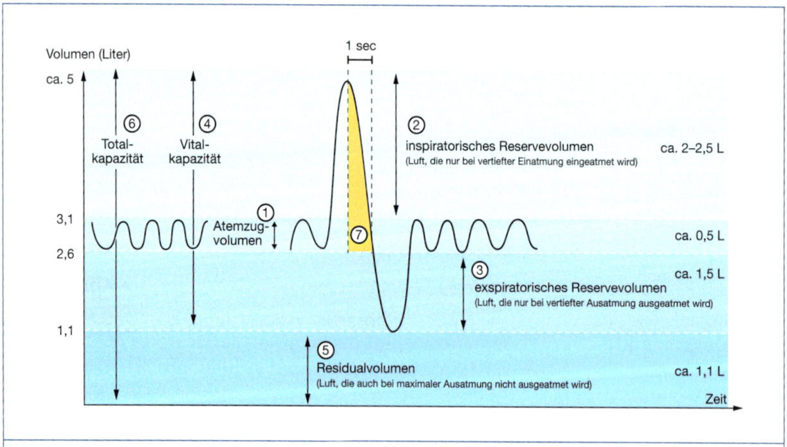

Spirografie = schematische Darstellung der Lungenfunktionsprüfung (Spirometrie)

Begriff	Erklärung
M. vastus lateralis	der laterale Anteil des vierköpfigen Oberschenkelmuskels ► **Abb. S. 72**
Magnetresonanztomografie (MRT)	Kernspinaufnahme; Schnittbilderzeugung mithilfe von Magnetkräften (strahlenfrei)
Makrophage (Monozyt)	Riesenfresszelle des Immunsystems, die Fremdstoffe bzw. Antigene phagozytiert ► **S. 155**; ► **Abb. S. 37**
Makula	1) gelber Fleck des Auges; Stelle schärfsten Sehens der Netzhaut, 2) Hautfleck ► **Abb. unten links**
Makuladegeneration	Abbauvorgänge der Netzhaut, die das zentrale Blickfeld stark beeinträchtigen ► **Abb. unten**

a) normale Netzhaut

b) altersbedingte Makuladegeneration (AMD)

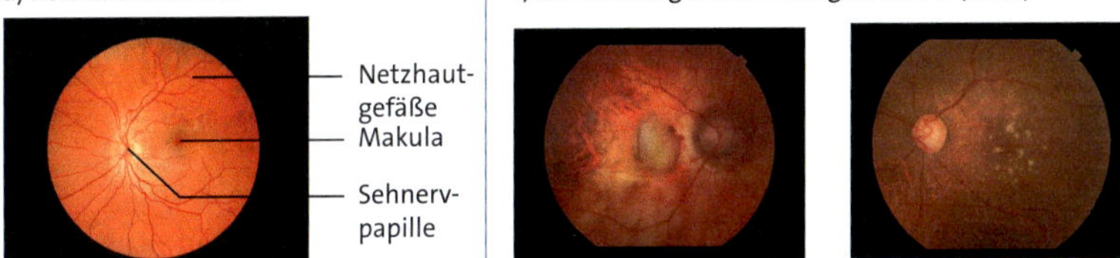

fundoskopisches Bild, d. h. Augenhintergrund
a) beim Gesunden
b) bei AMD; links feuchte Form der AMD, rechts trockene Form der AMD

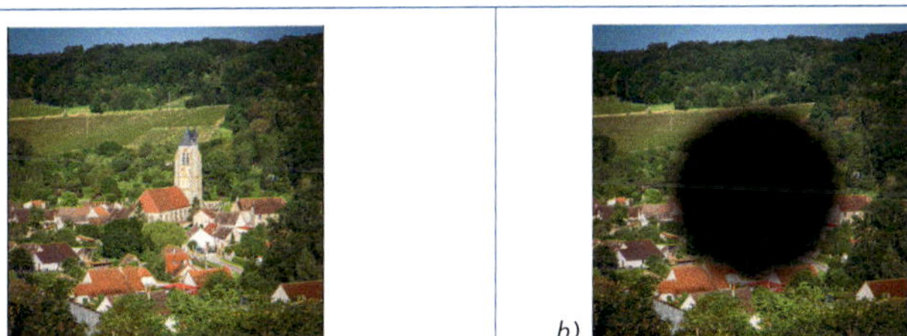

a) normalsichtiges Auge
b) fortgeschrittene Makuladegeneration: zentrale Erblindung

Begriff	Erklärung
Malaria	schwere tropische Infektionskrankheit durch Protozoen (Plasmodien); Infektion durch Mückenstich; verläuft hoch fieberhaft, ggf. tödlich
Maldescensus testis	► Kryptorchismus ► **Abb. S. 81**
maligne (Subst. Malignität)	Tumoreigenschaft: bösartig; krebsartig; wächst gewebszerstörend und metastasiert, Ggs. benigne ► **Abb. S. 138**
Mamille	Brustwarze
Mamma	weibliche Brustdrüse
Mammakarzinom	Brustkrebs

Begriff	Erklärung
Mammografie	Röntgenuntersuchung der Brustdrüse ► Abb. unten
Mammografie-Screening	Mammografie als Reihenuntersuchung bei symptomfreien Frauen von 50–75 Jahren zur Früherkennung des Mammakarzinoms (Mammografie alle zwei Jahre)
Mandibula	Unterkieferknochen ► Abb. S. 127
Manie (Adj. manisch)	seelische Erkrankung mit krankhaft gehobener Stimmung und Antriebssteigerung; vgl. ► Depression
Manometer	Druckmessgerät; z. B. zur RR-Messung ► Abb. S. 121
manuell (lat. manus = Hand)	von Hand; mit den Händen; vgl. ► digital
manuelle Therapie (Chirotherapie)	Handgrifftechnik zur Behandlung von Krankheiten des Bewegungsapparates; vgl. ► Osteopathie
Mastitis	bakterielle Entzündung der Milch bildenden (laktierenden) Brustdrüse
Mastopathie	benigne hormonabhängige Veränderungen des Brustdrüsengewebes in der 2. Zyklushälfte
Maxilla	Oberkieferknochen ► Abb. S. 127
MBG (**m**ittlere **B**lut**g**lukose)	BZ-Mittelwert der letzten Wochen, der aus dem HbA_{1c} errechnet wird
McBurney-Punkt (sprich „MäcBörni"; nach Ch. McBurney)	bei Appendizitis ggf. schmerzhafter Druckpunkt zwischen re. Darmbeinstachel und Nabel ► Abb. unten

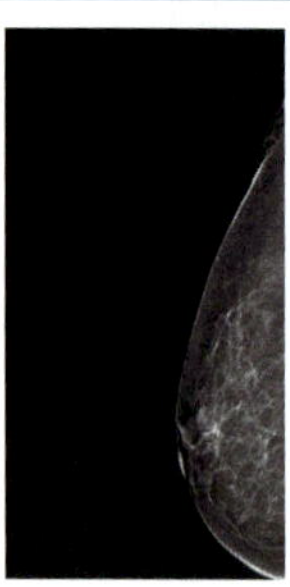

normaler Mammografiebefund mit gleichmäßiger Darstellung des Drüsengewebes

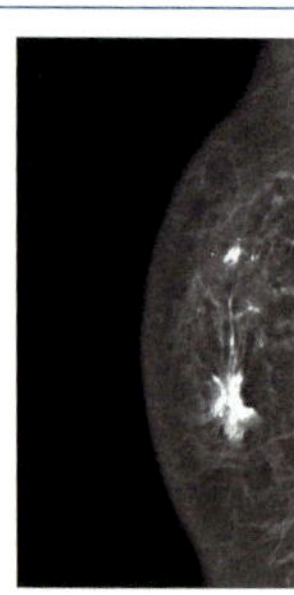

Mammografiebefund bei Mammakarzinom: Der Tumor zeigt sich als verdichtetes, verkalktes Gewebe.

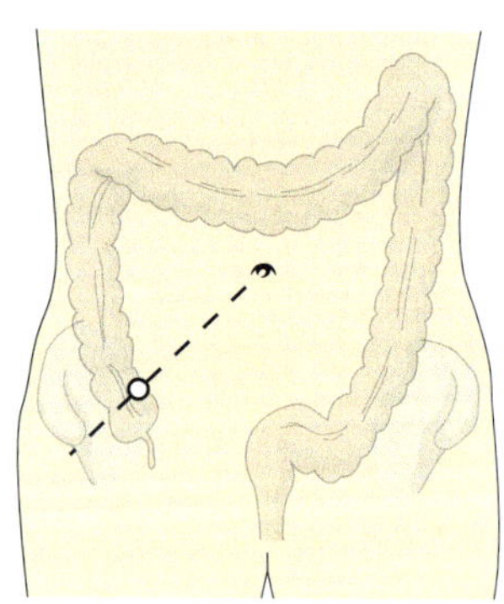

McBurney-Punkt

Begriff	Erklärung
MCL	▸ **M**edio**k**lavicular**l**inie
medial	zur Mitte hin; der mittlere ▸ **Abb. S. 14**
Medikament	Arzneimittel
Medikation	medikamentöse Therapie
Medioklavikularlinie (MCL)	anatomische (gedachte) Linie von der Mitte der Clavicula senkrecht nach kaudal ▸ **Abb. S. 41**
Medizin	1) Heilkunde, 2) Arzneimittel
Medizinprodukt (Abk. MP)	Gegenstand, der im med. Bereich angewendet wird; Unterscheidung nach Hygieneanforderungen in unkritisch, semikritisch und kritisch; elektrisch betriebene MP werden als aktive MP bezeichnet
Medizinprodukte, gesetzliche Grundlagen	basierend auf EU-Recht gelten das MDPG = Medizinprodukterecht-Durchführungsgesetz und die MPBetreibV = Medizinproduktebetreiberverordnung
Meiose	Reifeteilung; Zellteilung, die die Bildung der Keimzellen, d. h. Ei- und Samenzellen, abschließt
Melanin	Hautpigment, das vor UV-Strahlen schützt
Melanom (Melanom, malignes)	schwarzer Hautkrebs; bösartigste Form von Hautkrebs; neigt sehr zur Metastasierung ▸ **Abb. S. 61**
Melanozyt	Pigment (▸ Melanin) bildende Hautzelle
Melatonin	bei Dunkelheit gebildetes Schlafhormon; Nutzung als Medikament gegen Schlafstörungen
Menarche	erste Monatsblutung im Leben einer Frau
Meningitis	Gehirnhautentzündung (Hirnhautentzündung)
Meningoenzephalitis	Entzündung von Gehirn und Gehirnhaut; vgl. ▸ FSME
Menopause	letzte Monatsblutung im Leben einer Frau
Menorrhagie (Hypermenorrhö)	zu starke Menstruation
Menstruation (Mens; Menses)	Monatsblutung; Regelblutung der geschlechtsreifen Frauen; vgl. ▸ Menarche; ▸ Menopause; Ggs. Amenorrhö
Menstruationszyklus (Kw. Zyklus)	wiederkehrender Ablauf hormoneller, physischer und psychischer Funktionen im geschlechtsreifen weiblichen Körper ▸ **Abb. S. 90**
MER	▸ **M**uskel**e**igen**r**eflexe
metabolisches Syndrom (Wohlstandssyndrom)	Stoffwechselstörung durch Übergewicht und Bewegungsmangel mit 1) Übergewicht mit Stammfettsucht, 2) Hyper- bzw. Dyslipidämie, 3) arterieller Hypertonie, 4) Diabetes mellitus Typ 2 (oft auch Hyperurikämie/Gicht)
metabolisieren	„verstoffwechseln", Nährstoffnutzung für ▸ Energiestoffwechsel, ▸ Baustoffwechsel
Metabolismus	Stoffwechsel; biochemische Stoffnutzung
Metaphyse	Übergangszone zwischen Epi- und Diaphyse des Röhrenknochens ▸ **Abb. S. 45**

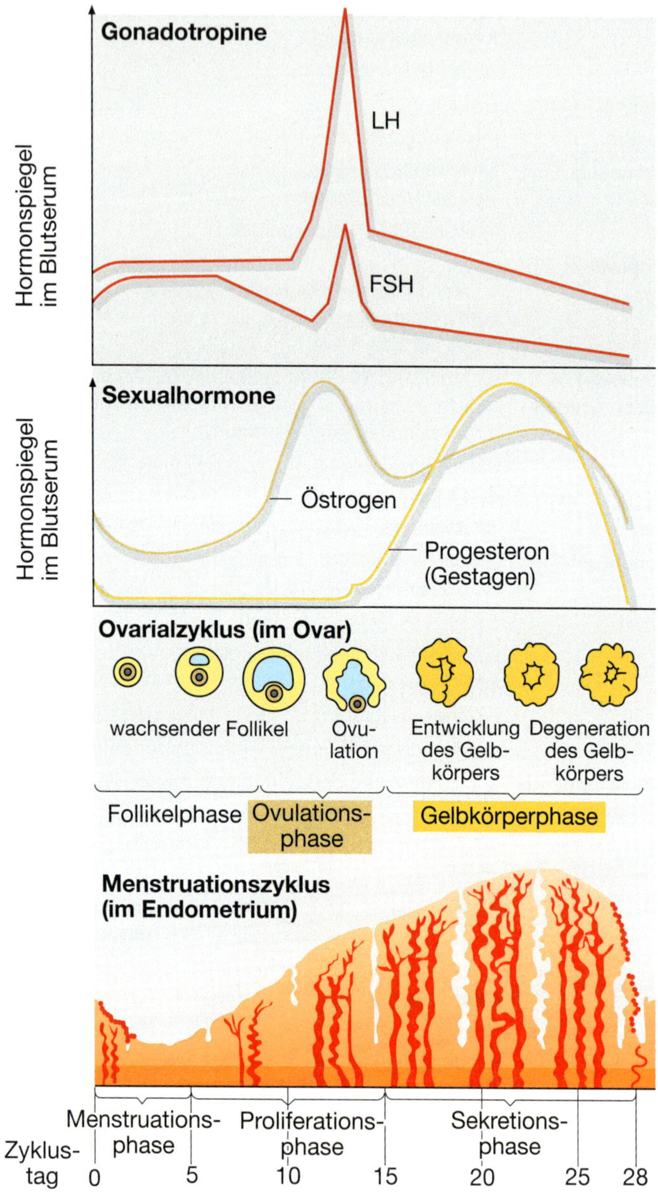

Der Menstruationszyklus

Begriff	Erklärung
Metastase, die	Tochtergeschwulst eines malignen Tumors
Metastasierung	Tochtergeschwulstbildung durch Absiedelung lebensfähiger maligner Tumorzellen ▶ Abb. S. 138
Meteorismus	Blähsucht; vermehrte Darmgasbildung
mg (Milligramm)	1/1000 Gramm (1 Millionstel Kilogramm)
Migräne (frz. = Halbseitenkopfschmerz)	anfallsweiser, meist halbseitiger starker Kopfschmerz; ggf. mit Sehstörungen und/oder Erbrechen, selten neurologischen Ausfällen
Mikroalbumintest	Urintest zum Nachweis einer Albuminausscheidung zur Früherkennung der ▶ diabetischen Nephropathie; wurde durch den ▶ Albumin-Kreatinin-Quotienten ersetzt
Mikrobiologie	Lehre von den Kleinstlebewesen (den Mikroorganismen)
Mikrobiom	Gesamtheit aller Mikroorganismen des menschlichen Körpers; Syn. Mikroflora/Mikrobiota
Mikroliter (µL)	Kubikmillimeter (mm^3); 1/1000 mL; 1 Millionstel Liter
Mikroorganismen (Ez. Mikroorganismus)	Kleinstlebewesen, d. h. nur mit Hilfsmitteln; z. B. Mikroskop, sichtbare Lebewesen; z. B. Bakterien, Viren, Pilze, Protozoen
Mikrophage	kleine Fresszelle; Granulozyt ▶ Abb. S. 37

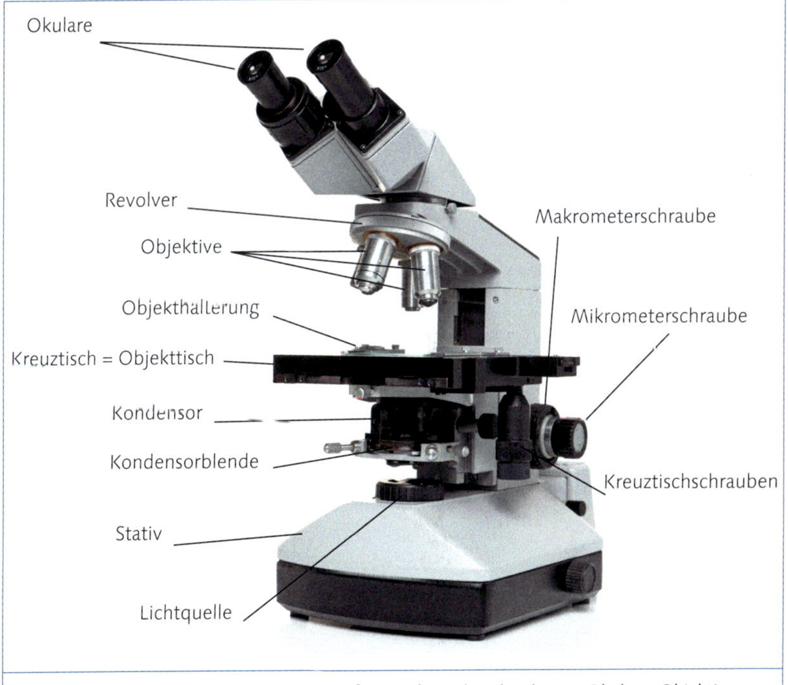

Aufbau des Lichtmikroskops (Gesamtvergrößerung des Lichtmikroskops = Okular x Objektiv; z. B. 10fach x 100fach = 1000fach)

A B C D E F G H I J K L **M** N O P Q R S T U V W X Y Z

Begriff	Erklärung
Mikroskop	Gerät zur Betrachtung kleinster Gegenstände; 1) Lichtmikroskop, 2) Elektronenmikroskop ▸ **Abb. S. 91**
Mikrotrauma, das (Mz. Mikrotraumen)	kleine, ggf. unbemerkte Verletzung, von denen viele zum ▸ Ermüdungsbruch führen
Miktion, die	Harnentleerung; Wasserlassen
Mineralstoff	energiefreier Nährstoff, der in Gramm-Menge täglich benötigt wird; z. B. Calcium
Mini-Mental-Status-Test (MMST)	standardisierter Test zur (Früh)erkennung der Demenz; umfasst u. a. zeitliche und räumliche Orientierung, Gedächtnis, Sprachverständnis, Lesen und Schreiben
Mischinsulin	Insulin, das in Kombination (z. B. 25 % zu 75 %) Alt- und Verzögerungsinsulin enthält
Mitose	Zellteilung; vgl. ▸ Meiose
Mitralklappe	Zweisegelklappe zwischen linkem Vorhof und linker Herzkammer ▸ **Abb. S. 63**
Mitralklappenfehler	1) Insuffizienz = Undichtigkeit der Mitralklappe mit Rückfluss in den linken Vorhof, 2) Stenose = Verengung, 3) Prolaps = Vorwölbung in der Systole
Mittelschmerz (Ovulationsschmerz)	einseitiger Unterbauchschmerz vor der Ovulation bei geschlechtsreifen Frauen
Mittelstrahlurin (MSU)	Urinprobe, die aus dem „mittleren Strahl" während der ▸ Miktion genommen wird ▸ **Abb. S. 93**
mL	Milliliter; 1/1000 Liter
mmHg	Millimeter Quecksilbersäule; Einheit für die Blutdruckmessung nach Riva-Rocci; ▸ RR
MMR(V)	**M**asern-**M**umps-**R**öteln-(**V**arizellen)-Impfung
Mol (mol)	Mengeneinheit für eine Stoffmenge, d. h. die in einer Lösung befindliche Molekülanzahl
Monopräparat	Arzneimittel mit nur einem Wirkstoff
Monotherapie	Arzneitherapie mit nur einem Wirkstoff
Monosaccharid	Saccharid aus einem Zuckermolekül ▸ **Abb. S. 122**
Morbilli	Masern
Morbus (M.; lat. = Krankheit)	Krankheitsbezeichnung mit dem Eigennamen des Erstbeschreibers; z. B. M. ▸ Down
Motorik	Bewegung, Beweglichkeit
MPG	▸ **M**edizin**p**rodukte**g**esetz
mRNA	Boten-RNA für die Proteinbildung in der Zelle ▸ RNA
mRNA-Impfstoff	Impfstoff, der Körperzellen kurzzeitig zur Produktion von z. B. Virusantigenen anregt
MRSA	**M**ethicillin-(multi-)**r**esistenter **S**taphylokokkus **a**ureus; Klinikkeim
MRT	▸ **M**agnet**r**esonanz**t**omografie

Uringewinnung	
Mittelstrahlurin	*Spontanurin*
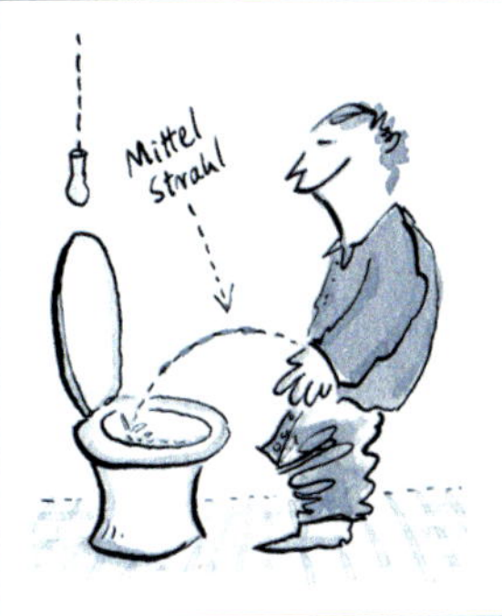	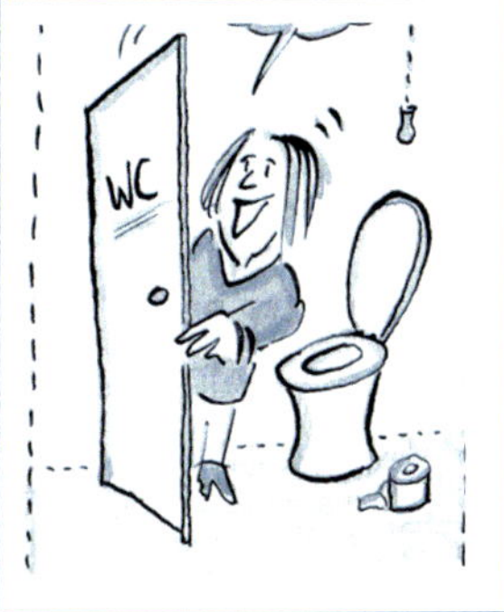
Katheterurin	*24-h-Sammelurin*
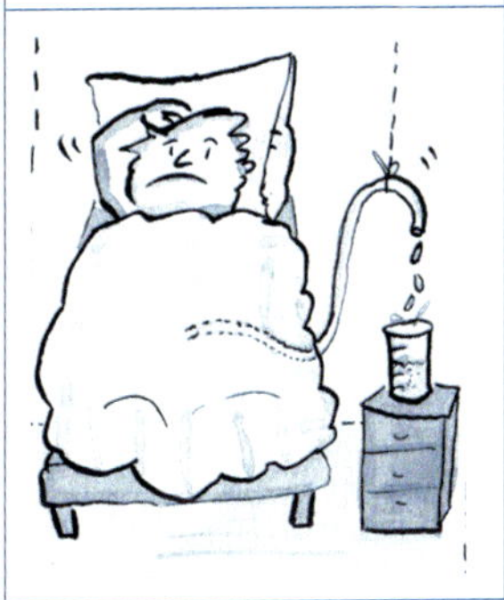	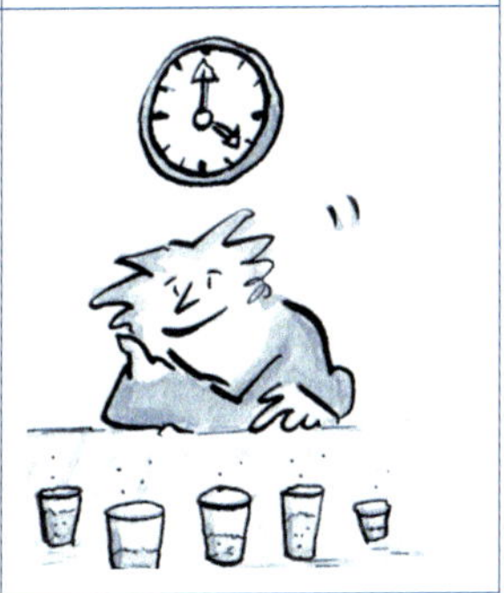

Begriff	Erklärung
MS	▸ **M**ultiple **S**klerose
Mukolytikum	schleimlösendes Arzneimittel; z. B. Ambroxol, ACC®
Multimedikation	Therapie mit mehreren Arzneimitteln; Syn. Polypharmazie
Multimorbidität (Adj. multimorbide)	gleichzeitiges Vorliegen mehrerer Krankheiten bei einem Patienten
Multiorganversagen	tödlicher Funktionsausfall vieler Organe
Multiple Sklerose (MS)	Autoimmunkrankheit mit Markscheidenabbau im ZNS; erzeugt z. B. Lähmungen und Sprechstörungen
multiples Myelom	spezielle Form von Knochenmarkkrebs; ältere Bezeichnung Plasmozytom
multiresistent (Subst. Multiresistenz)	bzgl. Bakterien: gegen viele Antibiotika resistent (unempfindlich)
Musculus (M.)	Muskel

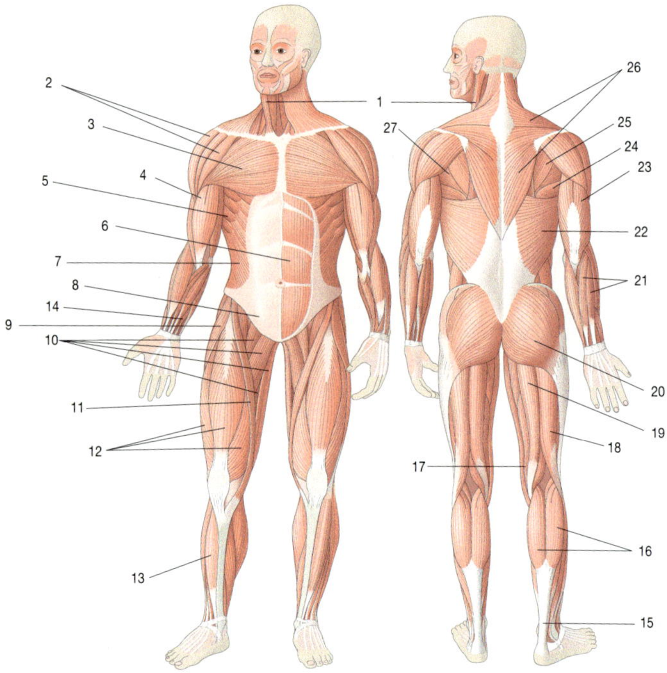

1 Kopfwender (M. sternocleidomastoideus)
2 Deltamuskel (M. deltoideus)
3 großer Brustmuskel (M. pectoralis major)
4 zweiköpfiger Oberarmmuskel (M. biceps brachii)
5 vorderer Sägezahnmuskel (M. serratus anterior)
6 gerader Bauchmuskel (M. rectus abdominis)
7 schräger äußerer Bauchmuskel (M. obliquus abdominis externus)
8 Leistenband (Ligamentum inguinale)
9 Schenkelbindenspanner (M. tensor fasciae latae)
10 Adduktoren (Mm. adductores)
11 Schneidermuskel (M. sartorius)
12 vierköpfiger Oberschenkelmuskel (M. quadriceps femoris)
13 vorderer Schienbeinmuskel (M. tibialis anterior)
14 radiale Handbeuger (Mm. flexores carpi radiales)
15 Achillessehne (Tendo calcaneus)
16 zweiköpfiger Wadenmuskel (M. gastrocnemius)
17 Plattsehnenmuskel (M. semimembranosus)
18 zweiköpfiger Oberschenkelmuskel (M. biceps femoris)
19 Halbsehnenmuskel (M. semitendinosus)
20 großer Gesäßmuskel (M. gluteus maximus)
21 radiale Handstrecker (Mm. extensores carpi radiales)
22 breiter Rückenmuskel (M. latissimus dorsi)
23 Trizeps (M. triceps brachii)
24 großer Rundmuskel (M. teres major)
25 Untergrätenmuskel (M. infraspinatus)
26 Kapuzenmuskel (M. trapezius)
27 kleiner Rundmuskel (M. teres minor)

Muskulatur der menschlichen Körperoberfläche von ventral (links) und dorsal (rechts) betrachtet

Begriff	Erklärung
Muskeleigenreflexe (MER)	Reflexe, die durch Beklopfen der Sehne eines Muskels eine Bewegung desselben Muskels hervorrufen; z. B. ▸ Achillessehnenreflex, ▸ Bizepssehnenreflex, ▸ Patellarsehnenreflex
Mutation	Erbgutveränderung; DNA-Veränderung
Myalgie	Muskelschmerz; vgl. ▸ Myogelose
Mykose	Pilzerkrankung ▸ **Abb. S. 73**
Myofibrille, die	mikroskopisch kleines Muskelfaserchen aus ▸ Aktin und ▸ Myosin
Myogelose	Muskelverhärtung, -verspannung
Myokard	Muskelanteil des Herzens; Herzmuskulatur

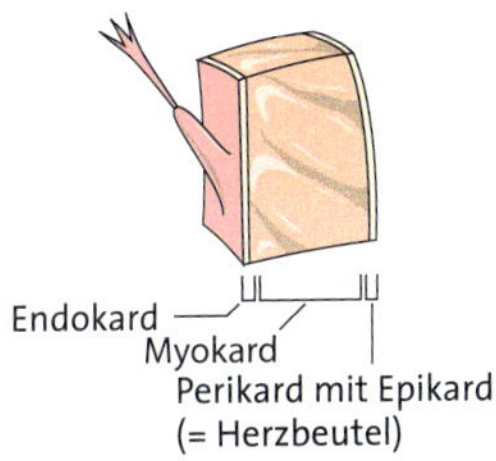

Schichten der Herzwand

Begriff	Erklärung
Myokardinfarkt (MI; Herzinfarkt, HI)	Nekrose eines Herzmuskelbereichs durch akuten Verschluss eines Koronargefäßes ▸ **Abb. S. 62**
Myokardischämie	Mangeldurchblutung des Myokards
Myom	häufige, gutartige Muskelgeschwulst des Myometriums
Myometrium	Muskelschicht des Uterus (der Gebärmutter)
Myopie	Kurzsichtigkeit; vgl. ▸ Hyperopie, ▸ Hypermetropie
Myosarkom	Muskelkrebs; vgl. ▸ Myom
Myosin	Muskelprotein, das zusammen mit Aktin die Muskelkontraktion ermöglicht; Teil der Myofibrillen
N. (Nervus; Mz. Nn.)	**N**erv; z. B. N. ischiadicus (Ischiasnerv)
Na	**Na**trium; chemisches Element; ▸ Elektrolyte
Nachsorge	gezielte Gesundheitsversorgung nach schwerer Krankheit, v. a. Krebs; vgl. ▸ Tertiärprävention
NaCl (**Na**trium**c**h**l**orid)	chemische Formel von Kochsalz
NaCl 0,9 %	0,9%ige physiologische ▸ Kochsalzlösung ▸ **Abb. S. 19**
Naegele-Regel (nach F. Naegele)	Formel zur Errechnung des voraussichtlichen Geburtstermins: 1. Tag der letzten Regel + 7 Tage – 3 Monate + 1 Jahr

Begriff	Erklärung
Nährstoff	Nahrungsbaustein; 1) energieliefernd: Eiweiß, Kohlenhydrate, Fett, Alkohol, 2) nicht energieliefernd: Vitamine, Mineralstoffe, Spurenelemente, essenzielle Fett- und Aminosäuren, sekundäre Pflanzenstoffe
NäPA (nicht ärztliche Praxisassistentin)	speziell fortgebildete MFA, die besondere delegierbare Leistungen erbringen darf; z. B. EVA oder VERAH®
Narbenhernie	Narbenbruch; z. B. Vorwölbung von Darmschlingen an einer OP-Narbe am Bauch
Narkose (Vollnarkose; Anästhesie)	Betäubung; durch Arzneimittelgabe erzeugter Zustand mit 1) Bewusstseinsverlust, 2) Schmerzfreiheit, 3) Muskelentspannung zum schmerzfreien Durchführen von Operationen
Nausea	Übelkeit
Nävus, der (Mz. Nävi)	Hautmal; Muttermal; ugs. Leberfleck; begrenzte Hautveränderung, die anders gefärbt ist als die umgebende Haut
Nävuszellnävus (NZN; Pigmentnävus)	Hautmal aus speziellen pigmentierten Zellen (Nävuszellen); kann maligne entarten und damit zum ▸ Melanom werden ▸ **Abb. S. 10**
Nebenwirkung (NW)	durch Gebrauch z. B. eines Arzneimittels auftretende unerwünschte Begleiterscheinung oder Folge; vgl. ▸ UAW
NEF	**N**otarzt**e**insatz**f**ahrzeug; Notarztwagen
Nekrose	lokaler Gewebstod bzw. abgestorbenes Gewebe am lebenden Körper ▸ **Abb. unten**
Neonatologie	Neugeborenenheilkunde; Teil der Pädiatrie
Nephritis	Nierenentzündung; vgl. ▸ Pyelonephritis
Nephrolithiasis	Nierensteinleiden; vgl. ▸ Urolithiasis ▸ **Abb. S. 97**
Nephrologe	Nierenspezialist; spezialisierter Internist oder ▸ Pädiater
Nephron	kleinste Funktionseinheit der Niere: Glomerulus, Bowman-Kapsel, Nierenkanälchen und Sammelrohr ▸ **Abb. S. 58**
Nephropathie	Nierenleiden; z. B. diabetische Nephropathie

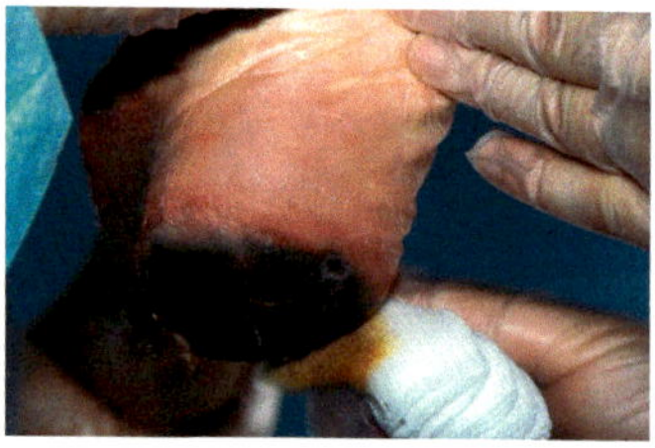

Nekrose (Teil eines Dekubitus-Geschwürs)

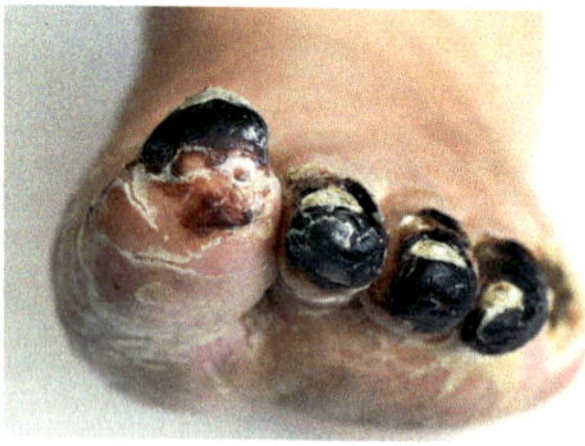

Nekrose: trockene Gangrän

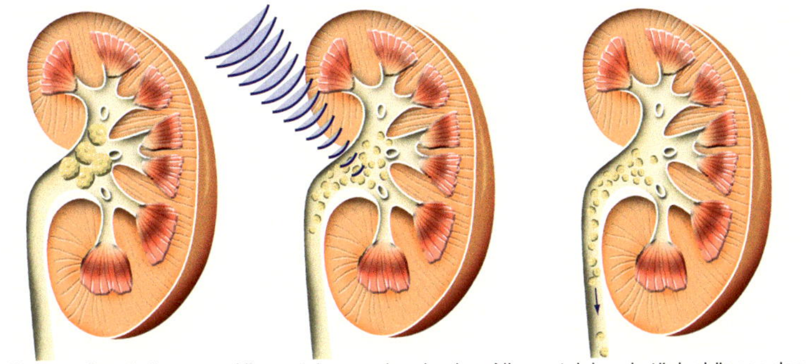

Therapie der Nephrolithiasis durch extrakorporale Stoßwellenlithotripsie (ESWL)

Begriff	Erklärung
nephrotisches Syndrom	schwere Nierenfunktionsstörung mit den Symptomen: 1) Ödeme, 2) Bluthochdruck, 3) Proteinurie; Urs. z. B. ▸ Glomerulonephritis
nephrotoxisch	nierenschädlich
Nervenleitgeschwindigkeit (NLG)	Nerventeilfunktion; die Messung der NLG ist Teil der apparativen neurologischen Untersuchung
Nervus ischiadicus (N. ischiadicus; Ischiasnerv; Kw. Ischias)	breiter Nervenstrang, der beidseits vom Kreuzbein durch das Gesäß ins Bein zieht; vgl. ▸ Lumboischialgie
Neurodermitis (endogenes Ekzem; atopische Dermatitis)	chronisch bzw. schubweise verlaufende, v. a. genetisch bedingte Hauterkrankung mit den Hauptsymptomen Juckreiz und Entzündung
Neuroleptikum (Mz. Neuroleptika)	Psychopharmakon mit beruhigender und antipsychotischer („Anti-Wahn"-)Wirkung; vgl. ▸ Schizophrenie
Neurologie	Lehre von den Nervenkrankheiten
neurologische Ausfälle	Störung/Ausfall von Nervenfunktionen; z. B. von Motorik, Sensibilität, Reflexen
Neuron, das	Nervenzelle ▸ Abb. S. 98
Neuropathie	Nervenleiden; vgl. ▸ diabetische Neuropathie
Neurose (Adj. neurotisch)	psychische Erkrankung durch unverarbeitete Probleme oder Erlebnisse; vgl. ▸ Psychose

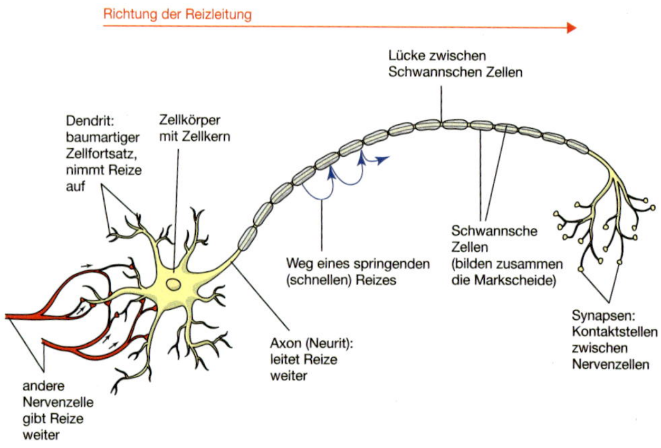

Die Nervenzelle (das Neuron)

Begriff	Erklärung
Niereninsuffizienz	Nierenschwäche; teilweise oder ganz fehlende Fähigkeit der Niere zur Ausscheidung harnpflichtiger Substanzen; Einteilung in Schweregrade bis zur terminalen Niereninsuffizienz mit Dialysepflicht ▸ **Abb. unten**
Nierenlager	Rückenpartie, in der sich die Niere befindet
Nitrit	bakterielles Stoffwechselprodukt, das v. a. bei bakteriellen Harnwegsinfekten im Urin nachweisbar ist
Nitroglycerin (Glyceroltrinitrat, Kw. Nitro)	Koronartherapeutikum; Wirkstoff zur symptomatischen Therapie bei ▸ A. pectoris; ▸ **Arzneimittel S. 162**

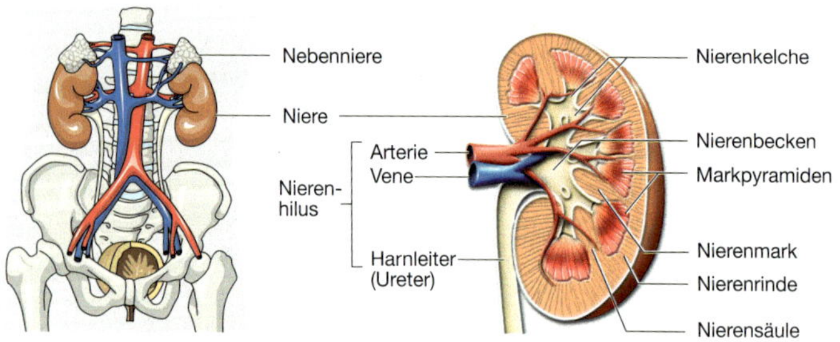

Lage und Aufbau der Nieren

Begriff	Erklärung
NNR	**N**eben**n**ieren**r**inde; endokrines Organ ▸ Abb. S. 66, 98
NOAK (DOAK)	**n**eue (**d**irekte) **o**rale **A**nti**k**oagulanzien; z. B. Dabigatran, Rivaroxaban, Apixaban, Edoxaban ▸ Arzneimttel S. 160
Non-Compliance (Nicht-Adhärenz)	fehlende Therapietreue des Patienten; Ggt. ▸ Compliance; ▸ Adhärenz
Normoglykämie	normaler Blutzuckerspiegel
normoton	bezogen auf RR-Werte: normal
Notrufmeldeschema	6 W: **W**er ruft an? **W**o ist etwas passiert? **W**as ist passiert? **W**ie viele Patienten sind es? **W**ie ist der Zustand des/der Patienten? **W**arten auf Rückfragen der Leitstelle
Noxe	Schädigung; krank machender Einfluss
NPH-Insulin	**N**eutral **P**rotamin **H**agedorn; chemisch verändertes Insulin; ▸ Verzögerungsinsulin
NSAR	**n**icht **s**teroidale ▸ **A**nti**r**heumatika
Nuklearmedizin	med. Fachrichtung, die radioaktiv strahlende Chemikalien diagnostisch und therapeutisch nutzt; vgl. ▸ Radiologie
NYHA	**N**ew **Y**ork **H**eart **A**ssociation; kardiologische Fachgesellschaft, die Herzkrankheiten in vier Schweregrade eingeteilt hat (NYHA I-IV)
Nykturie	nächtliches Wasserlassen ▸ Abb. unten

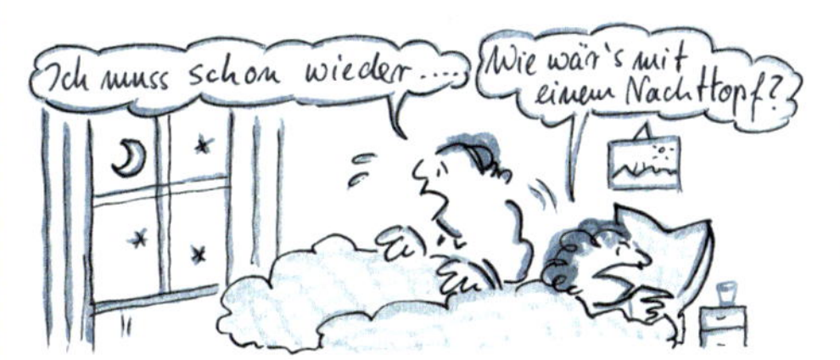

Nächtliches Wasserlassen (Nykturie)

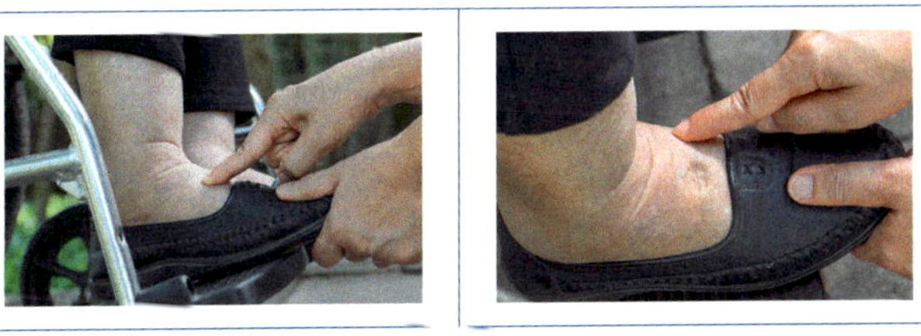

Beinödeme bei Herzinsuffizienz und Varikose sind eindrückbar, Ödeme bei Hypothyreose nicht.

A B C D E F G H I J K L M N O P Q R S T U V W X Y Z

Begriff	Erklärung
O_2 (lat. = Oxygenium)	Sauerstoff
o. B.	**o**hne **B**efund; ohne pathologischen Befund; Kw. für normale Untersuchungsergebnisse
Obduktion (Autopsie; Sektion)	innere Leichenschau; Leichenöffnung und -untersuchung zur Klärung der Todesursache
objektiv	messbar; von außen feststellbar; Ggt. subjektiv
obligat	zwingend; unbedingt
obligat intrazellulär	lebt bzw. vermehrt sich nur innerhalb einer Wirtszelle; Eigenschaft von Viren, Rickettsien, Chlamydien, Mykoplasmen
obligat pathogen	bzgl. Mikroorganismen: stets krank machend; vgl. ▸ fakultativ pathogen ▸ **Abb. S. 18**
Obstipation	Stuhlverstopfung: zu seltene, zu geringe und/oder erschwerte Stuhlentleerung
obstruktiv (lat. = verstopft; spastisch)	bzgl. Bronchien: krampfartige Verengung, v. a. beim Husten; typ. Symptom bei ▸ Asthma bronchiale, ▸ COPD
Ödem	Wasseransammlung im Gewebe ▸ **Abb. S. 99**
oGTT (OGTT)	▸ **o**raler **G**lukose**to**leranz**t**est
Ohrtrompete (Eustachische Röhre; Tuba Eustachii; Tube)	Bindegewebsschlauch, der das Mittelohr mit dem Nasen-Rachen-Raum verbindet und so das Mittelohr belüftet ▸ **Abb. S. 102**
Okkultbluttest	Methode zum Nachweis geringer, nicht sichtbarer (okkulter) Darmblutung aus Stuhlproben zur Früherkennung von Darmkrebs; z. B. mittels ▸ iFOBT ▸ **Abb. unten**
Ölimmersion	Mikroskopiertechnik: Öltropfen zwischen Objekt und Objektiv verbessert das Bild
Oligurie	verminderte Harnmenge (< 400 mL/24 h)
Omarthrose	Schultergelenksarthrose
onkogen (kanzerogen)	Krebs erzeugend

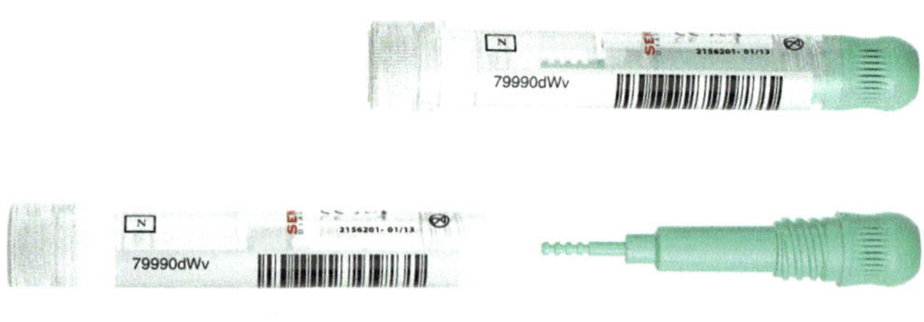

Probenröhrchen für den iFOBT

Begriff	Erklärung
Onkologe	Krebsspezialist (Internist mit dem Schwerpunkt Onkologie)
Onychomykose	Nagelpilz ▸ Abb. unten
OP	1) **Op**eration, 2) **Op**erationssaal
Ophthalmoskop	Augenspiegel; Gerät zur Betrachtung des Augenhintergrundes, d. h. der Netzhaut
Opiate (Mz.)	Schmerzmittel, die aus dem Schlafmohn gewonnen werden; z. B. Morphin ▸ Arzneimittel S. 163
Opioide (Mz.)	Schmerzmittel, deren Wirkung den Opiaten ähnelt; z. B. Tramadol, Tilidin ▸ Arzneimittel S. 164
oral	1) im Mund; z. B. orale Candidose; 2) Arzneimitteleinnahme: durch den Mund, peroral
orale Antidiabetika (OAD)	oral anwendbare Medikamente zur Behandlung des Typ-2-Diabetes; z. B. Metformin
oraler Glukosetoleranztest (oGTT)	standardisierter Glukosestoffwechseltest mit BZ-Messungen vor und 60 bzw. 120 min nach Trinken einer Lösung mit 75 g Glukose ▸ Abb. unten
Orbita	Augenhöhle ▸ Abb. S. 127
Orchitis	Hodenentzündung; z. B. durch Mumpsviren
Orchidektomie	chirurgische Entnahme eines Hodens
Organsymptome	spezifische Symptome an einem erkrankten Organ; z. B. Heiserkeit bei Laryngitis; Ggs. Allgemeinsymptome
Orthopnoe	aufrechtes Sitzen wegen stärkster Luftnot; z. B. bei Linksherzinsuffizienz ▸ Abb. S. 64
orthostatische Dysregulation	mangelnde Blutdruckregulierung beim Aufstehen vom Sitzen oder Liegen oder bei langem Stehen; ugs. Kreislaufstörungen
Os	1) sprich „ohs“: Mund; z. B. per os: durch den Mund, 2) sprich „oss“: Knochen

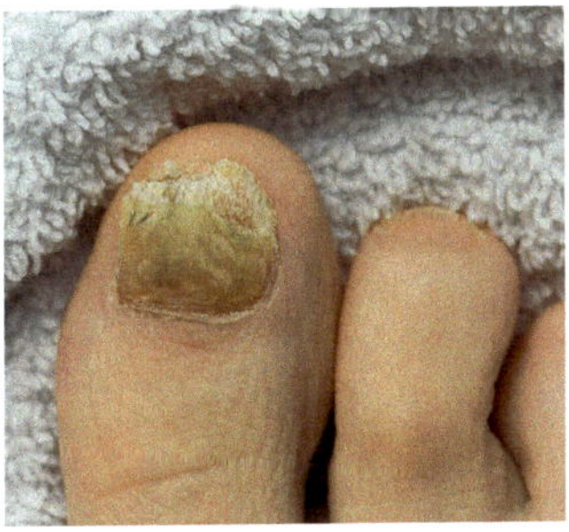

Nagelpilz (Onychomykose)

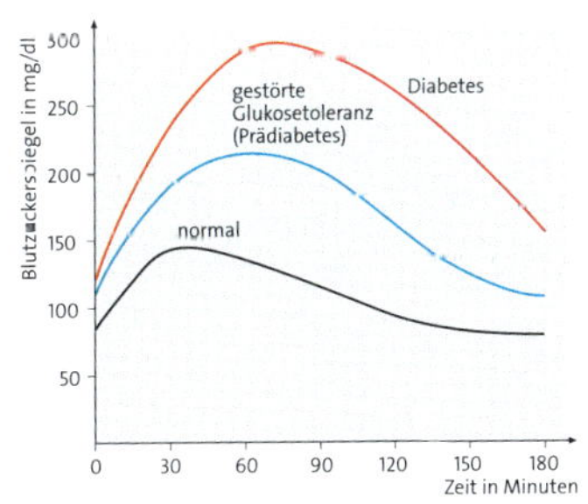

Ergebnisse des Glukosetoleranztests

A B C D E F G H I J K L M N **O** P Q R S T U V W X Y Z

Begriff	Erklärung
Os coxae	Hüftbein; sog. Beckenknochen; besteht aus Darmbein, Schambein und Sitzbein ▸ Abb. S. 24
Os ilium	Darmbein; vgl. Ileum (Krummdarm) ▸ Abb. S. 24
Os sacrum	Kreuzbein ▸ Abb. S. 24
Ösophagitis	Entzündung der Speiseröhrenschleimhaut; meistens ▸ Refluxösophagitis; ▸ GERD
Ösophagus, der	Speiseröhre ▸ Abb. S. 55
Ösophaguskarzinom	Speiseröhrenkrebs
Ösophagussphinkter, unterer (UÖS)	Schließmuskel (ringförmiger Muskel) der Speiseröhre am Übergang zum Magen ▸ Abb. S. 54
Ösophagusvarizen	Krampfadern in der Speiseröhre, die sich bei Leberzirrhose (oder Lebermetastasen) bilden
Osteoblasten	Knochen aufbauende Zellen
Osteodensitometrie	Knochendichtemessung; vgl. ▸ DXA
Osteoklasten	Knochen abbauende Zellen
Osteo**b**lasten **b**auen Knochensubstanz, Osteo**k**lasten **k**lauen Knochensubstanz.	
Osteomalazie	Knochenerweichung; Vitamin-D-Mangelkrankheit bei Erwachsenen; vgl. ▸ Rachitis, ▸ Osteoporose
Osteopathie	Physiotherapie-Methode; Variante der ▸ manuellen Therapie; vgl. ▸ Chirotherapie
Osteopenie	verringerte Knochendichte, die weniger ausgeprägt ist als Osteoporose
Osteophyten	pathol. Knochenausläufer bei Arthrose
Osteoporose	verminderte Knochenmasse mit erhöhter Frakturgefahr
Osteosarkom	maligner Knochentumor
Osteosynthese	chirurgisches Zusammenfügen von Knochenfragmenten mit Metallteilen

Schematische Darstellung der Pathogenese der Otitis media

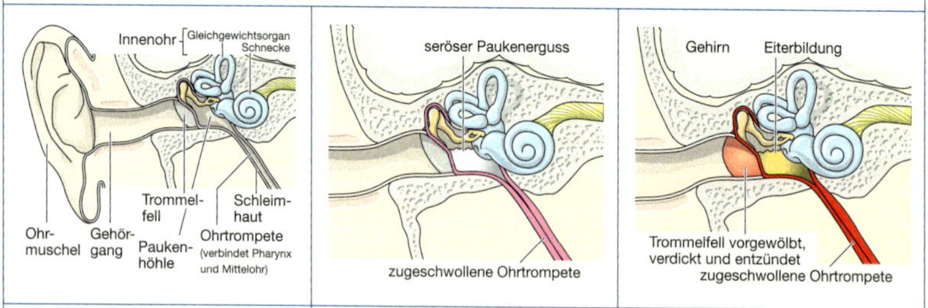

normale Anatomie: Die offene Ohrtrompete belüftet das Mittelohr. | *Paukenerguss (Sekret in der Paukenhöhle) durch Abflussstörung der Ohrtrompete* | *Superinfektion: akute eitrige Otitis media*

Begriff	Erklärung
Östrogen	wichtigstes weibliches Sexualhormon
Östrogenphase (Follikelphase; Proliferationsphase)	erste Phase des Menstruationszyklus: Östrogenbildung und Eizellreifung im Follikel, Proliferation (Wachstum) der Funktionsschicht des Endometriums ▸ Abb. S. 90
Otalgie	Ohrenschmerz
Otitis externa	Gehörgangsentzündung
Otitis media	Mittelohrentzündung ▸ Abb. S. 102
Otoskop	Ohrenspiegel, Gerät zur Betrachtung des Trommelfells und des Gehörgangs 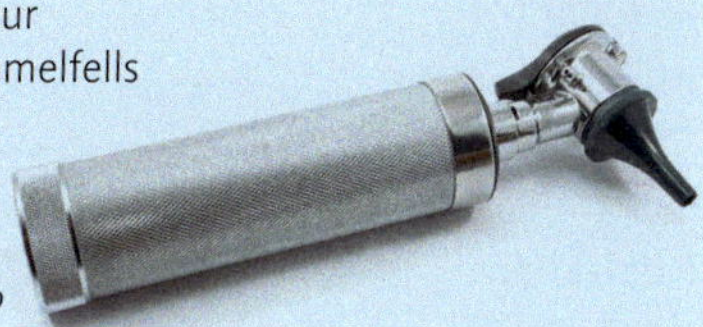 *Otoskop*
Ovarialkarzinom	Eierstockkrebs
Ovar, das (Mz. Ovare; Ovarien)	Eierstock, paarige Keimdrüse der Frau; bildet Östrogen, Progesteron und reife Eizellen ▸ Abb. S. 57, 66
Ovulation	Eisprung ▸ Abb. S. 90
Ovulationshemmer (Antibabypille; „Pille")	hormonelles Kontrazeptivum, das den Eisprung hemmt bzw. nicht auslösen lässt
ovulatorisch	bzgl. Menstruationszyklus: mit Eisprung; Ggs. anovulatorisch (ohne Eisprung)
Oxidation	Veränderung durch Reaktion mit Sauerstoff; fördert im Körper Arteriosklerose und Alterung; vgl. ▸ Antioxidans

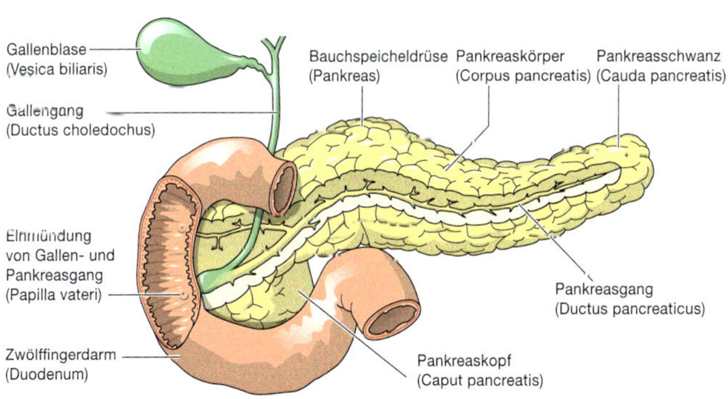

Pankreas (Bauchspeicheldrüse)

Begriff	Erklärung
p.-a. (**p**osterior-**a**nterior)	von hinten nach vorn; Strahlenrichtung beim Röntgen; Ggs. a.-p. (anterior-posterior); seitlich
paarig	doppelt, d. h. paarweise vorhanden
Packungsjahr (engl. pack year)	Maß für die gerauchte Zigarettenmenge; 1 Packung/Tag 1 Jahr lang = 1 Packungsjahr
Paddles (Pads)	Plattenelektroden des ▸ Defibrillators
Pädiater	Facharzt für Kinder- und Jugendmedizin (Pädiatrie)
palliativ	lindernd; Ggs. heilend (kurativ)
Palliativmedizin	Medizin mit dem Ziel, nicht heilbare Leiden zu lindern; z. B. Schmerztherapie bei fortgeschrittenem Krebsleiden
Palpation	Abtasten; Teil der ▸ klinischen Untersuchung ▸ S. 77
Palpitation	Herzklopfen, Herzstolpern
Pandemie	weltweiter Krankheitsausbruch; vgl. ▸ Epidemie, ▸ Endemie
Pankreas, das	Bauchspeicheldrüse; 1) endokrine Drüse; Sekrete: Insulin, Glukagon, 2) exokrine Drüse; Sekrete: Verdauungsenzyme ▸ Abb. S. 103 ▸ Tab. S. 151
Pankreaskarzinom	Bauchspeicheldrüsenkrebs
Pankreatitis	Bauchspeicheldrüsenentzündung
Pap-Abstrich (Kw. für Papanicolaou-Abstrich)	zytologische Untersuchungsmethode zur Früherkennung des Zervixkarzinoms; vgl. ▸ CIN

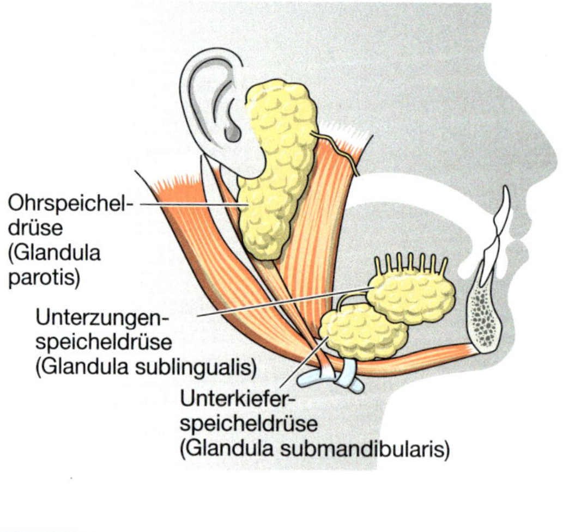

Die großen Speicheldrüsen der rechten Körperseite (Glandula parotis, Glandula sublingualis, Glandula submandibularis)

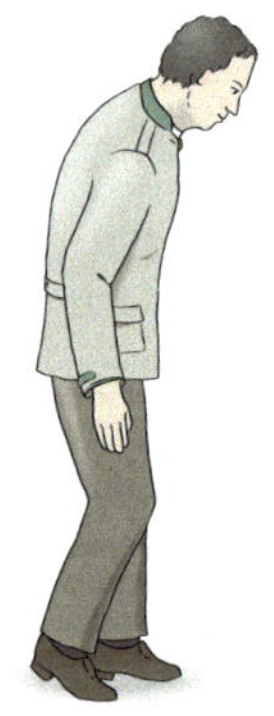

Typ. Gangbild des Parkinson-Kranken: kleinschrittig, schlurfend, vornübergebeugter Oberkörper; hohe Stolper- und Sturzgefahr

A B C D E F G H I J K L M N O P Q R S T U V W X Y Z

Begriff	Erklärung
Papille (Papilla vateri)	kleine Erhebung in der Duodenalschleimhaut; Mündung der Gallen- und Pankreasgänge ▸ Abb. S. 103
Paraparese (-plegie)	Schwäche (Lähmung) beider Arme oder Beine
Parasit	Schädling; Schmarotzer
parasternal	neben dem Brustbein
Parasympatikus	„Ruhenerv" des unbewussten Nervensystems
paravasal	neben ein Blutgefäß, d. h. ins Gewebe
Paravasat, das	Injektions- bzw. Infusionslösung, die durch Fehlpunktion ins Gewebe gelangt ist
Parästhesie	Missempfindung; z. B. Kribbeln, Taubheitsgefühl
parenteral	Applikationsart: den Magen-Darm-Trakt umgehend; z. B. Injektion, Infusion, Inhalation
Parese	unvollständige Lähmung; Schwäche; vgl. ▸ Plegie
Parkinson (M. Parkinson; Parkinson-Syndrom; nach J. Parkinson)	neurologische Erkrankung mit zunehmenden Bewegungsstörungen; sog. Schüttellähmung; 1) Plus-Symptome: Tremor (Zittern, „Schütteln"), 2) Minus-Symptome: typische Gangstörung, Unbeweglichkeit („Lähmung") ▸ Abb. S. 104
Parotis (Gl. parotis)	Ohrspeicheldrüse ▸ Abb. S. 104
Parotitis	Ohrspeicheldrüsenentzündung; 1) Parotitis epidemica (Mumps), 2) autoimmun u. a. 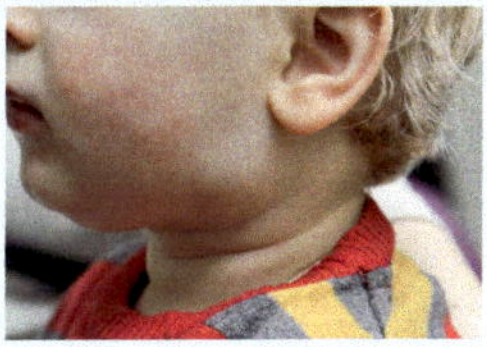 *mumpskrankes Kleinkind*
Partus	Geburt; vgl. ▸ postpartal
Passivimpfung (passive Impfung; Passivimmunisierung)	Impfung mit Antikörpern aus Spenderblut oder biotechnologisch gewonnen; schützt sofort, aber nur einige Wochen bis Monate; vgl. ▸ Aktivimpfung; ▸ Simultanimpfung
Patella	Kniescheibe ▸ Abb. S. 127
Patellarsehnenreflex (PSR)	Reflex durch Beklopfen der Sehne unterhalb der Kniescheibe; vgl. ▸ Muskeleigenreflexe
pathogen	krank machend ▸ Abb. S. 18
Pathogenese	Krankheitsentstehung
Pathogenität	Fähigkeit, krank zu machen; vgl. ▸ Virulenz
Pathologe	Facharzt für Krankheitslehre; untersucht Gewebeproben, entnommene Organe und ggf. verstorbene Menschen
Pathologie	Krankheitslehre; ugs. für Institut für Pathologie oder Rechtsmedizin
pathologisch	krankhaft; z. B. Befund, Blutwert, Verhalten
pathologische Fraktur	Knochenbruch ohne Verletzung z. B. durch Osteoporose oder Metastase

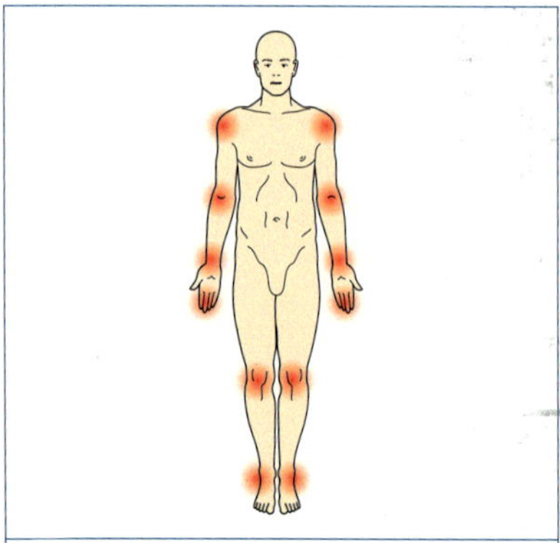

Typischer symmetrischer Gelenkbefall bei PcP

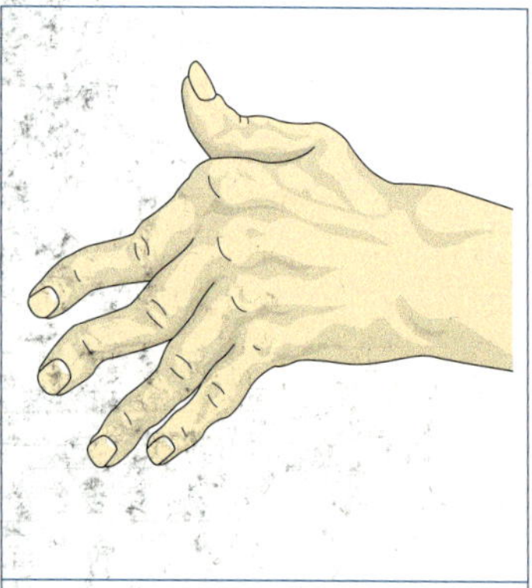

Gelenkverformung der Hand bei PcP

Begriff	Erklärung
Patient	Kranker; Leidender
Paukenerguss	Sekretansammlung in der Paukenhöhle ▸ **Abb. S. 102**
Paukenhöhle	Raum im Mittelohr ▸ **Abb. S. 102**
pAVK (PAVK; **p**eriphere **a**rterielle **V**erschluss**k**rankheit)	Arteriosklerose der Beinarterien; ugs. Raucherbein; vgl. ▸ Claudicatio intermittens ▸ **Abb. oben**
PcP (**rA**; sog. Rheuma)	**p**rimär **c**hronische **P**olyarthritis; syn. rheumatoide Arthritis; chronisch und schubweise verlaufende Autoimmunkrankheit vieler Gelenke bzw. der Synovialis und weiterer Organe ▸ **Abb. oben**
PCI (PTCA)	**p**erkutane **K**oronar-**I**ntervention; therapeutischer Eingriff an den Koronararterien; Syn. ▸ Koronarangioplastie
PCR	▸ **P**olymerase-**K**etten**r**eaktion
PD	**P**rivat**d**ozent (akademischer Titel)
Peak Flow	maximale Atemstromstärke bei Ausatmung; Messwert für die Asthma-Verlaufskontrolle
Peak-Flow-Meter	Messgerät für den exspiratorischen Spitzenfluss zur Asthma-Selbstkontrolle 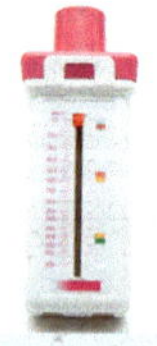 *Peak-Flow-Meter*
Pearl-Index	Maß für die Wirksamkeit von Verhütungsmethoden; der Wert in % gibt die Anzahl der Schwangerschaften bei 100 Paaren/1 Jahr an; man unterscheidet dabei Methoden- und Anwender-Wert

Begriff	Erklärung
PEG	**p**erkutane **e**ndoskopische **G**astrostomie; schlauchartige Magensonde, die durch die Bauchhaut in den Magen führt
pektanginöse Beschwerden	Brustengegefühl ▸ Angina pectoris
Pelvis	Becken

Elvis Presley war für seine sexy Beckenbewegungen bekannt. Spitzname: Elvis the Pelvis

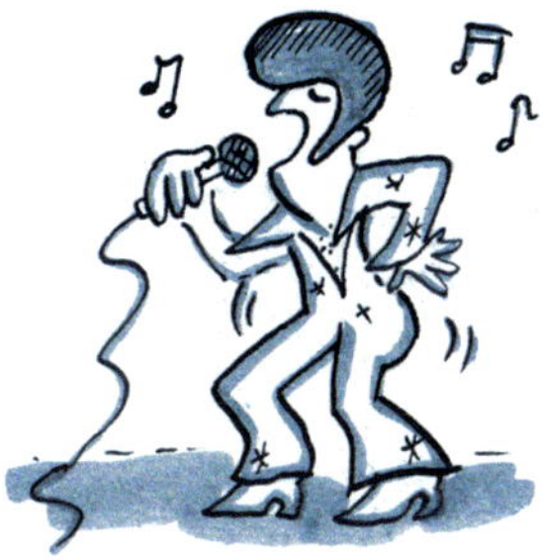

Begriff	Erklärung
Penicillin	wichtiges Antibiotikum; ▸ Tab. S. 163
Penicillinallergie	Allergie bei ca. 5 % der Pat.; Symptome: z. B. Hautausschlag, Atemnot, allergischer Schock
PEP	▸ **P**ost**e**xpositions**p**rophylaxe
Pepsin	Eiweiß spaltendes Enzym des Magens
Peptid	Molekül aus 2–99 Aminosäuren; vgl. ▸ Protein
peranal	durch den Anus (After); vgl. ▸ rektal
Perforation	Wanddurchbruch eines Hohlorgans; 1) durch Krankheit; z. B. Magenulkus, 2) durch medizinische Maßnahme, z. B. Koloskopie

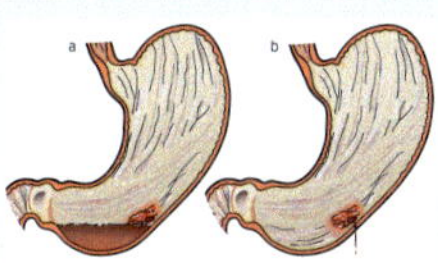

Perforation der Magenwand durch ein Ulkus

Begriff	Erklärung
Perikard	Herzbeutel ▸ Abb. S. 95
Perikarditis	Herzbeutelentzündung
Perineum	Damm; Bereich zwischen Genitale und Anus ▸ Abb. S. 57
perioperativ	vor, während oder nach einer OP
peripher	fern (vom Herzen, ZNS bzw. Rumpf)
periphere arterielle Verschlusskrankheit	▸ pAVK; symptomatische Arteriosklerose der Beinarterien; ugs. Raucherbein ▸ Abb. S. 19
Periost	Knochenhaut ▸ Abb. S. 45
peripheres Nervensystem (PNS)	alle Nerven, die nicht zum ▸ ZNS gehören: periphere Nerven und Hirnnerven ▸ Abb. S. 78

Begriff	Erklärung
Peristaltik	wellenförmige Bewegung der glatten Muskulatur; z. B. im Ureter und GI-Trakt
Peritonealdialyse	künstliche Blutwäsche über einen Bauchwandkatheter; vgl. ► Hämodialyse
Peritoneum	Bauchfell; dünner Überzug der Bauchorgane ► Abb. S. 46
Peritonitis	Bauchfellentzündung
Perkussion	diagnostisches Beklopfen ► Abb. S. 78; S. 77
perkutan (percutan)	durch die Haut; z. B. Infektionsweg
peroral (Kw. oral)	bzgl. Arzneimittelapplikation: durch den Mund; durch Einnehmen; Ggs. parenteral ► Abb. S. 43

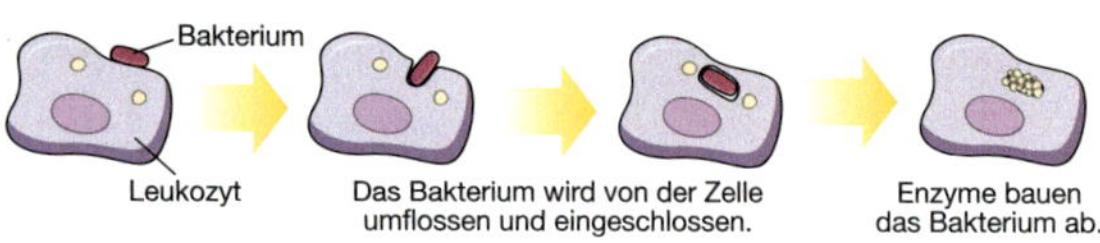
Bakterium
Leukozyt
Das Bakterium wird von der Zelle umflossen und eingeschlossen.
Enzyme bauen das Bakterium ab.

Phagozytose

Begriff	Erklärung
Pertussis, die	Keuchhusten; vgl. ► aP
Petrischale (nach J. Petri)	flache Plastikschale mit Deckel zur Anzucht von Mikroorganismen ► Abb. S. 23
Pfortader	großes Blutgefäß; führt Blut aus dem GI-Trakt zur Leber ► Abb. S. 62
Phagozytose	sog. Fressvorgang der Zelle; Aufnahme von Stoffen mithilfe der Zellmembran ► Abb. oben
Pharmakologie	Wissenschaft von den Arzneimittelwirkungen
Pharmakon, das	1) Arzneimittel; dosisabhängig: 2) Gift
Pharmazie	Wissenschaft von Herstellung, Lagerung, Handel und Abgabe von Arzneimitteln (Studienfach der Apotheker)
Pharyngitis	Entzündung der Rachenschleimhaut; vgl. ► Tonsillitis, ► Tonsillopharyngitis
Pharynx	Rachen ► Abb. S. 21
Phimose	Vorhautverengung
pH-Wert	Messwert für den Säuregehalt eines Stoffes; je niedriger der pH-Wert, desto saurer der Stoff
Physik (Adj. physikalisch)	Wissenschaft der Naturgesetze wie Wärme, Kälte, Strahlen, Kräfte usw.
physikalische Therapie	medizinische Anwendungen, bei denen physikalische Faktoren genutzt werden

Begriff	Erklärung
physiologisch	normal; bei gesunder Körperfunktion
Physiotherapie	Krankengymnastik; med. Behandlungen, die auf aktiver und passiver Bewegung beruhen
Phytopharmakon	pflanzliches Arzneimittel
Phytotherapie	Behandlung mit pflanzlichen Arzneimitteln
Pipette (Verb pipettieren)	röhrenförmiges Gerät zur exakten Abmessung und Entnahme von Flüssigkeiten
PKV	**p**rivate **K**ranken**v**ersicherung
Plaque	Ablagerung; z. B. bei Arteriosklerose
Plasma	flüssiger Anteil des ungeronnenen Blutes; im Ggs. zu Serum enthält das Plasma Fibrinogen ▸ **Abb. unten**
Plasmaexpander	Blutersatzlösung; künstlich hergestellte Infusionslösung, die bei Blutverlusten Transfusionen einspart bzw. ersetzt
Plasmaproteine	Eiweiße des Blutplasmas (u. a. zum Stofftransport)
Plasmid	ringförmiges Erbmaterial außerhalb der DNA ▸ **Abb. S. 23**
Plasmozytom	Syn. ▸ multiples Myelom; Knochenmarkkrebs
Plazebo (Placebo)	wirkstofffreies Scheinmedikament
Plazenta (Placenta)	Mutterkuchen; Schwangerschaftsorgan für den Stoffaustausch zwischen werdender Mutter und Embryo/Fetus
Plegie	vollständige Lähmung; vgl. ▸ Parese
Pleura	Brustfell; bestehend aus innerem Blatt (Lungenfell) und äußerem Blatt (Rippenfell) ▸ **Abb. S. 21**
Pleuraerguss	krankhafte Flüssigkeitsansammlung im Pleuraspalt; z. B. bei ▸ Pleuritis, ▸ Tuberkulose oder Krebs
Pleuraspalt (-raum)	minimaler Spalt zwischen Lungen- und Rippenfell, gefüllt mit geringer Menge Gleitflüssigkeit ▸ **Abb. S. 21**
Pleuritis	Brustfell- bzw. Rippenfellentzündung
PMS	▸ **prämenstruelles Syndrom**
Pneumocystis jiroveci	Pilz; Pneumonieerreger bei Aids

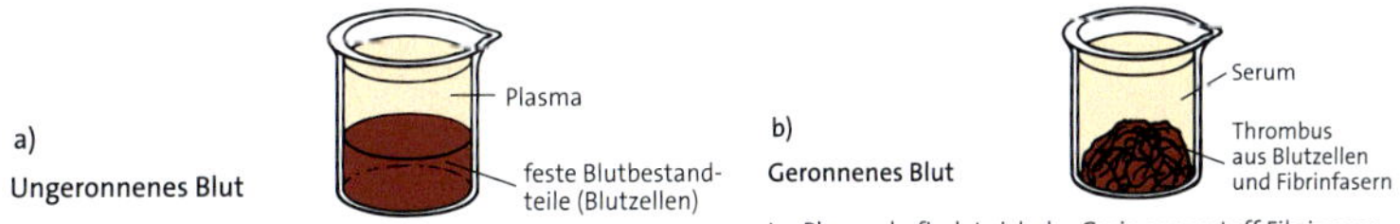

Ungeronnenes Blut (das schon so lange im Glas ist, dass die Blutzellen sich abgesetzt haben; frisch ist es gleichmäßig rot) setzt sich zusammen aus
– Plasma (flüssige Blutbestandteile) und
– Blutzellen (feste Blutbestandteile).

Im Plasma befindet sich der Gerinnungsstoff Fibrinogen. Bei der Blutgerinnung vernetzt sich das Fibrinogen zu Fibrinfasern und bildet mit den Blutzellen den **Thrombus** (das Gerinnsel). Die *nach* der Gerinnung überstehende Flüssigkeit ist das **Serum.** Serum ist Plasma ohne den Gerinnungsstoff Fibrinogen.

Plasma und Serum

Begriff	Erklärung
Pneumonie	Lungenentzündung
PNP	► **P**oly**n**euro**p**athie
PoC-Test (POC-Test)	**P**oint-**o**f-**C**are-Test; Schnelltest, der überall durchgeführt werden kann; z. B. SARS-CoV-2-Schnelltest
Poliomyelitis (Polio)	virale Rückenmarkentzündung; ggf. mit bleibender Lähmung; sog. Kinderlähmung
Pollinose	Pollenallergie; z. B. Heuschnupfen
Polyarthritis	Entzündung vieler Gelenke; ► PcP ► Abb. S. 106
Polydipsie	verstärkter Durst
Polyglobulie (Erythrozytose)	Vermehrung der roten Blutkörperchen; Hkt↑, Hb↑, Erys↑; Ggs. Anämie
Polymenorrhö	zu häufige Menstruation
Polymerase-Ketten-reaktion (PCR)	Labormethode zum Frühnachweis von Erregern bzw. deren Erbsubstanz
Polyneuropathie (PNP)	Krankheit vieler Nerven des peripheren Nervensystems, z. B. bei Diabetes mellitus; z. B. mit gestörtem Tastsinn, Missempfindungen und Schmerzen
Polyp	Schleimhautwucherung in das Lumen eines Hohlorgans, z. B. Nase oder Darm
Polypektomie	Polyp(en)entfernung 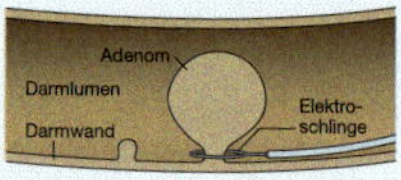 *endoskopische Polypektomie*
Polypharmazie	Mehrfach-Arzneitherapie; Syn. Multimedikation
Polysaccharid (Vielfachzucker)	Zuckerstoff aus vielen Monosacchariden; z. B. Stärke, Glykogen, Zellulose ► Abb. S. 122
Polyurie	erhöhte Harnmenge (> 2500 mL/24 h)
Port (Kw. für Port-kathetersystem)	operativ eingesetzter Venenzugang, dessen Gummimembran subkutan leicht punktierbar ist; erleichtert Infusionen und Injektionen (z. B. bei Krebstherapie)
Portio	Muttermund ► Abb. S. 57
Post-Covid	komplexes Krankheitsbild mehr als 12 Wochen nach Beginn einer akuten Covid-19-Erkrankung
posterior	hinten; der hintere ► Abb. S. 14
Postexpositions-prophylaxe (PEP)	Infektionsbehandlung sofort bzw. kurz nach wahrscheinlicher Infektion; z. B. durch Nadelstich; 1) Simultan- oder Passivimpfung (HBV, Tetanus), 2) Virostatika (HIV)
postkoital	nach dem Koitus; z. B. „Pille danach"
Postmenopause	Lebensphase der Frau nach der Menopause
postnatal	nach der Geburt (das Kind betreffend)
postoperativ	nach der Operation; Ggs. präoperativ

Begriff	Erklärung
postpartal	nach der Geburt (die Mutter betreffend)
postpartale Depression	Wochenbettdepression, v. a. durch die Hormonumstellung nach Entbindung (engl. postnatal depression)
postprandial	nach einer Mahlzeit; Ggs. präprandial
Poststreptokokken-Krankheiten	Krankheiten durch immunologische Fehlreaktion nach Streptokokkeninfektionen; 1) Glomerulonephritis, 2) Endokarditis, 3) rheumatisches Fieber
posttraumatische Belastungsstörung (Abk. PTBS)	Traumafolgestörung; seelische Erkrankung nach schwerem und ggf. wiederholtem Schockerlebnis
PPI	▸ **P**rotonen**p**umpenblocker (engl. = **i**nhibitor)
präfinal	vor dem Tode; sterbend
Präkanzerose	Krebs-Vorstadium, das unbehandelt in Krebs übergeht; z. B. aktinische Keratose (Vorstufe des Spinalioms)
prämenstruelles Syndrom (PMS)	Symptome durch Hormonungleichgewicht am Zyklusende; z. B. Ödeme, Verstimmung
pränatal	vor der Geburt; vorgeburtlich (das Kind betreffend); Ggs. postnatal
Pränataldiagnostik	Oberbegriff für Diagnostik zur Erkennung von Krankheiten des ungeborenen Kindes
präoperativ	vor der Operation; Ggs. postoperativ
präpartal	vor der Geburt (die Schwangere betreffend); Ggs. postpartal
präprandial	bzgl. BZ-Kontrolle: vor einer Mahlzeit; nüchtern; Ggs. postprandial
Prävention (Prophylaxe)	Vorbeugung bzw. Vorbeugungsmaßnahmen; drei Stufen: ▸ Primärprävention, ▸ Sekundärprävention, ▸ Tertiärprävention
präventiv	vorbeugend; Ggs. kurativ (heilend); Syn. prophylaktisch
Preputium	Vorhaut ▸ **Abb. S. 56**
Presbyakusis	Altersschwerhörigkeit
Presbyopie	Altersfehlsichtigkeit
Prellung	Gewebeschädigung durch stumpfe Gewalt; Syn. Kontusion
PrEP	**Pr**ä**e**xpositions**p**rophylaxe; Einnahme antiviraler Medikamente vor Sexualkontakt mit (möglicher) HIV-Exposition, bei anhaltendem Risiko dauerhaft
primär (lat. erst, anfangs)	1) zuerst; direkt; z. B. Primärprävention, 2) ohne (erkennbare) Ursache; z. B. primäre Hypertonie; Ggs. sekundäre Hypertonie
primär insulinabhängiger Diabetes mellitus	Typ-1-Diabetes; wegen der Inselzellzerstörung muss von Anfang an und lebenslang Insulin injiziert werden

Begriff	Erklärung
Primärharn	Harnvorstufe; wird durch Filterung des Blutes in den Nieren gebildet (ca. 150 L/24 h) ▸ **Abb. S. 58**
Primärprävention (primäre Prävention)	erste Präventionsstufe: Verhinderung der Krankheitsentstehung, indem man Gesunde gesund erhält (z. B. durch Impfungen, Sport, gesunde Ernährung)
Procalcitonin	Blutwert, der bei bakteriellen Infektionen ansteigt; vgl. ▸ Leukozytose, ▸ CRP, ▸ BKS
Prodromalsymptom (Prodrom)	unspezifisches Vorläufersymptom einer Infektionskrankheit; z. B. Gliederschmerzen
produktiv	bzgl. Husten: schleim- bzw. sekretfördernd
Progesteron	Gelbkörperhormon ▸ **Abb. S. 90**
Progesteronphase (Gelbkörperphase; Sekretionsphase)	zweite Zyklusphase ab der Ovulation; der ehemalige Follikel wird zum Gelbkörper und bildet Gelbkörperhormon (Progesteron) ▸ **Abb. S. 90**
Prognose	Heilungsaussicht
Proktitis	Entzündung der Rektumschleimhaut, z. B. infektiös, durch ▸ Hämorrhoidalleiden oder ▸ Colitis ulcerosa
Proktoskop	spekulumartiges Untersuchungsgerät zur Inspektion von Analkanal und Hämorrhoiden
Prolaps (lat. = Vorfall)	1) Bandscheibenvorfall, 2) Gebärmuttervorfall, 3) Mastdarmvorfall ▸ **Abb. S. 38**
Proliferationsphase (Follikelphase)	erste Zyklusphase, in der das Endometrium wächst (proliferiert) ▸ **Abb. S. 90**
Pronation	Einwärtsdrehung von Handfläche/Fußsohle; Ggs. Supination ▸ **Abb. S. 10**
Prophylaxe	Prävention; Vorbeugung; Schutzmaßnahmen
Prostaglandin	Botenstoff, v. a. bei Entzündungen
Prostaglandinsynthesehemmer (NSAR; COX-Hemmer)	Arzneimittelgruppe gegen entzündungsbedingten Schmerz; z. B. Diclofenac, Ibuprofen, ASS
Prostata	Vorsteherdrüse des Mannes; exokrine Drüse; ihr Sekret bildet ca. 30 % des Spermavolumens ▸ **Abb. S. 56**
Prostataadenom (Prostatahyperplasie)	veraltet für ▸ benignes Prostatasyndrom
Prostatakarzinom	Krebs der Vorsteherdrüse
Protein (Eiweiß)	Nährstoffmolekül aus ≥ 100 Aminosäuren ▸ **Abb. S. 12**
Proteinurie	Eiweißausscheidung im Urin (> 150 mg/24 h)
Prothese	künstliches Körperteil; z. B. Beinprothese
Prothrombin	wichtiger Blutgerinnungsstoff
Protonenpumpe	Salzsäure bildende Struktur der Magenschleimhaut

Begriff	Erklärung
Protonenpumpen-blocker (PPI)	Medikamente zur Verminderung der Magensäurebildung; Kw. Säureblocker; z. B. Omeprazol, Pantoprazol
Protozoen (Ez. Protozoon, das)	tierische Einzeller; sog. Urtierchen; davon sind einige pathogen; z. B. ▸ Toxoplasma
Protrusio(n)	Bandscheibenvorwölbung; Vorstufe des Bandscheibenvorfalls; vgl. ▸ Diskusprolaps ▸ Abb. S. 38
proximal	zur Körpermitte (zum Rumpf) hin ▸ Abb. S. 14
PSA	**p**rostata**s**pezifisches **A**ntigen; Blutwert zur Früherkennung und Verlaufskontrolle des Prostatakarzinoms
Pseudarthrose	„Falschgelenk"; pathologische, bewegliche Verbindung nicht verheilter Frakturenden
Pseudokrupp (stenosierende Laryngitis)	akute virale Kehlkopfentzündung bei Kleinkindern mit Husten, ziehendem Atemgeräusch (Stridor) und ggf. Atemnot
Psoriasis	Schuppenflechte; entzündliche Autoimmunkrankheit der Haut, der Gelenke (Psoriasis-Arthritis) usw.
PSR	▸ **P**atellar**s**ehnen**r**eflex
psychogen (sprich „psychogehn")	seelisch bedingt bzw. verursacht
Psychose (Adj. psychotisch)	Krankheit des seelisch-geistigen Erlebens, oft mit Wahn; vgl. ▸ Schizophrenie, ▸ Neuroleptikum
Psychosomatik (Adj. psychosomatisch)	Lehre von den Wechselbeziehungen zwischen Seele und Körper bei der Krankheitsentstehung
PTCA (**p**erkutane **t**ransluminale **K**oronar-**A**ngioplastie)	Öffnung eines verschlossenen Koronargefäßes mit Spezialkatheter; ggf. mit Ballondilatation und/oder Stenteinlage; Syn. PCI (perkutane Koronar-Intervention)
PTT (aktivierte **p**artielle **T**hrombo-plastin**z**eit, aPTT; **P**ro**t**hrombin**z**eit)	Gerinnungstest; gängige Methoden: ▸ INR und ▸ Quick ▸ Tab. S. 158
Puerperium	▸ Wochenbett
Pulmonalarterie (A. pulmonalis)	Lungenarterie; beginnt mit der Pulmonalklappe im rechten Ventrikel ▸ Abb. S. 63
Pulmonalklappe	Taschenklappe in der Pulmonalarterie ▸ Abb. S. 63
Pulsfrequenz	Zahl der Pulswellen pro Minute
Puls (lat. pulsus = Stoß, Schlag)	durch Muskelkontraktion des Herzmuskels ausgelöste tastbare Druckwelle
Punktion (Verb punktieren)	Einstich; z. B. durch die Haut in ein Blutgefäß oder eine Körperhöhle
Purin, das (Ez.; Mz. Purine)	Abbauprodukt von Zellen; z. B. purinreicher Nahrungsmittel (u. a. Fleisch); bei Überschuss entstehen ggf. Hyperurikämie und Gicht

A B C D E F G H I J K L M N O P Q R S T U V W X Y Z

Begriff	Erklärung
Purkinje-Fasern (nach J. Purkinje)	kleinste Fasern im Reizleitungssystem des Herzens; erregen das Ventrikelmyokard ▸ **Abb. S. 117**
Pyelonephritis	Nierenbeckenentzündung ▸ **Abb. S. 60**
Pylorus	Magenpförtner; Schließmuskel am Magenausgang ▸ **Abb. S. 54**
Pylorusstenose	Verengung des Magenpförtnermuskels mit Gedeihstörung beim Neugeborenen
Quadrant	Viertel der Brustdrüse; wichtig zur Befunddokumentation in der Mammadiagnostik; z. B. 1 cm große Zyste im oberen äußeren Quadranten 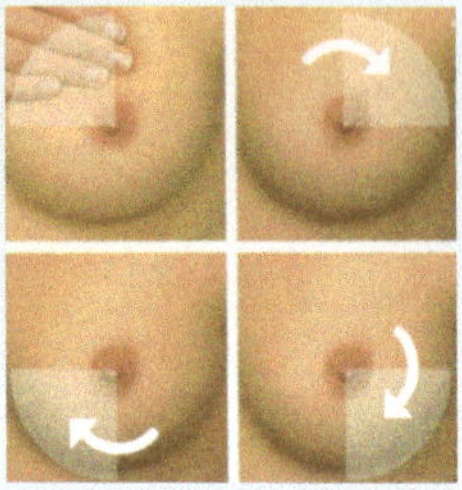 *Schema für die Selbstuntersuchung der Mamma*
Quadrupel-Therapie	Vierfachtherapie mit zwei Antibiotika, Bismut und einem ▸ Protonenpumpenblocker zur ▸ Eradikationstherapie von ▸ Helicobacter pylori
qualitativer Nachweis	Testmethode, die das Vorhandensein eines Stoffes nachweist: Ja/Nein bzw. +/–; z. B. beim Schwangerschaftstest; Ggs. quantitativer Nachweis
quantitativer Nachweis	Testmethode mit genauer Mengenangabe; z. B. die Kreatininausscheidung in mg/24 h; vgl. ▸ qualitativer Nachweis, ▸ semiquantitativ
Querschnittslähmung	Aufhebung oder Störung von Nervenfunktionen durch Rückenmarkschaden
Quick (Quickwert)	veraltete Methode zur Messung der ▸ Thromboplastinzeit
Quotient (Ratio)	Verhältnis; z. B. ▸ Albumin-Kreatinin-Quotient im Urin
rA	**r**heumatoide **A**rthritis; ▸ PcP
Rachitis	Vitamin-D-Mangelerkrankung bei Kindern; vgl. ▸ Osteomalazie
Merke: Verwechslung der Begriffe ▸ Pharyngitis und Rachitis vermeiden	
radial (lat. radialis)	zur Speiche bzw. zum Daumen hin ▸ **Abb. S. 14**
Radiologie	medizinische Fachrichtung, die Strahlen diagnostisch nutzt; vgl. ▸ Nuklearmedizin
Radiosynoviorthese	Strahlentherapie zur Beruhigung entzündeter Gelenke bei Arthrose
Radius	Speiche (Unterarmknochen) ▸ **Abb. S. 127**

Begriff	Erklärung
Radiusfraktur, distale	typischer Speichenbruch; häufigste Fraktur des Menschen (25 % aller Frakturen) 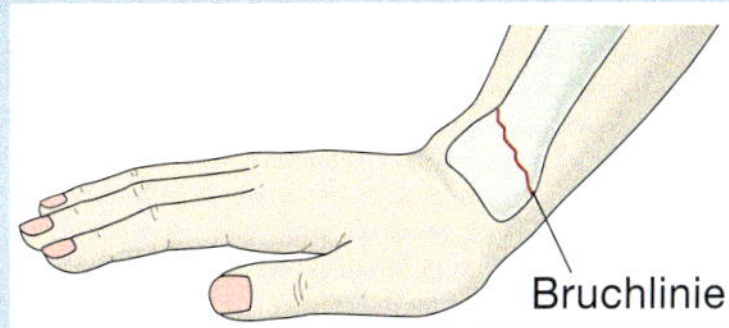
Raumforderung	radiologischer Begriff für eine nachweisbare zusätzliche Struktur, z. B. einen Tumor (benigne oder maligne)
RCX (**R**amus **c**ircumfle**x**us; RC)	Ast der li. Koronararterie, der das li. Herz umschlingt ▸ **Abb. S. 81**
Reaktion	Antwort auf einen Reiz
Reanimation	Wiederbelebung; 1) Basismaßnahmen (BLS): Freimachen der Atemwege, Beatmung, Herzdruckmassage, 2) erweiterte Maßnahmen (ALS) mit Medikamenten und/oder Geräten ▸ **Abb. S. 116**
Recapping	regelwidriges Wiederaufstecken der Schutzkappe auf gebrauchte Kanüle; cave: Nadelstich! 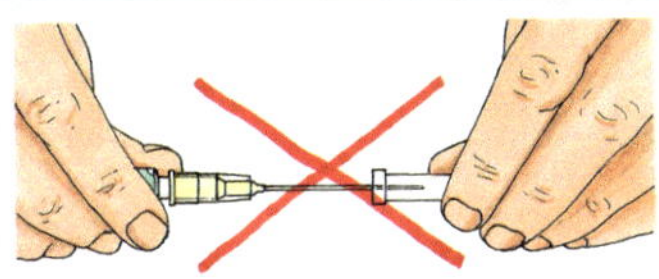
Reduktionsdiät	kalorienarme Diät zur Gewichtsabnahme
reflektorisch	reflexartig; durch unbewusste Reaktion
Reflex	unwillkürliche, regelhaft ablaufende Antwort auf einen Reiz; z. B. ▸ Muskeleigenreflex
Reflux	pathologischer Rückfluss; 1) von Mageninhalt in die Speiseröhre (gastroösophagealer Reflux), 2) von Urin in den Ureter bzw. zur Niere (vesikoureteraler bzw. vesikorenaler Reflux)
Refluxkrankheit	durch gastroösophagealen Reflux bedingte Beschwerden; z. B. Sodbrennen, Ösophagitis
Refluxösophagitis	Speiseröhrenentzündung durch Reflux von Magensäure; Risiko: ▸ Barrett-Ösophagus 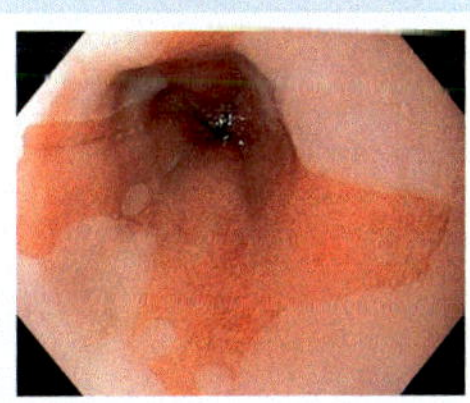 *gastroskopischer Befund bei Reflux-Ösophagitis*
refraktär	1) nicht erneut erregbar; vgl. ▸ Refraktärzeit, 2) ▸ therapierefraktär
Refraktärzeit	Erholungszeit des Herzmuskels nach einer Herzaktion; während dieser Zeit ist er nicht erregbar
Refraktion	Brechkraft (des Auges)

Herz-Lungen-Wiederbelebung (HLW/CPR) Erwachsener (Zwei-Helfer-Methode)

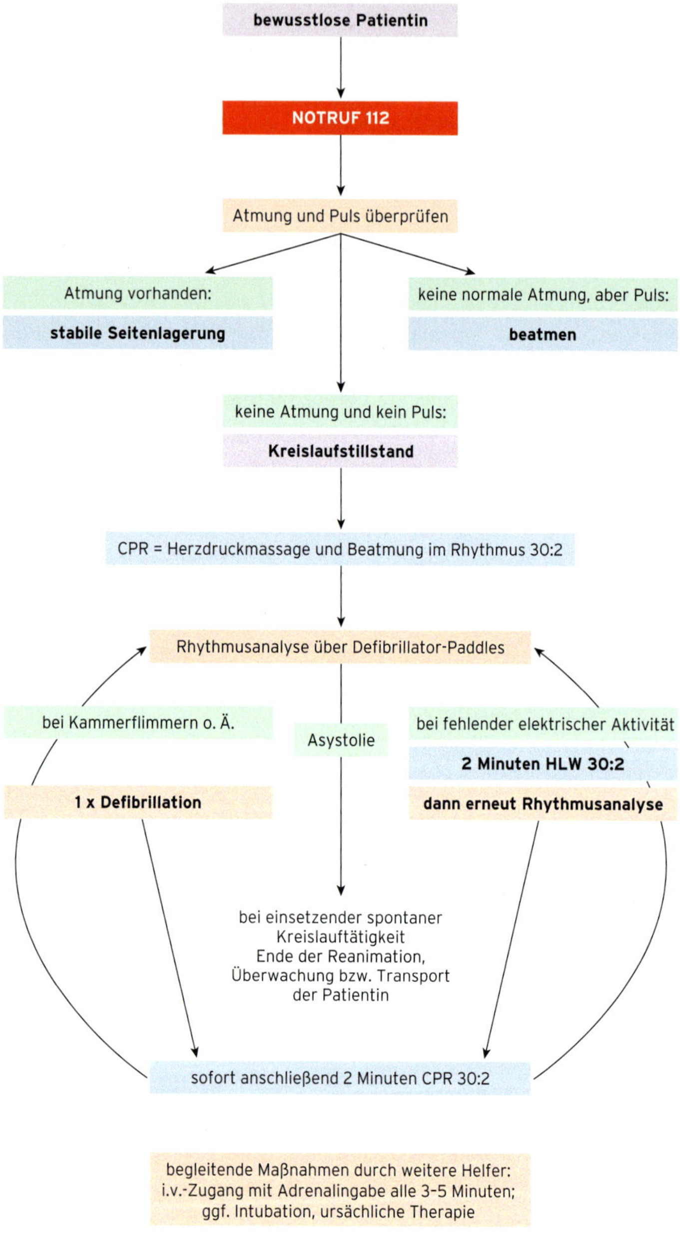

Begriff	Erklärung
Refraktometrie	Brechkraftmessung (am Auge)
Regeneration	Heilung; Erholung
Rehabilitation (Kw. Reha; tertiäre Prävention)	(Wieder)eingliederung ins Sozial- bzw. Arbeitsleben durch weitgehende gesundheitliche Wiederherstellung; vgl. ▸ Nachsorge
Reizdarmsyndrom (engl. Irritable bowel syndrome; IBS)	Erkrankung mit funktionellen Störungen des Darms, zumeist ohne nachweisbaren pathologischen Organbefund; u. a. mit ▸ psychosomatischem Zusammenhang
Reizleitungssystem (Erregungsleitungssystem)	spezialisierte Herzmuskelanteile, die Stromimpulse erzeugen und weiterleiten, damit die Herzmuskulatur geregelt arbeitet; Reizleitungsfolge: Sinusknoten, Vorhofbahnen, AV-Knoten, His-Bündel, Tawara-Schenkel, Purkinje-Fasern ▸ Abb. unten
Rekonvaleszenz	Gesundungsphase nach Krankheit
rektal	das Rektum betreffend; z. B. rektale = peranale Arzneimittelapplikation ▸ Abb. S. 43
rektal-digitale Untersuchung	Tastuntersuchung des Anus und Rektums mit dem Zeigefinger (lat. digitus = Finger)
Rektosigmoidoskopie	Endoskopie des Enddarms (Rektum und Sigmoid); Syn. Enddarmspiegelung; vgl. ▸ Koloskopie, ▸ Rektoskopie
Rektoskopie	Untersuchung des Rektums mit speziellem Endoskop (dem Rektoskop)
Rektum (Rectum)	Mastdarm ▸ Abb. S. 55

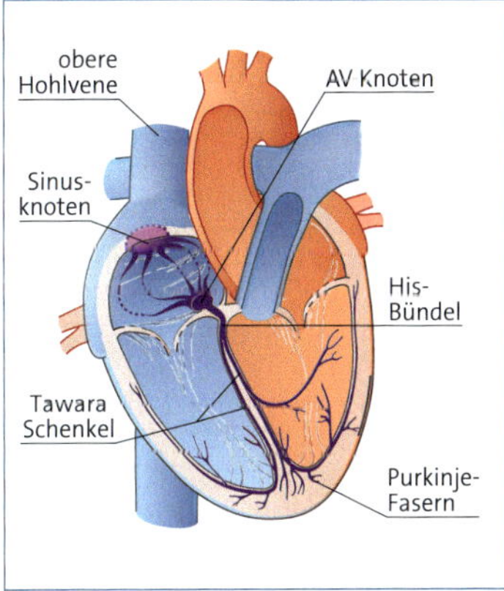

Das Reizleitungssystem des Herzens

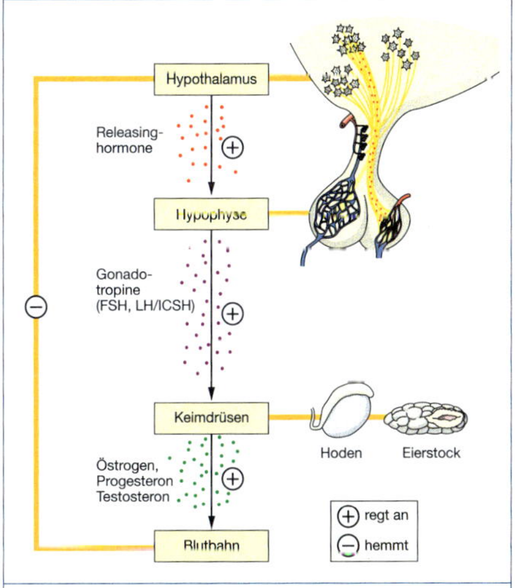

Die Steuerung des Hormonsystems

Begriff	Erklärung
Releasing-Hormone (engl. releasing = freisetzen)	Steuerungshormone des Hypothalamus, die die Hypophyse anregen, hormonbildende Drüsen zu aktivieren; z. B. TRH, LH-RH ► **Abb. S. 117**
Ren (lat.), nephros (altgriech.)	Niere ► **Abb. S. 98**
renal	die Niere(n) betreffend
renale Anämie	Anämie durch Erythropoetin-Mangel bei Nierenkrankheiten, z. B. Niereninsuffizienz
renale Osteopathie	durch Nierenkrankheit bedingter Verlust an Knochensubstanz bzw. Knochenqualität
Rendezvoussystem	Rettungssystem mit Treffen des Rettungstransportwagens (RTW) und Notarzteinsatzfahrzeugs (NEF) am Unfallort
Reposition (Verb reponieren)	Einrenken bzw. Wiedereinrichten 1) luxierter Knochen in die Gelenkpfanne, 2) dislozierter Knochenfragmente nach Frakturen
Resektion	operative Entfernung kranker Organteile; vgl. ► Exstirpation, ► Ektomie
resistent	(für ein Antibiotikum) unempfindlich
Resistenz	Widerstandskraft; 1) angeborene körpereigene Abwehr, 2) tastbarer Widerstand bei Palpation; z. B. des Abdomens, 3) bakterielle Widerstandskraft gegen Antibiotika 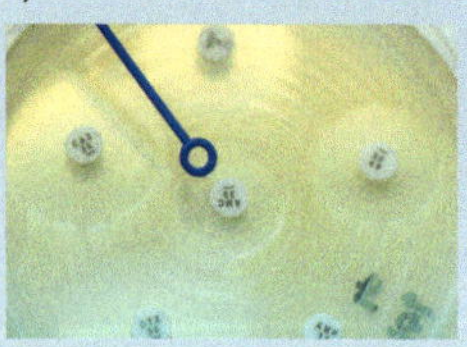 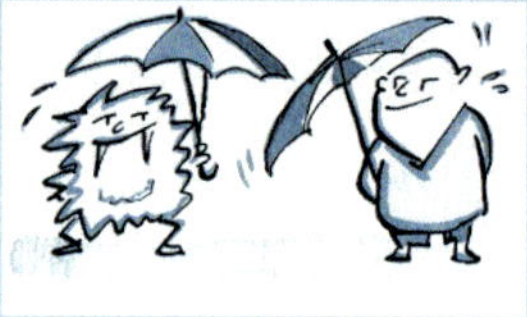 *Antibiogramm = Resistenzprüfung* *Resistenz = Widerstandskraft*
Resistogramm	► Antibiogramm ► **Abb. oben**
resorbierbar	bzgl. Nahtmaterialien: löst sich im Körper auf
Resorption (Verb resorbieren)	Stoffaufnahme oder -wiederaufnahme ins Blut; z. B. im Darm; Ggs. Sekretion
Respiration	(äußere) Atmung; besteht aus Einatmen (Inspiration) und Ausatmen (Exspiration) ► **Abb. S. 147**
respiratorisch	Atem-; Atmungs-; die Atmung betreffend
Respiratorisches Synzytial-Virus (RSV)	virulenter Atemwegserreger, der v. a. im 1. Lebensjahr und ab 60 Jahren gefährlich ist
Restharn	nach Miktion in der Blase verbleibender Harn
Retikulozyt	junger, unreifer Erythrozyt ► **Tab. S. 158**
Retinopathie	Erkrankung der Augennetzhaut durch 1) diabetische Mikroangiopathie, 2) arterielle Hypertonie, 3) seltene, z. B. genetische Ursachen

Begriff	Erklärung
retrograd	rückwärts; zurückgerichtet
retrograde Amnesie	rückwärtsgerichteter Gedächtnisverlust; Erinnerungslücke in Bezug auf Ereignisse vor dem Unfall; typisch nach ▸ Schädel-Hirn-Trauma

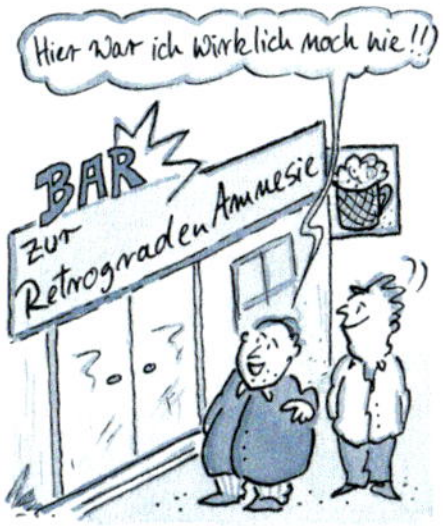
Hier war ich wirklich noch nie!!
BAR
zur Retrograden Amnesie

Begriff	Erklärung
retrosternal	hinter dem Brustbein (Sternum)
reversibel	umkehrbar; rückbildungsfähig; Ggs. irreversibel
Rezeptor	Empfangsmolekül, das bei Kontakt mit einem bestimmten Stoff (Hormon, Botenstoff) reagiert und die Information weiterleitet
Rezidiv	Rückfall; erneutes Auftreten
rezidivierend (rez.)	immer wieder auftretend; wiederkehrend
RF	1) ▸ **R**isiko**f**aktor, 2) ▸ **R**heuma**f**aktor
Rhesusfaktor	Erythrozyten-Antigen D; Rhesusantigen
Rhesus-negativ (Rh-)	Erythrozyten ohne Antigen D (Rhesus-Ag)
Rhesus-positiv (Rh+)	Bezeichnung für Erythrozyten mit Antigen D
Rhesus-Unverträglichkeit (Rhesus-Inkompatibilität)	Hämolyse beim Rh-pos. Fetus, dessen Rh-neg. Mutter Antikörper gegen D hat; diese Antikörper zerstören kindliche Erythrozyten
Merke: Mutter Rh-, Vater Rh+, Kind Rh+ => Rhesus-Unverträglichkeit ab der 2. Schwangerschaft, falls keine ▸ Anti-D-Prophylaxe erfolgt	
Rheuma, das (Rheumatismus, der; Adj. rheumatisch)	Oberbegriff für entzündliche, schmerzhafte Autoimmunkrankheiten des Bewegungsapparates; ▸ PcP, ▸ Lupus erythematodes, ▸ Psoriasis
Rheumafaktor (RF)	Antikörper gegen menschliches Immunglobulin; ggf. bei PcP nachweisbar
Rheuma-Serologie	Blutwerte, die auf Rheuma (rA/PcP/Lupus usw.) hinweisen
rheumatoid	rheumaartig; rheumaähnlich
rheumatoide Arthritis (rA)	▸ PcP (primäre chronische Polyarthritis; sog. Rheuma
Rheumatologe	Rheumaspezialist (Internist, Orthopäde oder Pädiater)
Rheumatologie	Lehre bzw. Heilkunde der entzündlichen Krankheiten des Bewegungsapparates
Rhinitis	Schnupfen; wörtl. Nasenentzündung
Rhinitis allergica	allergischer Schnupfen; z. B. Heuschnupfen
Rhizarthrose	Arthrose des Daumensattelgelenks

A B C D E F G H I J K L M N O P Q **R** S T U V W X Y Z

Begriff	Erklärung
Rhythmustod	plötzlicher Herztod; tödliches Herzversagen durch unbehandeltes Kammerflimmern
Rickettsien	intrazellulär wachsende, besonders kleine Bakterien; Erreger u. a. des Fleckfiebers
Rima ani	Gesäßfalte
Risikofaktor (RF)	gesundheitsschädigender Umstand, der das Risiko einer Erkrankung erhöht; z. B. ist Rauchen ein Risikofaktor für den Herzinfarkt
Risikoschwangerschaft	Schwangerschaft mit erhöhter Komplikationsgefahr; z. B. wegen Diabetes mellitus
RIVA (**R**amus **i**nter**v**entricularis **a**nterior)	großer Ast der linken Koronararterie, der zwischen den beiden Ventrikeln verläuft ▸ Abb. S. 81
RLS (**R**estless-**L**egs-**S**yndrom)	Syndrom der unruhigen Beine; neurologische Störung u. a. mit nächtlichen Schmerzen und Bewegungsdrang der Beine
RNA (RNS)	**r**ibo**n**ucleic **a**cid; **R**ibo**n**uklein**s**äure; Erbsubstanz
Röntgen (engl. X-ray; sprich „ex-räi")	Diagnostikmethode, die die von C. Röntgen entdeckten energiereichen Strahlen nutzt
Röntgen-Kontrastmittel	Flüssigkeit zur Verbesserung der röntgenologischen Darstellung von z. B. Hohlorganen und Blutgefäßen
Röntgen-Thorax (Kw. Rö-Thorax)	Röntgenuntersuchung des Thorax bzw. der Brustorgane
Röteln (Rubeola)	Viruskrankheit mit Exanthem (Hautausschlag)
Rötelnembryopathie	Syndrom durch Rötelninfektion des Embryos; umfasst Herz-, Gehirn- und Augendefekte
Rp. (lat. **rec**i**p**e = nimm)	traditionelle Einleitung von Rezepten; ursprünglich Hinweis an den Apotheker
RR (nach S. **R**iva-**R**occi; sprich „Riwa-Rotschi")	Kw. für Blutdruck; die Messung nach Riva-Rocci erfolgt mit Armmanschette, Manometer und Stethoskop; vgl. ▸ Korotkow-Töne ▸ Abb. S. 121
RSV	▸ **r**espiratorisches **S**ynzytial-**V**irus; Atemwegserreger
RTW	**R**ettungs**t**ransport**w**agen; Rettungswagen
Rubeola	▸ Röteln
Rückenmarknerv (Spinalnerv)	Nerv, der durch ein Zwischenwirbelloch aus dem Rückenmark austritt und einen streifenförmigen Körperbereich versorgt; vgl. ▸ Herpes zoster ▸ Abb. S. 38, 122
Ruhepuls	Pulsfrequenz in Ruhe bei Raumtemperatur; Normbereich für Erwachsene: 60–80/min
Ruptur	Zerreißen; Riss; z. B. ▸ Aneurysmaruptur
rupturieren	zerreißen, einreißen

Begriff	Erklärung
R-Wert	**R**eproduktionszahl; gibt an, wie viele Menschen ein Kranker durchschnittlich infiziert, z. B. bei Masern R-Wert = 15
Saccharid (Zucker)	Kohlenhydrat; nach Menge der Einzelmoleküle: 1) Monosaccharid (Einfachzucker), 2) Disaccharid (Doppelzucker), 3) Polysaccharid (Vielfachzucker) ▸ Abb. S. 122
Saccharose	Haushaltszucker; Disaccharid aus Glukose und Fruktose
Sagittalachse	von dorsal nach ventral bzw. umgekehrt verlaufende Achse
Sagittalebene	längs durch den Körper verlaufende Ebene
Sakralkyphose	Kyphose (physiol. Biegung) des Kreuzbeins ▸ Abb. S. 51
Salbe	fettreiche Zubereitung zur Hautbehandlung; Wasser-in-Öl-Emulsion; vgl. ▸ Creme
Samenleiter (Ductus deferens)	schlauchförmiges Hohlorgan zwischen Nebenhoden und Urethra ▸ Abb. S. 56

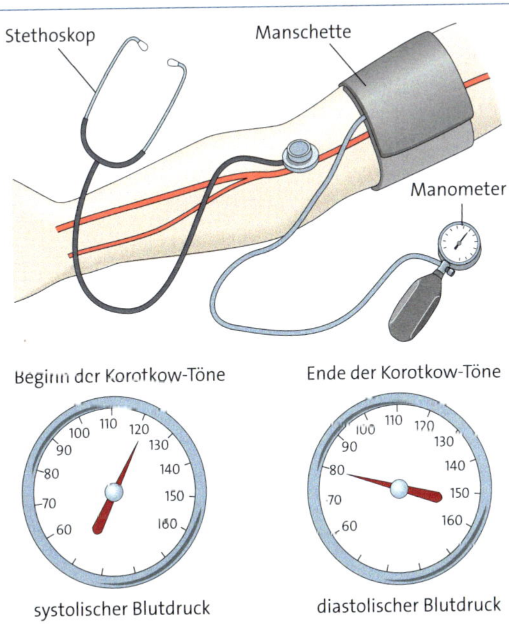

1. Arm in Herzhöhe lagern, passende Manschette anlegen, Manometerschraube schließen, aufpumpen, bis der Puls an der A. radialis nicht mehr tastbar ist. Dann noch ca. 30 mmHg weiter aufpumpen. Bei ungefähr bekannter Blutdruckhöhe auf 30 mmHg oberhalb des erwarteten systolischen Wertes aufpumpen.
2. Stethoskop anlegen, Manometerschraube so langsam öffnen, dass der Druck ca. 3 mmHg/sec sinkt. Der Druck beim ersten hörbaren Korotkow-Ton entspricht dem systolischen RR-Wert.
3. Weiter ablassen; der Druck beim letzten deutlich hörbaren Ton entspricht dem diastolischen RR-Wert. Sofort dokumentieren, nicht auf- oder abrunden, Seite angeben; z.B. RR re. 118/72 mmHg.

Blutdruckmessung nach Riva-Rocci

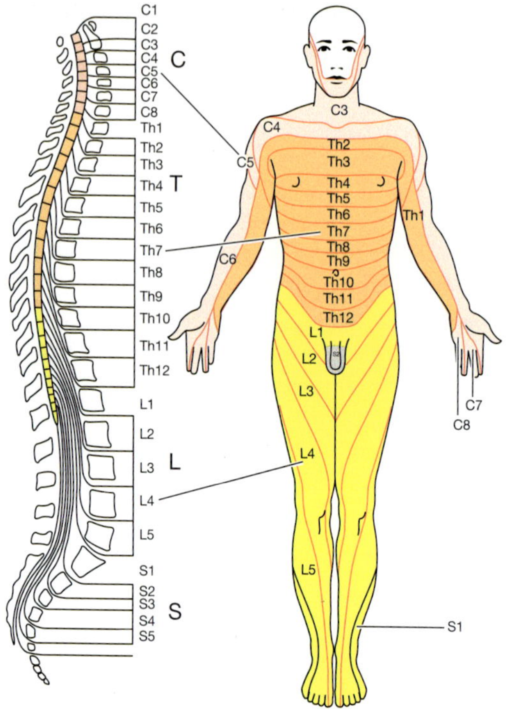

Die Rückenmarknerven und ihre Versorgungsgebiete (Dermatome)

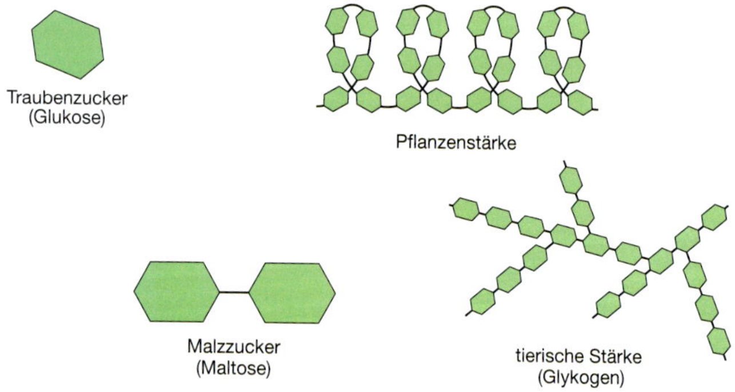

Saccharide: Einfach-, Doppel- und Vielfachzucker

Begriff	Erklärung
Sarkoidose (Morbus Boeck; sprich „Buck“)	entzündliche ▸ Systemerkrankung, die z. B. Lunge, Leber, Haut, ZNS und/oder Nieren befällt
Sarkom, das	maligner Tumor des Binde-, Fett-, Knochen- oder Muskelgewebes; vgl. ▸ Karzinom
Sarkopenie	Mangel an Muskelmasse (meist altersbedingt)
SARS (**s**evere **a**cute **r**espiratory **s**yndrome)	viral bedingte, akute, schwere, fieberhafte Atemwegsinfektion
SARS-CoV-2	**SARS** durch das **Co**rona-**V**irus **2**; Erreger von ▸ Covid-19
SAS (OSAS)	▸ **S**chlaf**a**pnoe**s**yndrom, obstruktives
Säure-Basen-Haushalt	Regelvorgänge, die den ▸ pH-Wert im Körper konstant halten
Säureblocker	Kw. für ▸ Protonenpumpenblocker (PPI)
Säureschutzmantel	dünner, leicht saurer Fett-Feuchtigkeits-Film der Epidermis; pflegt die Haut und schützt vor Infektionen

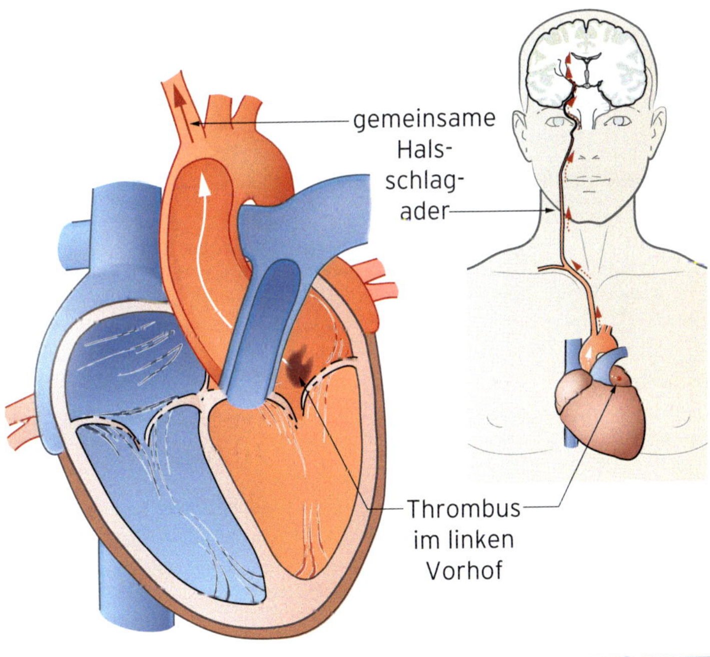

Embolischer Schlaganfall bei Vorhofflimmern: Ein Thrombus entsteht im linken Vorhof, wird fortgeschwemmt und verschließt eine Hirnarterie.

Begriff	Erklärung
Scapula (Skapula)	Schulterblatt ▶ Abb. S. 127
Scarlatina	▶ Scharlach
Schädel-Hirn-Trauma (SHT)	Verletzung von Schädel und Gehirn; Schweregrade: 1) Grad 1 = Commotio cerebri = Gehirnerschütterung (ohne nachweisbare Gewebsverletzung), 2) Grad 2 = Contusio cerebri = Gehirnprellung (mit nachweisbarer Verletzung), 3) Grad 3 = Compressio cerebri = Gehirnquetschung (nachweisbare Schäden, Einengung durch Blutung und ggf. offene Schädelverletzung)
Scharlach (Scarlatina)	Streptokokkenangina mit typ. Exanthem 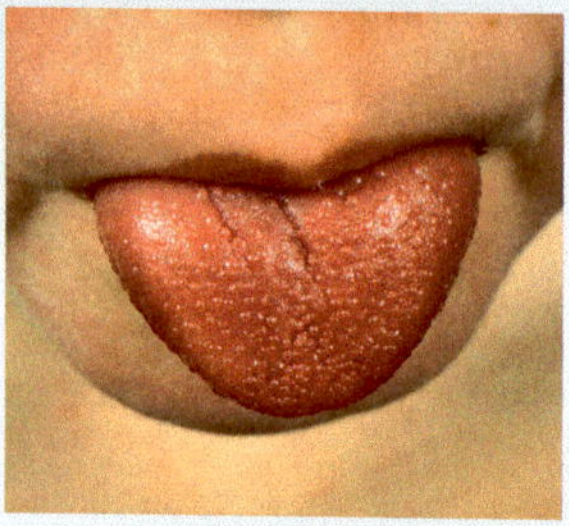 *Himbeerzunge bei Scharlach*
Schellong-Test (nach F. Schellong)	Kreislauftest mit mehrfacher RR- und Pulsmessung (z. B. zur Kollapsabklärung)
Schizophrenie	genetisch mitbedingte chron. Psychose; z. B. mit Wahnvorstellungen, Denkstörungen, Sinnestäuschungen; Therapie: v. a. langfristige Einnahme von ▶ Neuroleptika
Schlafapnoesyndrom (SAS)	Atempausen im Schlaf, v. a. bei Adipositas; führt u. a. zu Tagesmüdigkeit und Hypertonie
Schlaganfall (Hirninsult; Hirninfarkt; zentraler Insult; Apoplex; engl. Stroke)	plötzlich einsetzendes fokal-neurologisches Defizit, d. h. schlagartig auftretender Funktionsverlust des Gehirnteils, dessen Durchblutung gestoppt wurde durch Gefäßverschluss (durch Arteriosklerose oder Embolie) oder eine Blutung (durch Hypertonie); vgl. ▶ TIA ▶ Abb. S. 123
Schleudertrauma	▶ HWS-Schleudertrauma
Schlüssellochchirurgie (minimal invasive Chirurgie)	chir. Technik, bei der die Instrumente durch kleine Hautschnitte eingeführt werden; z. B. laparoskopische Operationen
Schock (Kreislaufschock)	schwerste Kreislaufstörung mit gestörter Kapillardurchblutung; unbehandelt tödlich
Schockindex	früheres Diagnostikschema zur Schockerkennung und -beurteilung: Quotient aus Pulsfrequenz (pro min) und Blutdruck (mmHg); gibt Auskunft über Volumenmangel in der Blutbahn; normal 0,5; ab 1 drohender Schock; ab 1,5 ausgeprägter Schock

Begriff	Erklärung
Schocklagerung	Hochlagern der Beine bei Kreislaufkollaps ▸ Abb. S. 79
Schrittmacher (Syn. Herzschrittmacher)	subkutan implantierbares elektronisches Gerät, das bei fehlenden Herzaktionen Stromimpulse abgibt, um Pausen der Herzschlagfolge, Bewusstlosigkeit usw. zu verhindern; vgl. ▸ ICD
Schrumpfniere	narbige Umwandlung und Funktionsverlust des Nierengewebes durch Pyelonephritiden
Schwannsche Zelle (Schwann-Zelle; nach F. Schwann)	Markscheidenzelle; Isolierschicht am Axon ermöglicht schnelle elektrische Reizleitung in Nervenzellen; vgl. ▸ Multiple Sklerose ▸ Abb. S. 98
Screening	Reihenuntersuchung an symptomfreien Angehörigen von Risikogruppen zur Früherkennung von Krankheiten; z. B. Mammografiescreening
Seborrhö, die	wörtlich „Fettfluss"; übermäßiges Haut- bzw. Kopfhautfett; Ggs. Sebostase
seborrhoische Dermatitis	schuppende Entzündung in talgdrüsenreichen Hautgebieten mit Pilzinfektion
seborrhoische Keratose	Alterswarze; alterstypische benigne, nicht infektiöse Gewebswucherung 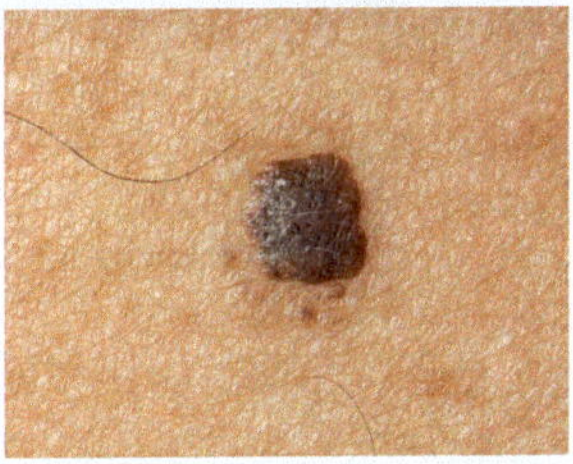
Sebostase, die	Mangel an Hautfett; sog. trockene Haut
Sectio (Kw. für Sectio caesarea; Kaiserschnitt)	operative Entbindung mit chirurgischer Öffnung von Bauchwand und Uterus; sog. Schnittentbindung
Sedativum	Beruhigungsmittel
Sediment (Kw. für Harnsediment)	Bodensatz zentrifugierten Urins, der feste Bestandteile, Zellen, Kristalle usw. enthält
Segment	Abschnitt; z. B. 1) Lungensegment (Teil eines Lungenlappens); 2) Teil des Rückenmarks, der ein Dermatom versorgt ▸ Abb. S. 122
Sekret	Absonderung einer Drüse bzw. Schleimhaut
Sekretionsphase (Gelbkörperphase)	zweite Zyklusphase, in der das Endometrium drüsenartig wird ▸ Abb. S. 90
Sektion (Autopsie; Obduktion)	innere Leichenschau; Untersuchung des Leichnams nach festem Schema zur Klärung der Todesursache

Begriff	Erklärung
Sekundärprävention (sekundäre Prävention)	zweite Präventionsstufe: Früherkennung von Risikofaktoren oder Krankheiten; z. B. Cholesterinmessung, Krebsfrüherkennungsuntersuchungen
Selbstmedikation	Selbstbehandlung mit (zumeist frei verkäuflichen) Arzneimitteln
semimaligne (lat. = halb maligne, halb bösartig)	Tumoreigenschaft, z. B. des ▸ Basalioms: wächst lokal krebstypisch zerstörend, metastasiert aber in der Regel nicht
semiquantitativ (lat. = mit halb genauer Mengenangabe)	bzgl. Labortests: ungefähre Mengenangabe, im Sinne von „wenig/viel/sehr viel"; z. B. Harnstreifentest auf Glukose, Erys, Leukos, Protein; vgl. ▸ quantitativ, ▸ qualitativ
sensibel	empfindsam; empfindlich; 1) bzgl. Bakterien: für ein Antibiotikum empfindlich, 2) bzgl. Nervenfunktion: den Tastsinn betreffend, 3) bzgl. Psyche: feinfühlig
Sensibilität	Fühl- und Tastsinn der Haut
Sensibilitätsstörung	Empfindungsstörung; Veränderung des Gefühls für Kälte, Wärme, Berührung usw.
sensorisch	die Sinneswahrnehmung (Hören, Sehen, Riechen usw.) betreffend; vgl. ▸ sensibel
Sepsis	Blutvergiftung; schweres Krankheitsbild mit hohem Fieber; unbehandelt tödlich 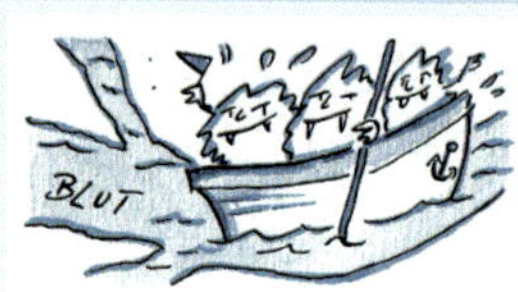
Septum, das	Scheidewand; 1) Herzscheidewand, 2) Nasenscheidewand
serös (Adj. von Serum)	Wundsekrete betreffend: serumartig, d. h. hellgelb und klar wie Blutserum; Ggs. eitrig (purulent)
Serum	1) Flüssigkeit des geronnenen Blutes; vgl. ▸ Plasma, 2) antikörperhaltiges Medikament; z. B. Antitoxin oder Passivimpfstoff ▸ **Abb. S. 109**
SGLT2-Hemmer	orale Antidiabetika, die die Glukoserückgewinnung in der Niere stoppen und zur BZ-Senkung durch Glukosurie und Gewichtsreduktion führen; z. B. Empagliflozin
SHT	▸ **S**chädel-**H**irn-**T**rauma
Sigma, das (Colon sigmoideum; Sigmoid)	S-Darm; s-förmiger Dickdarmanteil zwischen Kolon und Rektum ▸ **Abb. S. 31**
Sigmadivertikulose	Vorhandensein zahlreicher Schleimhautausstülpungen in der Wand des Sigma; vgl. ▸ Divertikulitis ▸ **Abb. S. 38, 80**
Sigmoid	▸ Sigma ▸ **Abb. S. 31**
signifikant	bzgl. Testergebnis: bedeutsam, eindeutig

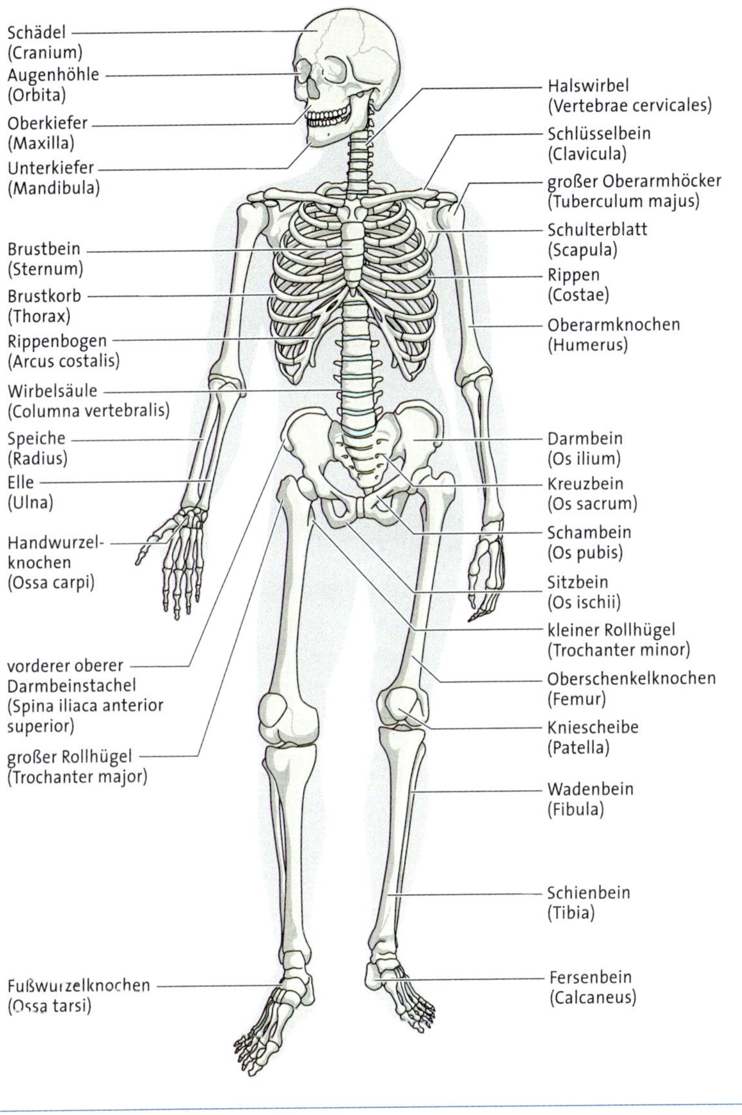

Das menschliche Skelett von ventral

Begriff	Erklärung
signifikante Keimzahl	Keimzahl/mL Urin, bei der eine bakterielle Harnweginfektion wahrscheinlich ist; z. B. 100 000/mL; bei Schwangeren 10.000/mL
Simultanimpfung	(fast) gleichzeitige Gabe zweier getrennter Spritzen mit je einer aktiven und passiven Impfung bei akutem Ansteckungsverdacht; z. B. nach Verletzung/Nadelstich
sinister	links; der linke ▸ Abb. S. 14
Sinnesepithel	auf Reizwahrnehmung spezialisiertes Epithel in Sinnesorganen (z. B. Auge, Nase, Ohr)
Sinusitis	Nasennebenhöhlenentzündung; am häufigsten 1) S. maxillaris (Kieferhöhlenentzündung), 2) S. frontalis (Stirnhöhlenentzündung) ▸ Abb. unten
Sinusknoten	elektrischer Impulsgeber des Herzens ▸ Abb. S. 117
Sinusrhythmus	normaler Herzrhythmus
SIT (allergen**s**pezifische **I**mmun**t**herapie)	Allergiebehandlung, bei der kontrolliert geringe Mengen Allergen(e) zugeführt werden; Syn. Hypo- bzw. Desensibilisierung
Skalpell	chirurgisches Messer
Skelett	Knochengerüst des menschlichen Körpers ▸ Abb. S. 127
Sklera (Mz. Skleren)	(weiße) Lederhaut des Auges ▸ Abb. S. 141
Sklerose	Verhärtung; z. B. Arteriosklerose
Skoliose	Seitwärtsverkrümmung der Wirbelsäule ▸ Abb. unten

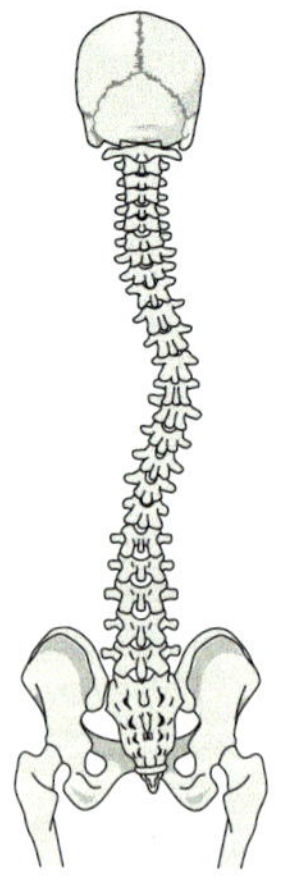

Skoliose der Brustwirbelsäule

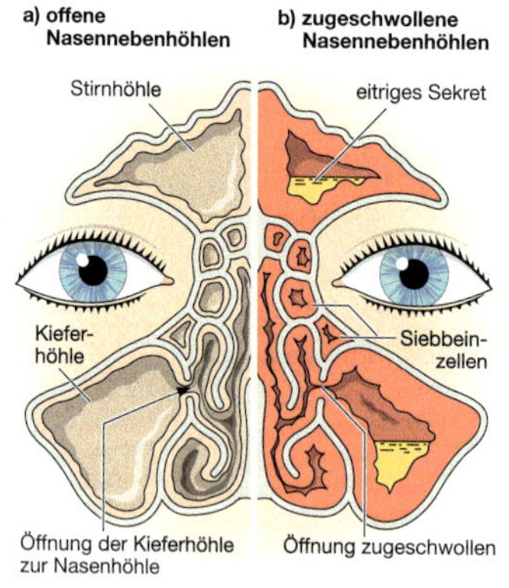

b) Sinusitis frontalis und maxillaris: Die Schleimhautschwellung verschließt die NNH-Öffnungen, das eitrige Sekret fließt nicht ab.

Begriff	Erklärung
Skorbut (lat. = Mangelkrankheit)	Vitamin-C-Mangelkrankheit; z. B. mit Zahnfleischbluten, Wundheilungsstörungen und Immunschwäche
skrotal (scrotal)	den Hodensack betreffend
Skrotum (Scrotum)	Hodensack ▸ Abb. S. 56
somatoform (wörtl. = in Körpergestalt)	Begriff der Psychosomatik; seelische Probleme drücken sich in körperlichen Funktionsstörungen aus
Sonografie	Ultraschalluntersuchung
Soor (sprich „so-or")	Pilzerkrankung von Schleimhäuten durch Candida albicans; z. B. Mundsoor
Spannungs-kopfschmerz	Kopfschmerz, der durch Verspannung der Nacken-muskulatur, z. B. bei Stress, entsteht
Spasmolytikum	krampflösendes Medikament, z. B. Buscopan®
spastisch	krampfartig; verspannt
Spekulum, das (Mz. Spekula)	Spiegel; glänzendes Metallinstrument für Untersuchungs-zwecke (Gynäkologie, HNO)
Sperma, das	Samenflüssigkeit
Spermatozoen (Ez. Spermatozoon, das)	▸ Spermien
Spermien (Ez. Spermium, das)	Samenzellen; Keimzellen des Mannes
Spermiogramm	Spermauntersuchung bzgl. Menge, Beweglichkeit und Form der Spermien
Spermizid, das (Adj. spermizid)	Spermien abtötendes Mittel; z. B. als chemisches Gel, Schaum oder Kondombeschichtung
spezifisch	genau passend; kennzeichnend; typisch
Spinaliom (spino-zelluläres Karzinom)	Stachelzellkrebs; Form des hellen (weißen) ▸ Hautkrebses ▸ Abb. S. 61
Spinalkanalstenose	Verengung des Spinalkanals (Wirbelkanals, Rückenmark-kanals) bei Wirbelarthrose
Spinalnerv	▸ Rückenmarknerv
Spinnennävus (Spidernävus; Mz. Spidernävi)	für Leberzirrhose typische Gefäßmissbildung der Haut; aus zentralem Blutgefäß entspringen „spinnenförmig" Ausläufer 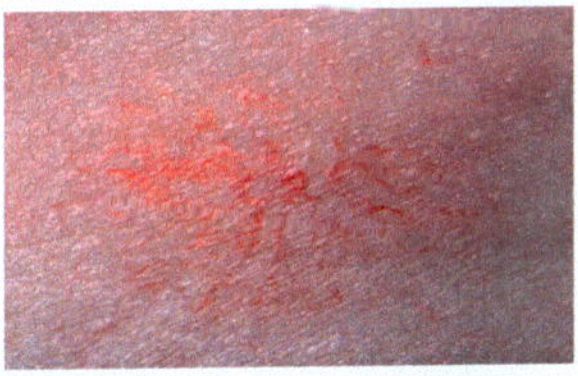
Spirochäten (Spirillen)	Spiralbakterien; z. B. Borrelien und Treponema pallidum (der Syphiliserreger)

Begriff	Erklärung
Spiroergometrie (Ergospirometrie; Kw. Spiro-Ergo)	Aufzeichnung von Atmung, O_2-Verbrauch, Blut-pH, Blutgasen und Belastungs-EKG als Herz-Kreislauf- bzw. Leistungstest
Spirografie	grafische Darstellung der Spirometrie-Messwerte ▶ **Abb. S. 86**
Spirometrie	Lungenfunktionsprüfung ▶ **Abb. S. 86**
Splenektomie	chir. Entnahme der Milz; z. B. wegen Verletzung oder Autoimmunkrankheit; cave Immunschwäche gegen Bakterien
Splenomegalie	Milzvergrößerung; z. B. bei Infektionskrankheiten
Spondylarthrose	Arthrose, d. h. Degeneration der Wirbelgelenke
Spondylarthritis ankylosans	versteifende Wirbelgelenkentzündung (rheumatische Autoimmunkrankheit); ▶ Bechterew, M.
Spongiosaknochen (Kw. Spongiosa)	Bälkchenknochen; schwammartig aufgebaute Knochensubstanz; Ggs. Kompakta ▶ **Abb. S. 45**
Spontanfraktur	Knochenbruch ohne oder ohne adäquates Trauma, z. B. bei ▶ Osteoporose
Spontanurin	Urinprobe, die bei passender Gelegenheit gewonnen wird; Ggs. Morgenurin ▶ **Abb. S. 93**
Spontanverlauf	Verlauf einer Krankheit ohne Therapie
Spore, die (Mz. Sporen)	1) widerstandsfähige Dauerform bestimmter Bakterien, 2) Fortpflanzungszelle von Pilzen
Spritzenabszess	durch i.m.-Injektion verursachte eitrige Gewebsentzündung
Sprosspilze	Hefepilze; Pilzarten, die sich durch Sprossung vermehren; z. B. Candida albicans
Spurenelement	nicht energieliefernder Nährstoff, der in mg-Menge/Tag benötigt wird; z. B. Zink, Jod
SS	**S**chwanger**s**chaft
SSRI	Serotonin-Wiederaufnahmehemmer; Antidepressivum
SSW	**S**chwanger**s**chafts**w**oche
stabile Seitenlagerung	spezielle Lagerung, die bei Bewusstlosigkeit die Atemwege offen hält ▶ **Abb. S. 131**
Staging	Bestimmung des Stadiums einer Krebserkrankung durch Untersuchungen
Stammadipositas	Adipositas, bei der sich die Fettpolster vor allem am Körperstamm (Bauch) befinden; vgl. ▶ metabolisches Syndrom
Stammzelle	undifferenzierte Zelle; z. B. aus KM oder Embryonen, die sich zu verschiedenen Zellen (z. B. Blutzellen) umbilden kann
Staphylokokken	Trauben- oder Haufenkokken; Eitererreger ▶ **Abb. S. 131**
Statine (Mz.)	häufig verordnete Lipidsenker; z. B. Simvastatin
Status (lat. = Zustand)	anhaltende Symptomatik; z. B. bei 1) Asthma bronchiale (Status asthmaticus), 2) Krampfleiden (Status epilepticus)

Begriff	Erklärung
Steatosis hepatis	Fettleber; vgl. ▸ Steatohepatitis
Steatohepatitis	Fettleber mit Entzündung des Lebergewebes
Stenose	Verengung; Engstelle; z. B. Aortenstenose
stenosierend	verengend; vgl. ▸ Stenose

Kugelbakterien		*Stäbchenbakterien*	
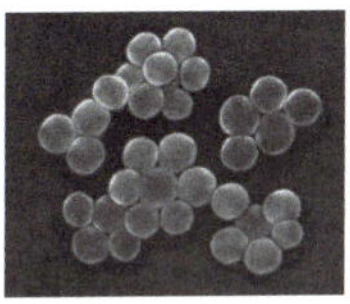	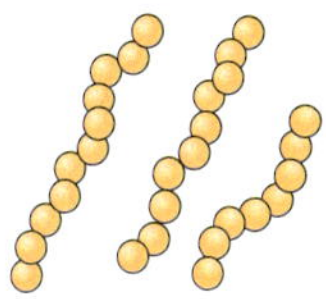	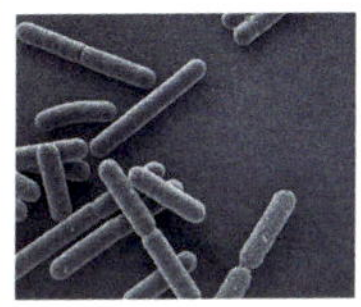	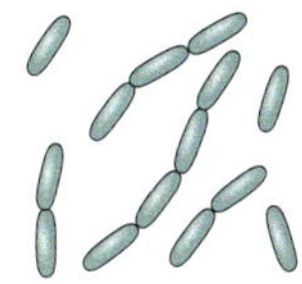
Staphylokokken	*Streptokokken*		

Stabile Seitenlagerung		
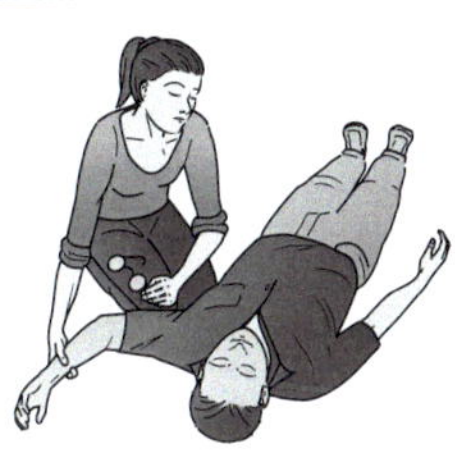	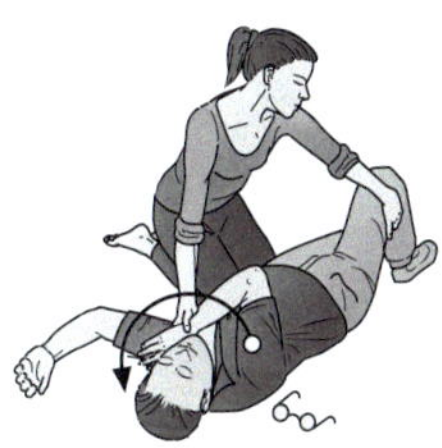	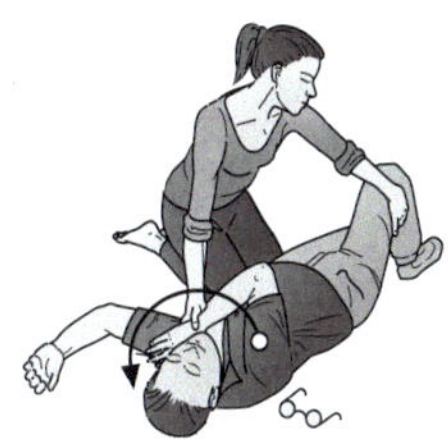
linken Arm anbeugen, ggf. Brille abnehmen	*rechten Arm an die linke Wange legen und dort mit eigener Hand fixieren*	*Bein beugen*
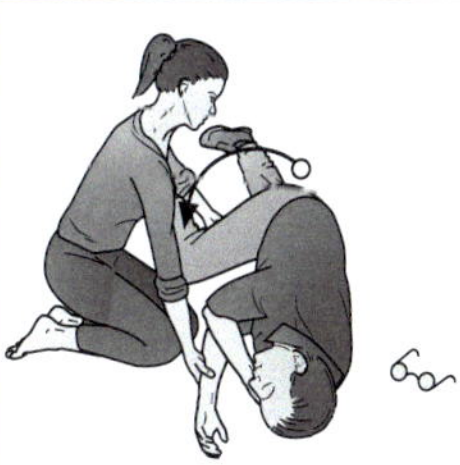	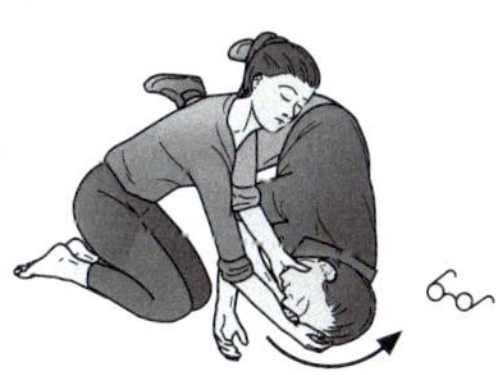	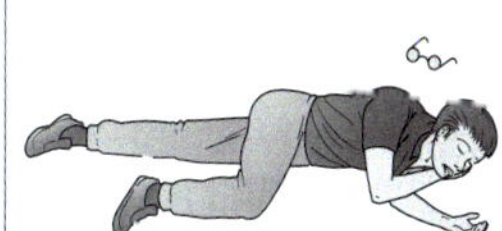
Patienten herüberziehen	*Kopf überstrecken und mit der zweiten Hand in dieser Lage fixieren*	*ggf. vor Kälte schützen (zudecken)*

Begriff	Erklärung
Stent	Metallstütze; dient dem Offenhalten aufgedehnter Stenosen; z. B. in Blutgefäßen 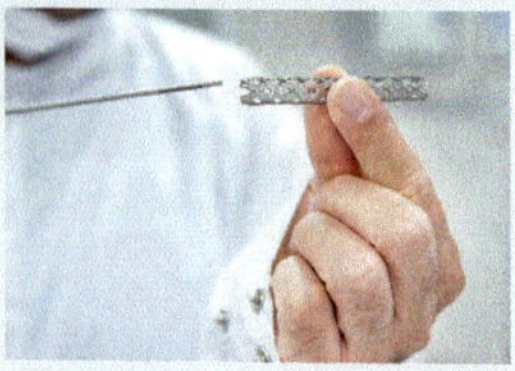 *Herzkatheter und Koronarstent im Größenvergleich*
steril	1) keimfrei; Syn. aseptisch, 2) unfruchtbar
sterilisieren	1) steril, d. h. keimfrei machen, 2) chirurgisch unfruchtbar (fortpflanzungsunfähig) machen
Sterilisation	1) Entkeimung, 2) Operation, die unfruchtbar macht; ▸ Vasektomie beim Mann; ▸ Tubenligatur bei der Frau
Sterilität	Keimfreiheit
Sternum	Brustbein ▸ **Abb. S. 127**
Stethoskop	Hörrohr; Instrument zur ▸ Auskultation
STI (**s**exually **t**ransmitted **i**nfections)	sexuell übertragene Infektionskrankheiten
STIKO	**St**ändige **I**mpf**ko**mmission am Robert Koch-Institut; Ärztekommission, die öffentliche Impfempfehlungen erstellt
Stix	Kw. für Teststreifen zur Harndiagnostik
Stoffwechsel (Metabolismus)	Nährstoffumwandlung in Energie und Baustoffe
Stoffwechselentgleisung	extreme Abweichung des BZ (Hyper- oder Hypoglykämie) bei Diabetes mellitus; Notfall
Stoma (Enterostoma; Anus praeter)	künstlicher Darmausgang ▸ **Abb. S. 17**
Streptokokken	Kettenkokken; z. B. Scharlacherreger ▸ **Abb. S. 58, 131**
Streptokokkenangina	bakterielle Mandelentzündung durch Streptokokken; vgl. ▸ Angina tonsillaris
Stressinkontinenz	Belastungsinkontinenz; ▸ Harninkontinenz ▸ S. 60
Stridor	pathol. Atemgeräusch; „Ziehen", das in verengten Atemwegen entsteht, z. B. bei ▸ Pseudokrupp
Stroke	▸ Schlaganfall
Stroke-Unit	Spezialabteilung für Schlaganfallpatienten
Struma	Kropf; krankhafte Schilddrüsenvergrößerung
Struma nodosa	Knotenstruma; krankhafte Schilddüsenveränderung
ST-Strecken-Senkung	Verlauf der ST-Strecke des EKGs unterhalb der Waagerechten; z. B. KHK-Symptom
subakut	nicht ganz akut; weniger heftig verlaufend

Begriff	Erklärung
subjektiv	selbst gefühlt bzw. empfunden; nicht messbar
subkutan (s. c.; subcutan)	unter der Haut bzw. unter die Haut; bzgl. Injektionsart: ins Unterhaut-Fettgewebe ▸ Abb. S. 72
Subkutis (Subcutis)	Unterhaut; Unterhautfettgewebe ▸ Abb. S. 44
sublingual	bzgl. Medikamentengabe: unter die Zunge ▸ Abb. S. 43
Substitution (lat. = Ersatz)	Gabe 1) fehlender bzw. mangelnder Nährstoffe oder Hormone, 2) Methadon als Ersatzmittel für Heroinabhängige
Suizid	Selbsttötung; schwerste Depressionsfolge
Suizidalität	Suizidneigung; Suizidgedanken
Superinfektion	Zusatzinfektion vorgeschädigten Gewebes; z. B. Otitis media bei grippalem Infekt ▸ Abb. S. 102
superior	der obere; oben
Supination	Auswärtsdrehung der Handfläche bzw. Fußsohle; Ggs. Pronation ▸ Abb. S. 10, ▸ S. 10
Suppositorium (Mz. Suppositorien; KW. Supp.)	Medikamentenzäpfchen; Applikationsform zur rektalen oder vaginalen Anwendung
SVES (**s**upra**v**entrikuläre **E**xtra**s**ystole)	Herzaktion außerhalb des Grundrhythmus mit Ursprung oberhalb des AV-Knotens; vgl. ▸ VES
Symbiose	Lebensgemeinschaft zum beiderseitigen Nutzen; z. B. Darmflora (Mikrobiom) und Mensch
Sympathikus (N. sympathikus)	Teil des vegetativen Nervensystems; aktiv bei Leistung und Stress; Ggs. Vagus
Symptom	Krankheitszeichen
symptomatisch	1) bzgl. Therapie: (nur) auf das Symptom zielend; Ggs. kausal, 2) mit Symptomen; Ggs. asymptomatisch
Synapse	Kontaktstelle zwischen Nerven ▸ Abb. S. 98
Synarthrose	Fuge; feste Knochenverbindung ohne Spalt; Ggs. Gelenk
Syndesmose	Bandhaft; Bandfuge; Synarthrose, die mit Bändern gehalten wird
Syndrom	typische Symptomkombination durch eine gemeinsame Ursache; z. B. Down-Syndrom
Synergist (Agonist)	gleichsinnig arbeitender Muskel; Ggs. ▸ Antagonist
Synkope	Ohnmacht; Zusammenbrechen mit kurzem Bewusstseinsverlust; vgl. ▸ Kollaps
Synovia	Gelenkschmiere; Flüssigkeit im Gelenkspalt
Synovialis	weiche Innenschicht der Gelenkkapsel; bildet Synovia
Synovialitis	Entzündung der Gelenkschleimhaut z. B. bei ▸ PcP = rheumatoider Arthritis

A B C D E F G H I J K L M N O P Q R S T U V W X Y Z

Begriff	Erklärung
Syphilis	▸ Lues
Systemerkrankung	Erkrankung mehrerer Gewebe oder Organsystem(e); z. B. ▸ PcP; Sarkoidose
systemisch	im ganzen Körper 1) ausgebreitet (Infektion; Ggs. lokale Infektion), 2) wirksam (Therapie; Ggs. lokale bzw. topische Therapie)
Systole	Austreibungsphase der Herzaktion ▸ **Abb. S. 36**
Szintigrafie	nuklearmedizinische Untersuchung
T_3	Trijodthyronin; Schilddrüsenhormon; vgl. ▸ fT_3
T_4	Thyroxin; Tetrajodthyronin; Schilddrüsenhormon; vgl. ▸ fT_4
Tachykardie	beschleunigte Herzschlagfolge/-frequenz
Tachypnoe	beschleunigte Atmung
Tagestherapiekosten (TTK)	Kosten eines Medikaments bzw. einer Therapiemaßnahme pro Anwendungstag
TAH	▸ **T**hrombozyten**a**ggregations**h**emmer
Tawara-Schenkel (nach S. Tawara)	Teil des Reizleitungssystems des Herzens ▸ **Abb. S. 117**
Tb (Tbc, TBC)	**Tu**b**e**rkulose (lat./engl. **tub**erculosis)
Td(a**p**)	**T**etanus-**D**iphtherie-(**P**ertussis)-Impfstoff; D und P (in Säuglingsimpfstoffen) bedeute einen höheren Antigengehalt als d und p (ab 5 bzw. ab 10 Jahren)
TEE	**t**rans**ö**sophageale **E**chokardiografie mit Lage des Schallkopfes in der Speiseröhre; „Schluckschall"
Teerstuhl	tiefschwarzer Stuhlgang; entsteht durch Blutung im oberen GI-Trakt (z. B. Magen)
Teleangiektasie	sichtbares, erweitertes Äderchen
Tendovaginitis	Sehnenscheidenentzündung
TENS	**t**ranskutane **e**lektrische **N**erven-**S**timulation; lokale Schmerztherapie mit leichten Strömen
TEP	▸ **T**otal**e**ndo**p**rothese; künstliches Gelenk
terminal (Adj.)	am Ende; im Endstadium; zum Tode führend
terminales Ileum	Endstück des Ileums vor Einmündung ins Zäkum
Tertiärprävention (tertiäre Prävention)	dritte Präventionsstufe: weitestmögliche Wiederherstellung der Gesundheit bei bestehender Krankheit bzw. nach Schadensereignis (z. B. Reha nach Herzinfarkt, Krebsnachsorge)
Testis, der (Mz. Testes; Testikel, der)	Hoden; Bildungsort der Samenzellen und des Geschlechtshormons Testosteron ▸ **Abb. S. 56**
Testosteron	wichtigstes männliches Geschlechtshormon
Tetraparese (-plegie)	Schwäche (Lähmung) aller vier Extremitäten

Begriff	Erklärung
therapierefraktär	nicht auf Therapie ansprechend; Syn. therapieresistent
thermisch	durch Hitze
thorakal	am/im Brustkorb; den Brustkorb betreffend
Thorakotomie	chir. Eröffnung des Brustkorbs
Thorax	1) Brustkorb, 2) Brustraum ▸ Abb. S. 127
Thrombopenie	Mangel an Blutplättchen (< 150 000/μL) ▸ Tab. S. 153
Thrombophilie	erhöhte Blutgerinnungsneigung; Ggs. Hämophilie
Thromboplastinzeit (TPZ; Prothrombinzeit; PTZ)	Gerinnungswert: Zeit bis zur Bildung eines Gerinnsels im Probenröhrchen nach Zugabe von Calcium und Gewebefaktor; misst Marcumar®-Wirkung; Methoden: 1) ▸ INR, 2) ▸ Quick ▸ Tab. S. 159
Thrombose	pathol. Thrombusbildung in unverletztem Blutgefäß; bei Ablösung des Thrombus entsteht eine ▸ Embolie
Thrombozyt (Kw. Thrombo)	Blutplättchen; wichtig für die Blutstillung ▸ Tab. S. 153
Thrombozyten-aggregations-hemmer (TAH)	Medikamente, die durch Glätten der Thrombozytenoberfläche arteriosklerotischen Gefäßverschlüssen vorbeugen; z. B. ASS, Clopidogrel, vgl. ▸ Antikoagulanzien
Thrombozytopenie	Thrombopenie; ▸ HIT
Thrombozytose	Vermehrung der Blutplättchen (> 400.000/μL)
Thrombus	(Blut-)Gerinnsel; vgl. ▸ Embolus ▸ Abb. S. 109
Thyrostatikum (Thyreostatikum)	die Schilddrüsenfunktion hemmendes Arzneimittel; z. B. Carbimazol, Thiamazol
Thyrotropin (Thyreotropin)	▸ TSH
Thyroxin (L-Thyroxin; T_4)	Schilddrüsenhormon; wird im Körper in das wirksame T_3 (Trijodthyronin) umgewandelt
TIA (**t**ransitorische **is**chämische **A**ttacke)	leichter Schlaganfall bzw. -vorstufe mit vollständiger Symptomrückbildung innerhalb von 24 h
Tibia	Schienbein ▸ Abb. S. 127
Timed-up-and-Go-Test (engl. Aufsteh- und Geh-Test)	Teil des ▸ geriatrischen Basisassessments; der Patient steht von einem Stuhl auf, geht 3 m hin und zurück und setzt sich wieder; die benötigte Zeit wird gestoppt
Tinnitus (aurium)	Ohrgeräusche; sog. Ohrensausen
Titer	Verdünnungsstufe, bei der noch Antikörper nachweisbar sind (z. B. 1:32); entspricht einer Antikörpermenge
TNF-α-Blocker (**Tu**mor-**N**ekrose-**F**aktor-Alpha-Blocker)	antikörperhaltige Medikamente zur Therapie von rheumatischen bzw. Autoimmunkrankheiten; vgl. ▸ Biological; z. B. Remicade®

A B C D E F G H I J K L M N O P Q R S T U V W X Y Z

A B C D E F G H I J K L M N O P Q R S T U V W X Y Z

Begriff	Erklärung
Tod	Ende der ► Vitalfunktionen; Phasen: 1) klinischer Tod: Herz-Kreislauf- und Atemstillstand, weite starre Pupillen; ggf. durch Reanimation reversibel, 2) Hirntod: irreversibles Ende messbarer Hirnaktivität, 3) biologischer Tod: irreversibles Ende aller Zell- und Organfunktionen
Tonsillitis	Mandelentzündung; Syn. Angina tonsillaris
Tonsillopharyngitis	Mandel- und Rachenentzündung
Tonus	Grundspannung der Muskulatur
topisch (lokal)	bzgl. Therapie: örtlich; Ggs. ► systemisch
Totalendoprothese	künstlicher Gelenkersatz; Kw. TEP
Toxikologie (Adj. toxikologisch)	Lehre von den Giften einschließlich der Giftwirkungen von Arzneimitteln
toxisch	giftig
Toxoid	ungiftige Variante eines Bakteriengiftes (Toxins); Impfstoffbestandteil, da es dem Antigen des „echten" Bakteriengifts ähnelt
Toxoplasma	Erreger der Toxoplasmose; Protozoon
Toxoplasmose	Infektionskrankheit durch Protozoen bei Mensch und Tier; Gefahr für den Fetus bei Infektion der Schwangeren
Trachea	Luftröhre ► Abb. S. 21
Tracheostoma	künstliche Atemwegsöffnung am Hals
Tracheotomie	Luftröhrenschnitt; Notfallmaßnahme
Transaminasen (sog. Leberwerte)	Enzyme, deren Blutspiegel v. a. bei Leber(zell)schäden ansteigen; z. B. GOT/ASAT, GPT/ALAT, γ-GT ► Tab. S. 157
Transferrin	Eisen-Transportprotein des Blutes
Transfusion	Übertragung von Blut oder Blutbestandteilen
transitorisch	vorübergehend; vgl. ► TIA
transkutan (transcutan; lat. = über die Haut)	Medikamentenapplikation mittels Pflaster oder Salbe; vgl. ► TTS
transösophageal	bzgl. Echokardiografie: mit im Ösophagus des Patienten liegendem Schallkopf; vgl. ► TEE
Transplantation (Tx)	Organverpflanzung; 1) im selben Organismus; z. B. Venen-Bypass, 2) von fremdem Spender; z. B. Niere
Tranquilizer (engl.)	Beruhigungsmittel
transthorakal	bzgl. Echokardiografie: Ultraschalluntersuchung durch die Thoraxwand (nicht den Ösophagus)
transversal	bzgl. Radiologie: quer; Ggs. axial (längs)
Transversalebene	quer durch den Körper verlaufende Ebene, die ihn in obere und untere Hälfte teilt

Begriff	Erklärung
Trauma	Verletzung (körperlich und/oder seelisch)
Traumafolgestörung	seelische Erkrankung durch erlittenes Trauma, z. B. ▸ posttraumatische Belastungsstörung (PTBS)
Traumatologie	Unfallmedizin; Schwerpunkt der Chirurgie
Tremor	Zittern (v. a. der Hände); vgl. ▸ Parkinson
Trigeminus	N. trigeminus; Drillingsnerv
Trigeminusneuralgie	Schmerzanfall im Bereich des N. trigeminus
TRH (**T**hyrotropin **R**eleasing **H**ormone)	Hypothalamushormon, das die Hypophyse zur Freisetzung von ▸ TSH anregt ▸ Abb. S. 66, 117
Trichomoniasis	sexuell übertragbare Infektionskrankheit durch das Protozoon Trichomonas vaginalis
Triglyzerid (Triglycerid)	Fettmolekül, das aus einem Glycerin- und drei Fettsäuremolekülen zusammengesetzt ist ▸ Tab. S. 159
Trikuspidalklappe	Dreisegelklappe ▸ Abb. S. 63
Trimenon, das (Trimester, das)	dreimonatiger Abschnitt der Gravidität
Triple-Therapie	Dreifachtherapie (zwei Antibiotika plus Säureblocker) zur Eradikation des H. pylori; vgl. ▸ Quadrupel-Therapie
Trisomie 21	▸ Down-Syndrom
Troponin	Muskelprotein v. a. des Myokards, z. B. beim Herzinfarkt vermehrt ins Blut übergeht
Troponin T (und **I**)	Muskelproteine des Herzmuskels
Troponin-Test	Bluttest zum Frühnachweis des Herzinfarkts (und anderer Myokardschäden) 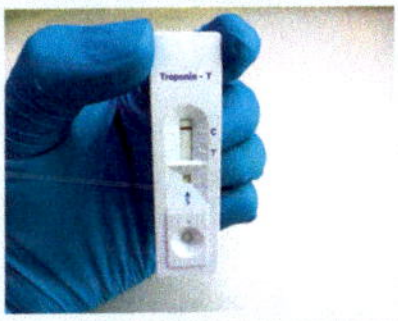 *Troponin-Schnelltest*
Trypsin	proteinspaltendes Pankreasenzym ▸ Tab. S. 151
TSH (**T**hyroidea **s**timulierendes **H**ormon; Thyrotropin)	Hypophysenhormon, das die Schilddrüsenfunktion anregt; wichtigster Blutwert zur Beurteilung der Schilddrüsenfunktion ▸ Tab. S. 159
TTS (**t**ranskutanes **t**herapeutisches **S**ystem)	Medikamentenpflaster mit festgelegter Medikamentenabgabe pro Zeit 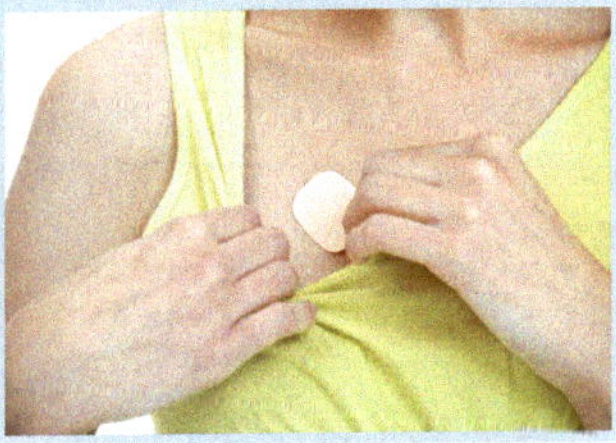 *Medikamentenpflaster am Oberkörper*
Tubargravidität	Eileiterschwangerschaft
Tube, die	1) Eileiter, 2) Ohrtrompete ▸ Abb. S. 57, 102

Begriff	Erklärung
Tubenligatur	chirurgische Eileiterunterbrechung (Sterilisation der Frau)
Tuberkulintest	intrakutaner Hauttest mit sterilen Antigenen von Tuberkuloseerregern; fällt positiv aus bei Z. n. Tbc-Erkrankung oder BCG-Impfung ▸ Abb. S. 74
Tuberkulose (Tb; Tbc)	Infektionskrankheit durch Tuberkelbakterien (den Erreger Mycobacterium tuberculosis)
Tubulus (Mz. Tubuli)	Nierenkanälchen
Tubus	Beatmungsschlauch; vgl. ▸ Intubation
Tumor (Mz. Tumoren)	Geschwulst; 1) gutartig (benigne), 2) bösartig (maligne; Syn. Krebs) ▸ Abb. unten
Tumormarker	im Serum messbarer Stoff, der von einem malignen Tumor stammt und der Tumor(verlaufs)diagnostik dient
TVT	**t**iefe **V**enen**t**hrombose; ▸ Thrombose
Tx	▸ Transplantation
Typ-1-Diabetes (primär insulinabhängiger Diabetes mellitus)	Variante der Zuckerkrankheit bei ca. 10 % der Diabetiker; durch Autoimmunvorgänge mit Inselzellabbau kommt es zumirreversiblen Ende der Insulinproduktion; der Patient ist lebenslang insulinabhängig

Wachstumseigenschaften gut- und bösartiger Tumoren

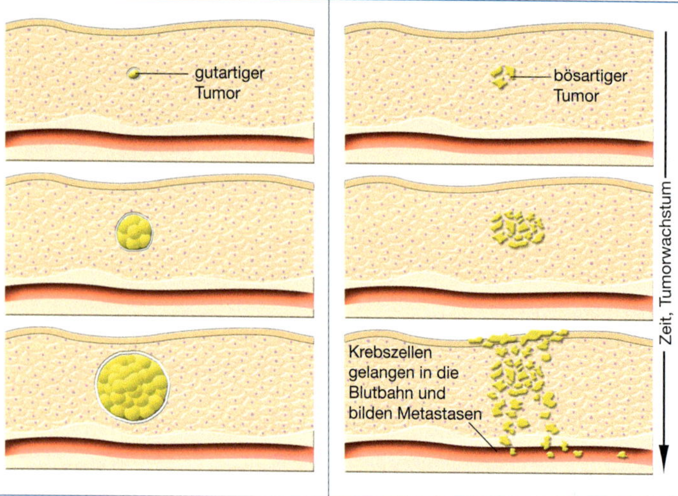

benigner Tumor: wächst abgegrenzt, bildet Kapsel, besteht aus differenzierten Zellen, metastasiert nicht

maligner Tumor: wächst schnell, durchsetzt das Gewebe, besteht aus atypischen Zellen, wandert in Blutgefäße ein und bildet Metastasen

Begriff	Erklärung
Typ-2-Diabetes (nicht primär insulinabhängiger Diabetes mellitus)	Variante der Zuckerkrankheit bei 90 % der Diabetiker; Stoffwechselkrankheit: durch Gene und meistens Übergewicht entsteht Insulinresistenz; BZ und Insulinspiegel steigen an; Inselzellen können erlahmen und die Insulinproduktion einstellen; dann werden Insulingaben nötig
U (engl. **U**nit = Einheit)	Maßeinheit bei Laborwerten und Medikamentendosen
U1–U11	Kinderfrüherkennungs**u**ntersuchungen 1–11
U40-Insulin; U100-Insulin	Insuline mit 40 I.E./mL (für Insulinspritzen) bzw. 100 I.E./mL (für Insulinpens)
UAW	**u**nerwünschte **A**rzneimittel**w**irkung; Syn. Nebenwirkung
Übergewicht	erhöhtes Körpergewicht, d. h. BMI von 25 bis 29,9 kg/m²; vgl. ▸ Body-Mass-Index; ▸ Adipositas
Ulcus cruris venosum (UCV)	Unterschenkelgeschwür; Komplikation bzw. Spätfolge unbehandelter ▸ Varikose; ugs. offenes Bein
Ulcus duodeni	Zwölffingerdarmgeschwür
Ulcus ventriculi	Magengeschwür
Ulkus (Ulcus, Mz. Ulzera)	tiefer Gewebsdefekt; Geschwür; Abheilung erfolgt mit Narbenbildung; vgl. ▸ Erosion ▸ **Abb. unten**
Ulkuskrankheit	rezidivierendes Ulcus ventriculi/duodeni

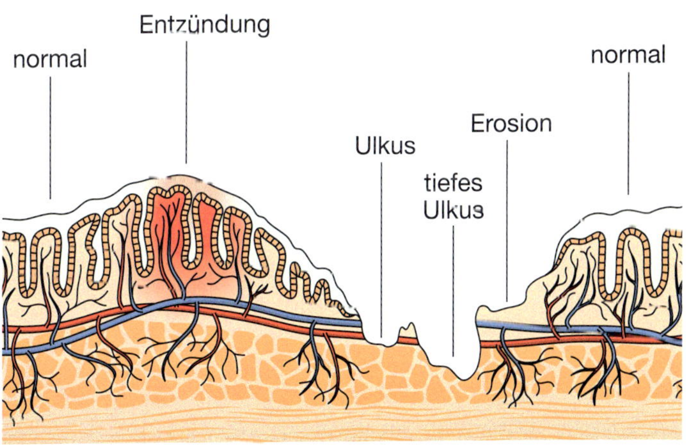

Gastritis mit Ulcus ventriculi: Magenschleimhautentzündung und Magengeschwür

Begriff	Erklärung
Ulna	Elle ▸ Abb. S. 127
ulnar (lat. ulnaris)	zur Elle bzw. zum Kleinfinger hin; Ggs. radial ▸ Abb. S. 14
Ultraschall	Schallwellen oberhalb des hörbaren Bereichs, d.h. > 20.000 bis 10 Milliarden Hz; med. Nutzung: vgl. ▸ Sonografie
ulzerieren (Subst. Ulzeration)	geschwürig (mit tiefem Gewebsdefekt) zerfallen; ein Geschwür bilden (z. B. Tumor)
Umstellungs-osteotomie	chir. Korrektur von Knochenfehlstellungen
unspezifisch	allgemeingültig; ungezielt; nicht genau passend; Ggt. ▸ spezifisch
unspezifische Abwehr (Resistenz)	angeborene körpereigene Abwehrmaßnahmen; Ggs. ▸ Immunität
unterer Ösophagussphinkter	Schließmuskel, der den Magen nach kranial abschließt ▸ Abb. S. 54
Urämie	Harnvergiftung; Anhäufung harnpflichtiger Substanzen im Blut bei Nierenversagen
Urate (Mz.)	Harnsäurekristalle (z. B. im Harnsediment)
Urease	harnstoffspaltendes Enzym des H. pylori
Ureasetest	Tests zum H.-pylori-Nachweis; 1) Schnelltest in Magenschleimhautbiopsie, 2) Atemtest nach Trinken von Harnstoff-Testlösung zur Kontrolle nach ▸ Eradikationstherapie
Ureter, der (Mz. Ureteren)	Harnleiter; schlauchförmige Verbindung zwischen Nierenbecken und Blase ▸ Abb. S. 56, 98
Urethra	Harnröhre; schlauchförmiges Organ, das den Urin von der Harnblase nach außen führt ▸ Abb. S. 56, 98
Der Ure**ter** ist der Harnlei**ter**, die Urethr**a** führt nach **a**ußen.	
Urethritis	Harnröhrenentzündung ▸ Abb. S. 60
Urethrozystografie	Röntgenuntersuchung von Urethra und Blase
Urethrozystoskopie	Endoskopie von Urethra und Blase
Uricult®	Eintauchagar zur Bestimmung der Keimzahl im Urin (nach 24 h Bebrütung); vgl. ▸ signifikante Keimzahl
Urinsediment	▸ Harnsediment
Urobilinogen	harngängiger Gallenfarbstoff
Urogenitaltrakt	Harn- und Geschlechtstrakt: Nieren, Harnleiter, Harnblase, Harnröhre und Genitalorgane ▸ Abb. S. 56, 57, 98
Urografie (Urogramm)	Röntgenuntersuchung der ableitenden Harnwege mit Kontrastmittel
Urolithiasis	Harnsteinleiden; vgl. ▸ Nephrolithiasis

Begriff	Erklärung
Urologie	Lehre von den ableitenden Harnwegen und männlichen Geschlechtsorganen
Urosepsis	▸ Sepsis als Folge einer Harnwegsinfektion
Urothel	Übergangsepithel der ableitenden Harnwege ▸ **Abb. S. 46**
Uterus	Gebärmutter ▸ **Abb. S. 57**
Uveitis (sprich „Uweh-itis")	Entzündung der Uvea (mittlere Augenhaut = Iris, Ziliarkörper, Aderhaut); vgl. ▸ Iritis
UV-Licht (**u**ltra**v**iolettes Licht; UV-Strahlung)	nicht sichtbarer Anteil des Sonnenlichts; bzgl. Hautschädigung: UV-A (am wenigsten schädlich) < UV-B < UV-C

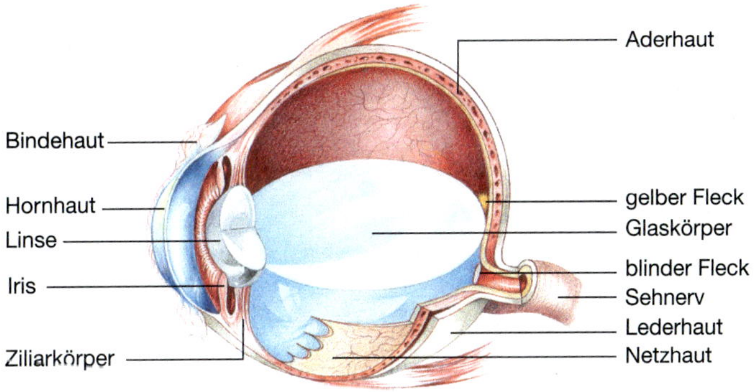

Das Auge (schematisch)

V. (lat. **V**ena; Mz. Vv.)	▸ **V**ene; Blutader
V_1–V_6 (sprich „vau 1")	EKG-Brustwandableitungen nach Wilson ▸ **Abb. S. 41**
V. a.	**V**erdacht **a**uf (eine Diagnose); z. B. V. a. Pankreatitis
Vagina (Adj. vaginal)	weibliche Scheide ▸ **Abb. S. 57**
Vaginalflora	physiol. Bakterienbesiedelung der Vagina
Vaginalsonografie	Sonografie des inneren weiblichen Genitales von der Vagina aus
vagal	den ▸ Vagus, d. h. Nervus vagus betreffend
Vaginitis (Kolpitis)	Scheidenentzündung
Vagus (N. vagus)	Teil des vegetativen Nervensystems; sorgt für Ruhe und Erholung; Ggs. ▸ Sympathikus

A B C D E F G H I J K L M N O P Q R S T U V W X Y Z

Begriff	Erklärung
Vakzination	Schutzimpfung; Immunisierung
Vakzin(e), das (die)	Impfstoff
Varikose	Krampfaderleiden; vgl. ▸ Varizen
Varizellen (Varicella)	Windpocken; Viruskrankheit durch VZV mit typ. Exanthem; vgl. ▸ Herpes zoser 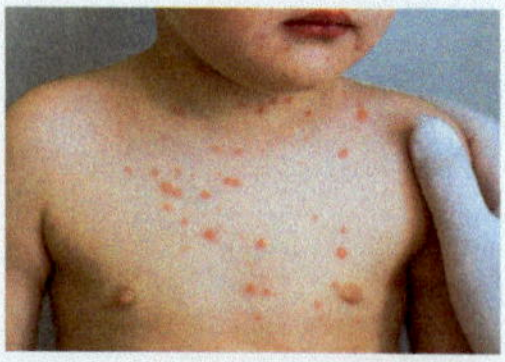 *Varizellenexanthem*
Varizen (Ez. Varize, die)	sog. Krampfadern; pathologisch erweiterte, funktionslose Venen; vgl. ▸ CVI 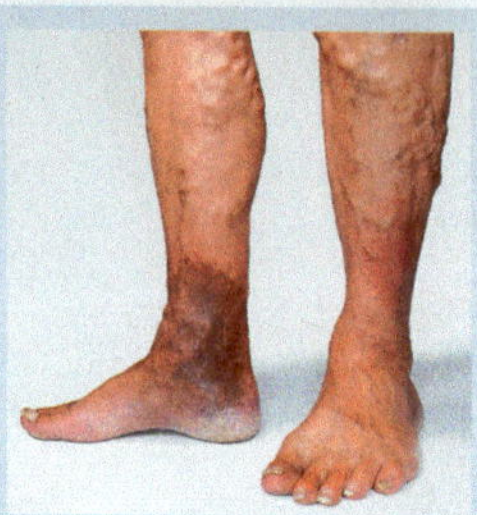 *Unterschenkelvarizen und typische Hautveränderungen bei Varikose*
Vasektomie	chir. Unterbrechung der Samenleiter (Sterilisation des Mannes)
vegetatives Nervensystem	unwillkürlich arbeitender Teil des Nervensystems, steuert Organfunktionen; vgl. ▸ Vagus, ▸ Sympathikus
Vene (V., Mz. Vv.)	Blutader; Blutgefäß (Ader), das das Blut aus Körper oder Lunge zum Herzen zurückführt ▸ **Abb. S. 67**
Venenverweilkanüle (Venenverweilkatheter)	Spezialkanüle zum Einbringen eines dünnen Kunststoffschlauches (Katheters) in eine Vene zwecks i. v.-Injektion bzw. Infusion
venös (Adj.)	1) bzgl. Blut: sauerstoffarm; Ggs. arteriell, 2) Venen betreffend
Venole (lat. = kleine Vene)	Widerstandsgefäß zwischen Kapillaren und Vene; regelt Bluteinstrom in die Venen ▸ **Abb. S. 67**
Ventilation	Atmung; Ein- und Ausatmen; Belüftung der Lungen
Ventilationsstörung	Störung der Atemmechanik; 1) obstruktiv durch Bronchienverengung (Asthma, COPD), 2) restriktiv bei verminderter Thoraxelastizität
ventral	zum Bauch hin; bauchwärts ▸ **Abb. S. 14**
Ventriculus (Gaster)	Magen; z. B. Ulcus ventriculi (Magengeschwür)
Ventrikel, der	Herzkammer ▸ **Abb. S. 63**

Begriff	Erklärung
ventrogluteale Injektion	Technik der i.m.-Injektion, bei der in den vorderen (ventralen) Teil der Gesäßmuskulatur (der Glutealmuskulatur) injiziert wird ▸ **Abb. S. 72**
Verdauung	Zerlegung der Nahrung in Nährstoffe, die das Blut aufnehmen und transportieren kann
Verschlussikterus	▸ Ikterus durch Verschluss der Gallenwege
Verzögerungsinsulin (Basalinsulin; NPH-Insulin)	chemisch verändertes ▸ Insulin, das verzögert und mindestens 12 h lang wirkt; dient der Deckung des Basis-Insulinbedarfs
VERAH®	**Ve**rsorgungs**a**ssistentin der **H**ausarztpraxis; vgl. ▸ EVA, ▸ NäPA
VES (**v**entrikuläre **E**xtra**s**ystole)	Herzaktion der Kammermuskulatur außerhalb des Grundrhythmus; vgl. ▸ SVES
Vesica (lat. = Blase)	Blase; 1) Vesica urinaria (Harnblase), 2) Vesica biliaria (Gallenblase)
VH	Herz-**Vo**r**h**of; vgl. ▸ Vorhoffflimmern
viral	durch Viren verursacht; zu Viren gehörig
Virologie	Wissenschaft von den Viren
Virostatikum (Virustatikum)	Arzneimittel gegen Virusinfektionen (nur gegen bestimmte Viren verfügbar; z. B. VZV, HIV, HBV, HCV)
virostatisch (virustatisch)	Viren hemmend; Eigenschaft von Desinfektions- und Arzneimitteln
virozid (viruzid)	Desinfektionsmitteleigenschaft: Viren tötend
virulent	hochgradig krankheitserregend
Virulenz	Infektionskraft eines Erregers; vgl. ▸ Pathogenität
Virus, das (der)	kleinster Mikroorganismus; hat keinen eigenen Stoffwechsel und vermehrt sich in Zellen ▸ **Abb. S. 65**
Virushepatitis	ansteckende Leberentzündung; z. B. durch Hepatitis-Virus A, B oder C (HAV, HBV oder HCV)
Vitalfunktionen	grundlegende Lebensfunktionen: Atmung, Kreislauf, Bewusstsein
Vitamin	energiefreier lebenswichtiger Nährstoff
Vitium, das (Mz. Vitien; sprich „Wizi-um; Wizi-en")	Herzklappenfehler mit Fehlfunktion; 1) Verengung (Stenose), 2) Erweiterung bzw. unvollständiger Schluss (Insuffizienz), 3) kombiniertes Vitium aus 1) und 2)
vorderer (oberer) **Darmbeinstachel**	ventral tastbarer Vorsprung am Beckenkamm, Orientierungspunkt bei der intraglutäalen Injektion ▸ **Abb. S. 24, 72, 127**
Vorhofflattern	Herzrhythmusstörung mit zu schneller Vorhofaktion (≥ 250/min) ohne Pumpwirkung

Begriff	Erklärung
Vorhofflimmern	Herzrhythmusstörung mit zu schneller Vorhofaktion (≥ 350/min) ohne Pumpwirkung
Vulva	äußeres weibliches Genitale
Vulvitis	Entzündung des äußeren weiblichen Genitales
VZV (**V**aricella-**Z**oster-**V**irus)	Virus, das ▸Varizellen hervorruft, lebenslang im Körper bleibt und z. B. bei Stress, im Alter und bei Immunschwäche ▸Herpes zoster hervorruft ▸**Abb. S. 63, 142**
Wechselwirkung (WW)	unerwünschte Wirkungsänderung bei gleichzeitiger Anwendung mehrerer Medikamente
Western-Blot (Immuno-Blot)	Labormethode zum Antikörper-Nachweis als Bestätigung bzw. Überprüfung des Suchtests ▸ ELISA; z. B. beim ▸ HIV-Test
WHO (**W**orld **H**ealth **O**rganization)	Weltgesundheitsorganisation mit vielfältigen Aufgaben, v. a. Prävention
WHO-Durchfalllösung	Trinklösung zum Ausgleich von Wasser- und Mineralverlusten bei Diarrhö: 1 Liter Wasser, 20 g Glukose, 1,5 g Kaliumchlorid, 3,5 g Natriumchlorid und 2,5 g Natriumbikarbonat
WHO-Stufenschema	Schema zur systematischen Schmerztherapie
Wirbelsäule	knöcherne Längsachse des Menschen ▸**Abb. S. 51; unten**
Wirkspektrum	Angabe der Arten von Mikroorganismen, gegen die ein Desinfektions- oder Arzneimittel wirkt

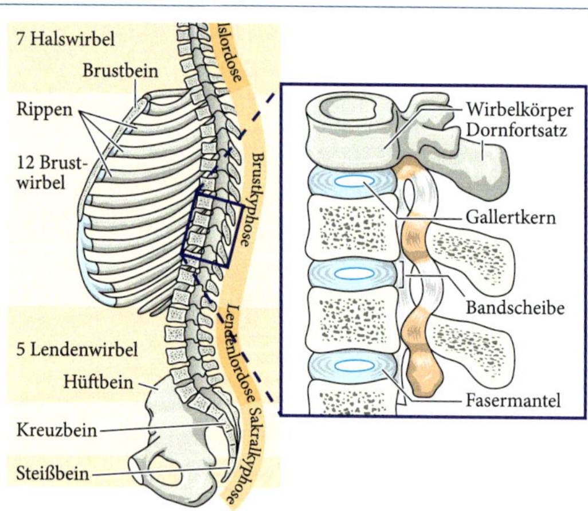

Die Wirbelsäule (Columna vertebralis)

A B C D E F G H I J K L M N O P Q R S T U V W X Y Z

Begriff	Erklärung
Wochenbett (Puerperium)	Zeit vom Ende der Geburt bis zur vollständigen Rückbildung der körperlichen SS-Veränderungen; 6–8 Wochen postpartal
Wohlstandssyndrom	▸ metabolisches Syndrom
Wundheilung per primam (p. p.; primäre Wundheilung)	optimale Wundheilung mit glatt aneinanderliegenden Wundrändern, die ggf. durch Wundnaht erleichtert bzw. erzielt wird
Wundheilung per secundam (p. s.; sekundäre Wundheilung)	erschwerte, verzögerte Wundheilung; vom Wundgrund ausgehend, erfolgt bei infizierten, zerfetzten bzw. schlecht versorgten Wunden
Wundmanagement	systematische Versorgung von Patienten v. a. mit chronischen Wunden, die Größe, Tiefe, Ursache und Art der Wunden, ggf. Infektion und Nekrosen berücksichtigt
Xanthelasmen (Mz.)	Fetteinlagerungen in der Haut der Oberlider z. B. bei bestimmten Fettstoffwechselstörungen 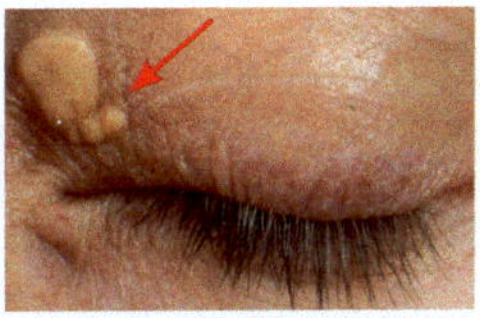
Xeroderma pigmentosum	erbliche Hautkrankheit mit früher (kindlicher) Tumorbildung durch DNA-Reparatur-Defekt
Yersinien (nach A. Yersin)	Bakterienart; Erreger von 1) Darminfektionen (Yersinia enterocolitica), 2) Pest (Yersinia pestis)
z. A. (**z**um **A**usschluss)	eine Untersuchung kann eine Diagnose bestätigen oder ausschließen
Zeckenenzephalitis	▸ FSME (außerhalb Europas gibt es weitere Arten)
Z. n. (**Z**ustand **n**ach)	z. B. „Z. n. Magenkarzinom" bedeutet, dass der Patient Magenkrebs hatte
Zellmembran	Umhüllung der Zelle ▸ Abb. S. 146
Zentralisation	Beschränkung des Kreislaufs auf die zentralen Organe des Körpers (Gehirn, Herz, Lunge, Körpermitte)
Zentrifuge (Verb zentrifugieren)	Trennschleuder; Gerät, das Gemische z. B. in feste und flüssige Bestandteile trennt ▸ Abb. S. 146
zerebral (cerebral)	das Gehirn betreffend; Gehirn-; Hirn-
zerebraler Insult	▸ Schlaganfall
Zerebralparese	Lähmung durch frühkindlichen Hirnschaden

Begriff	Erklärung
Zerumen (Cerumen)	Ohrschmalz; Sekret der Gehörgangsdrüsen
Zervix (Cervix)	1) Gebärmutterhals, 2) Hals
Zervixkanal (Cervixkanal)	natürliche Verbindung zwischen Muttermund und Gebärmutterhöhle ▸ **Abb. S. 57**
Zervixkarzinom	Gebärmutterhalskrebs; Krebs der Cervix uteri
Zervixzytologie	Zellabstrichbeurteilung zur Früherkennung des Zervixkarzinoms; vgl. ▸ Pap-Abstrich, CIN
Zirkumzision	chir. Entfernung der Vorhaut; sog. Beschneidung
Zivilisationskrankheit	Erkrankung durch „moderne" Lebensweise mit Bewegungsmangel und Überernährung; ▸ metabolisches Syndrom
ZNS (**Z**entrales **N**erven**s**ystem; Zentralnervensystem)	Gehirn und Rückenmark; Ggs. peripheres Nervensystem ▸ **Abb. S. 78**
Zökum (Zäkum; Caecum; Coecum)	Blinddarm; proximaler Teil des Dickdarms ▸ **Abb. S. 55**
Zöliakie (Sprue; sprich „Spruh"; glutensensitive Enteropathie)	genetisch bedingte Unverträglichkeit des Getreideproteins ▸ Gluten (sprich „Glutehn"), mit u. a. chronischer Diarrhö; erfordert lebenslang eine glutenfreie Diät

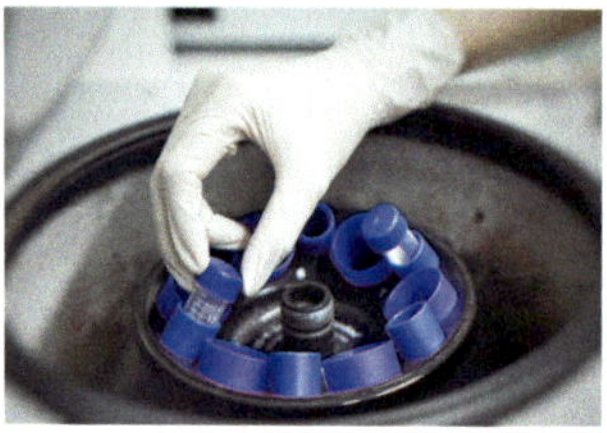

Zentrifuge

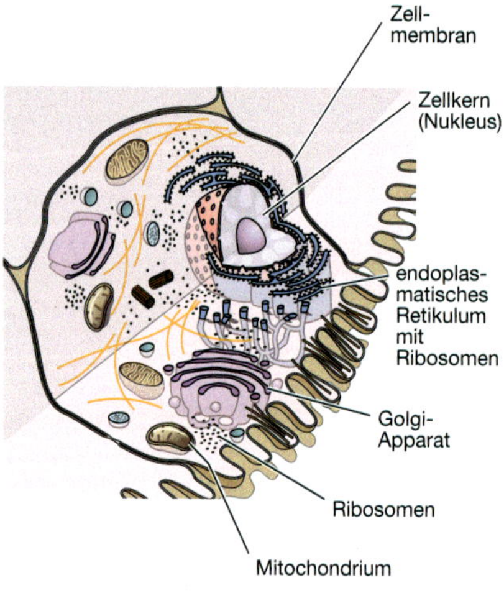

Grundaufbau der Zelle

Begriff	Erklärung
Zwerchfell	kuppelförmiger Muskel zwischen Thorax und Abdomen; wichtigster Atemmuskel ▸ **Abb. S. 21; unten**
Zyanose (Adj. zyanotisch)	Blaufärbung der Haut durch Sauerstoffmangel bei Herz- oder Lungenkrankheit
Zyklus (lat. = Kreis)	▸ Menstruationszyklus der Frau ▸ **Abb. S. 90**
Zylinder	länglicher, stäbchenartig geformter Urinbestandteil; vgl. ▸ Harnsediment
Zyste (griech. = Blase; Adj. zystisch)	blasenartige, d. h. hohle oder flüssigkeitsgefüllte Gewebsveränderung; z. B. Leberzyste, Nierenzyste, Ovarialzyste
Zystennieren	Zystenbildung im Nierengewebe mit zunehmender Niereninsuffizienz (genetisch bedingt)
Zystitis (Cystitis)	(Harn-)Blasenentzündung ▸ **Abb. S. 60**
Zystoskopie	Endoskopie der Blase mit dem Zystoskop
Zytologie	Zelllehre; vgl. ▸ Histologie
Zytoplasma	Zellsaft; flüssiger Zellinhalt ▸ **Abb. S. 146**
Zytostatikum	die Zellteilung hemmendes Arzneimittel; dient v. a. der Krebstherapie

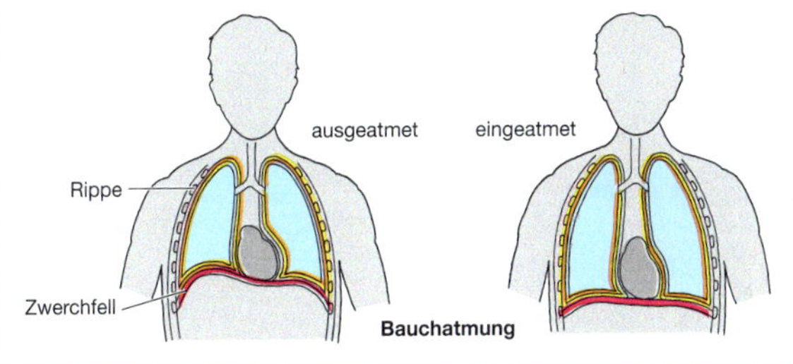

Atembewegungen (Bauchatmung)

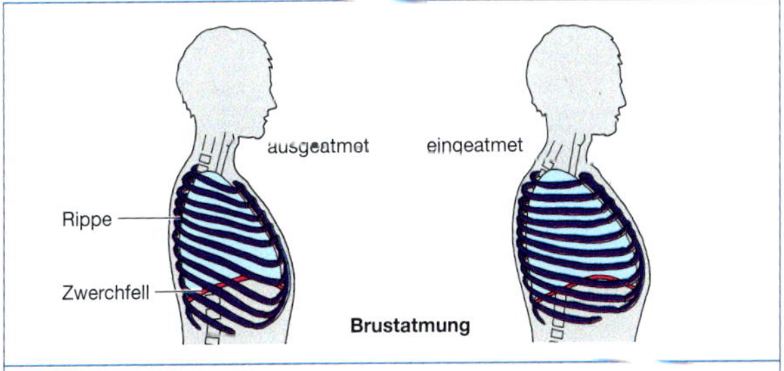

Atembewegungen (Brustatmung)

Der Weg des Blutes durch das Herz

Fachbegriff	deutscher Begriff
Vena cava superior **Vena cava inferior**	obere und untere Hohlvene
Atrium (dexter)	(rechter) Vorhof
Trikuspidalklappe	Dreisegelklappe
Ventrikel	(rechte) Herzkammer
Pulmonalklappe	
Arteria pulmonalis	Lungenarterie
Lungenarterien	
Lungenkapillaren	
Lungenvenen	
Atrium (sinister)	(linker) Vorhof
Mitralklappe	Zweisegelklappe
Ventrikel	(linke) Herzkammer
Aortenklappe	
Aorta	Hauptschlagader

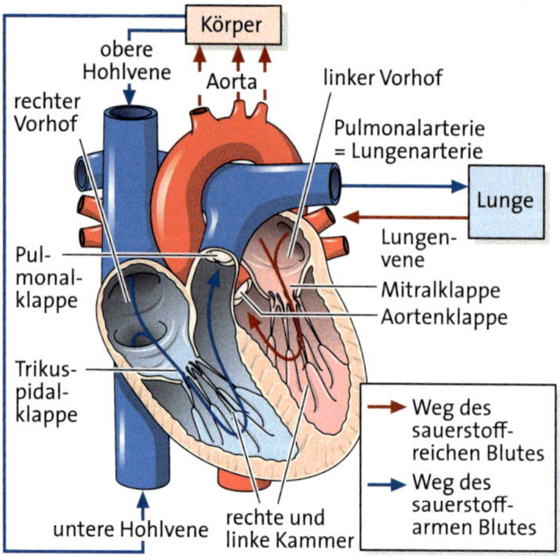

Blutkreislauf
Merke: Arterien führen vom Herzen weg, Venen führen zum Herzen hin.
Arterielles Blut ist sauerstoffreich, venöses Blut ist sauerstoffarm.
Im Körperkreislauf führen Arterien arterielles Blut und Venen venöses Blut; im Lungenkreislauf ist es umgekehrt.
Arterielles Blut führen: Lungenvenen, linker Vorhof, linker Ventrikel, Aorta, Arterien und Arteriolen des Körperkreislaufs
Venöses Blut führen:
Hohlvenen, rechter Vorhof, rechter Ventrikel, Lungenarterien, Venen und Venolen des Körperkreislaufs

Blutdruckwerte
(Ruhewerte beim Erwachsenen, gemessen mit passender Manschette)

Bewertung	RR systolisch (mmHg)	RR diastolisch (mmHg)
zu niedrig (hypoton*)	<100	<60
*Von Hypotonie spricht man v. a. bei Kreislaufbeschwerden bzw. -symptomen; sie hat bei Herzgesunden keinen Krankheitswert; d. h. es handelt sich um einen Befund und nicht um eine Diagnose. Bei Herzinsuffizienz ist eine Hypotonie jedoch oft Ausdruck der Pumpschwäche.		
optimal (normoton)	<120	<80
normal (normoton)	120–129	80–84
hoch normal	130–139	85–89
Hypertonie Grad 1 (leicht)	140–159	90–99
Hypertonie Grad 2 (mittelschwer)	160–179	100–109
Hypertonie Grad 3 (schwer)	≥ 180	≥ 110
Die kardiologischen Fachgesellschaften empfehlen bei der Hypertoniebehandlung Zielwerte von <120/<80. Dies ist nicht bei jedem Patienten erreichbar. Wenn orthostatische Dysregulation, d. h. eine Kollapsneigung bei für den Patienten zu niedrigen Werten auftritt, muss das Therapieziel neu bewertet werden, um nicht durch erhöhte Sturzgefahr zu schaden.		

Blutdruckwerte
(Ruhewerte bei Kindern, gemessen mit passender Manschette)

Alter des Kindes	RR systolisch (mmHg)	RR diastolisch (mmHg)
0–3 Monate	60–90	(< 60, schwer messbar)
3–12 Monate	86–93	60–62
1–9 Jahre	95–101	65–69
9–14 Jahre	101–110	68–74

Herzfrequenz (Ruhepuls)		Abweichungen
Erwachsener	60–80/min	beschleunigter Puls = Tachykardie verlangsamter Puls = Bradykardie unregelmäßiger Puls = Arrhythmie
Neugeborenes	140/min	
Kind (4 Jahre)	100/min	
Kind (10 Jahre)	90/min	
Jugendlicher (14 Jahre)	80/min	

A B C D E F G H I J K L M N O P Q R S T U V W X Y Z

Aufbau des Magen-Darm-Trakts (Gastrointestinaltrakts) vom Mund bis zum Darmausgang

►Abb. S. 55

Fachbegriff	deutscher Begriff		Funktion
Os (sprich „ohs“)	Mund		zerkleinert, prüft, verflüssigt, verdaut vor
Pharynx	Rachen		trennt Luft- und Speisewege
Ösophagus	Speiseröhre		leitet zum Magen
Gaster; **Ventriculus** (lat.)	Magen		desinfiziert, verflüssigt, verdaut vor
Duodenum	Zwölffingerdarm	bilden den Dünndarm	vermischt mit Galle und Bauchspeichel
Jejunum	Leerdarm		resorbieren Nährstoffe
Ileum	Krummdarm		
Zäkum (Zökum; anat. Caecum)	Blinddarm		Der Dickdarm besteht aus Blinddarm, Grimmdarm und Mastdarm; er resorbiert Wasser, dickt den Darminhalt ein, formt den Stuhl; die Bakterien der Darmflora (Mikrobiom, gesunde Bakterienbesiedelung) bilden Vitamin K und spalten bisher Unverdautes, z. B. manche Ballaststoffe, auf.
Kolon (anat. Colon)	Grimmdarm, größter Teil des Dickdarms		
besteht aus			
Colon ascendens	aufsteigender Dickdarm		
Colon transversum	quer verlaufender Dickdarm		
Colon descendens	absteigender Dickdarm		
Colon sigmoideum	Sigmoid, S-Darm		
Rektum (anat. Rectum)	Mastdarm		nimmt Stuhl auf bis zur Entleerung
Anus	After		dichter Abschluss, Darmentleerung

Speicheldrüsen, Leber, Pankreas und Gallenblase dienen auch der Verdauung, gehören aber nicht zu den Organen des Gastrointestinaltrakts, die der Speisebrei bzw. Darminhalt passiert.

Die drei Hauptfunktionen der Leber

Die Leber ist 1. eine Kläranlage (Entgiftung), 2. ein Lager (Speicherung) und 3. eine chemische Fabrik (Synthese = Bildung und Sekretion = Ausscheidung von Stoffen).

Entgiftungsorgan	Speicherort	Syntheseorgan
Die Leber baut ab und um: Gifte, z. B. Alkohol, Medikamente, Hämoglobin aus „ausgemusterten“ Erythrozyten zu Bilirubin.	Die Leber speichert Fett, Glykogen und Eisen, aber auch Schwermetalle und andere Schadstoffe.	Die Leber bildet die Plasmaeiweiße einschließlich der Gerinnungsfaktoren. Sie bildet die Gallenflüssigkeit und scheidet sie aus.

Enzyme mit Substraten (abzubauenden Stoffen) und Endprodukten
Bildungsort: **P** = Pankreas, **S** = Speicheldrüse(n), **M** = Magenschleimhaut

Enzym	Bildungsort	spaltet	Endprodukte
Stärke (Amylose) und Zucker (Saccharide) spaltende Enzyme			
Amylase	S, P	Stärke	Maltose, Glukose
Maltase	P	Maltose	Glukose
Eiweiß (Protein) spaltende Enzyme			
Proteinasen (Oberbegriff)	P	Proteine	Peptide, Aminosäuren
Pepsin	M	Proteine	
Trypsin	P	Proteine	
Chymotrypsin	P	Proteine	
Kollagenase	P	Kollagen	
Fette (Lipide) spaltendes Enzym			
Lipase	P	Lipide, z. B. Triglyzeride	Fettsäuren und Glyzerin

In der Medizin gebräuchliche Maßeinheiten des internationalen Einheitensystems
(Basiseinheiten des Système international d'unités)

Messgröße	Einheit	Zeichen	übliche Vielfache und Bruchteile (Beispiele)	Umrechnung (Beispiele)
Länge	**Meter**	**m**	Millimeter Zentimeter	1 mm = 0,001 m 1 cm = 0,01 m
Masse	**Kilogramm**	**kg**	Milligramm Gramm	1 mg = 0,001 g 1 g = 0,001 kg
Zeit	**Sekunde**	**s** (sec)	Minute Stunde	1 min = 60 s 1 h = 60 min
Volumen (Inhalt)	**Liter**	**L**	Mikroliter Milliliter, Deziliter	1 µL = 0,000001 L 1 mL = 0,001 L 1 dL = 0,1 L
Stoffmenge	**Mol**	**mol**	Millimol	1 mmol = 0,001 Mol

SI-Einheiten: Vielfache und Bruchteile

Vorsilbe	Zeichen	Zehnerpotenz	Faktor	Bedeutung	Beispiel
Giga	**G**	10^{9}	1 000 000 000	milliardenfach	4–9 G/L (= 4 000–9 000/µL) ist der Normbereich der Leukozyten
Mega	**M**	10^{6}	1 000 000	millionenfach	1 Mega Penicillin = 1 Mio. Einheiten
Kilo	**k**	10^{3}	1 000	tausendfach	Kilogramm
Hekto	**h**	10^{2}	100	hundertfach	Hektoliter
Dezi	**d**	10^{-1}	0,1	Zehntel	Deziliter (dL); in mg/dL wird der Blutzucker gemessen
Zenti	**c**	10^{-2}	0,01	Hundertstel	Zentimeter
Milli	**m**	10^{-3}	0,001	Tausendstel	Millimeter
Mikro	**µ** (sprich „mü")	10^{-6}	0,000 001	Millionstel	Mikrogramm; 100 µg als Tagesdosis des Schilddrüsenhormons L-Thyroxin
Nano	**n**	10^{-9}	0,000 000 001	Milliardstel	Nanometer; Auflösungsvermögen des Elektronenmikroskops; ein Grippevirus ist ca. 200 nm groß
Piko	**p**	10^{-12}	0,000 000 000 001	Billionstel	28–32 pg = Hb pro Erythrozyt (MCH)
Femto	**f**	10^{-15}	0,000 000 000 000 001	Billiardstel	80–96 fL (MCV) = Inhalt (Volumen) eines Erythrozyten

Wichtige Laborwerte mit Normbereichen und Bedeutung

Hinweis: Laborwerte können u. a. nach Patientenalter, Geschlecht, Tageszeit, Messmethode und Labor abweichen. Abweichende Werte sind nicht gleichbedeutend mit Krankheit, normale Werte nicht gleichbedeutend mit Gesundheit.

Messgröße/Laborwert Abkürzung und vollständige Bezeichnung	Erklärung/Funktion	Normbereich (gebräuchlichste Einheit) ♀ Frau; ♂ Mann	Bewertung (Beispiele) ↑ erhöht bei/durch ↓ erniedrigt bei/durch
ALAT = ALT = GPT	► GPT		
alkalische Phosphatase (AP)	Enzym in 1) Knochenumbau, 2) Gallenwegen	55–105 U/L	↑ Wachstum, Frakturheilung, Gallen-, Leber- und Knochenkrankheiten ↓ nach Wachstumsende
ASAT = AST = GOT	► GOT		
Amylase = Alpha-Amylase = α-Amylase	Verdauungsenzym aus Speicheldrüsen und Pankreas	< 100 U/L	↑ Parotitis, Pankreatitis
Bilirubin gesamt = Bili	gelber Gallenfarbstoff	< 1,0 mg/L	↑ Hämolyse, Leber- und Gallenkrankheiten; ab 2 mg/L sichtbar als ► Ikterus
BB = kleines Blutbild	**Kleines Blutbild:** Zählung der drei Blutzellarten, Messung des Hkt und Hb, Berechnung der Ery-Eigenschaften MCV, MCH, MCHC; vgl. ► Differenzialblutbild		
Erythrozyten = Erys = rote Blutkörperchen	Sauerstofftransport	♂ 4,6–6,2 Mio/µL ♀ 4,2–5,4 Mio/µL	↑ O_2-Mangel: Rauchen, Herz-, Lungenkrankheiten, ↓ Blutverlust, Anämie
Leukozyten = Leukos = weiße Blutkörperchen	Abwehr- und Heilfunktionen	4 000–9 000/µL = 4–9 G/L	↑ (v. a. bakterielle) Entzündungen, Rauchen, Cortisontherapie ↓ Virusinfektionen, Zytostatikatherapie
Thrombozyten = Thrombos = Blutplättchen	Blutstillung	150 000–400 000/µL	↑ Rauchen, chron. Entzündung ↓ Zytostatikatherapie
Hkt = **Hämatokrit**	Zellanteil des Blutvolumens	♂ 40–52 % ♀ 37–47 %	↑ Rauchen, Herz- und Lungenkrankheiten, EPO-Missbrauch, Exsikkose ↓ Anämie
Hb = **Hämoglobin**	Blutfarbstoff; ermöglicht O_2-Transport der Erythrozyten	♂ 14–18 g/dL ♀ 12–16 g/dL	

Messgröße/Laborwert Abkürzung und vollständige Bezeichnung	Erklärung/Funktion (Leukozyten: Aussehen)	Normbereich (gebräuchlichste Einheit) ♀ Frau; ♂ Mann	Bewertung (Beispiele) ↑ erhöht bei/durch ↓ erniedrigt bei/durch
MCV = **m**ittleres **k**orpuskuläres **V**olumen	Volumen (Inhalt) eines Erys	80–96 fL	↑ Vit.-B_{12}-Mangel, Folsäuremangel, Alkoholmissbrauch, Zytostatikatherapie ↓ Eisenmangel
MCH = **m**ittleres **k**orpuskuläres **H**ämoglobin	Hb-Gehalt eines Erys (früher Hb_E)	28–32 pg	wie MCV
MCHC = **m**ittlere **k**orpuskuläre **H**b-**K**onzentration	Hb in 100 mL Erys	32–36 g/dL	↑ genetisch bedingte Blutkrankheiten ↓ Eisenmangel
Differenzialblutbild = Diff-BB	**Großes Blutbild**; zusätzlich zum kl. BB werden 100 Leukozyten betrachtet oder maschinell bestimmt und gezählt sowie der Anteil der einzelnen Leukozytenarten in % bestimmt. ► Abb. S. 40		
stabkernige neutrophile Granulozyten	junge neutrophile Granulozyten mit bumerangförmigem Kern; Mikrophagen = kleine Fresszellen	3–5 %	↑ bei schweren bakteriellen Infektionen kommen junge Zellen aus dem Knochenmark dem Immunsystem zu Hilfe
segmentkernige neutrophile Granulozyten	neutrophile Granulozyten; Mikrophagen	50–70 %	↑ bakterielle Infektionen, Entzündungenn, Rauchen, Cortisontherapie ↓ Virusinfekte
Lymphozyten	kreisrunder Kern, meeresblauer Zytoplasmasaum	25–40 %	↑ Virusinfekte ↓ Immunsuppressiva-Therapie
eosinophile Granulozyten	eosinophile = rote Granula (Körnchen)	1–4 %	↑ Allergien, Parasitenbefall, Asthma
basophile Granulozyten	basophile = blaue Granula (Körnchen)	< 1 %	↑ Nieren- und Blutkrankheiten

Messgröße/Laborwert Abkürzung und vollständige Bezeichnung	Erklärung/Funktion Leukozyten: Aussehen)	Normbereich (gebräuchlichste Einheit) ♀ Frau; ♂ Mann	Bewertung (Beispiele) ↑ erhöht bei/durch ↓ erniedrigt bei/durch
Monozyten	Makrophagen = große Fresszellen	2–8 %	↑ Mononukleose und andere Infektionen
Eosinophile sind **er**dbeerrot und **B**asophile sind **b**lau. **Mon**ozyten sind **Mon**sterzellen (die größten Zellen des Blutes). **L**ymphozyten sind **l**ütt (die kleinsten Leukos).			
Blutsenkung = BKS = BSG (Methode nach A. Westergren)	nach 1 h misst man, wie viele mm weit die Erys im Citratblut abgesunken sind	♂ < 15 mm ♀ < 20 mm	↑ Entzündung, Tumor, Schwangerschaft, Anämie, Alter > 50 J., Hinweis: Der 2-h-Wert der BSG ist entbehrlich.
Calcium = Ca = Kalzium	Mineralstoff; Knochenbestandteil	2,2–2,6 mmol/L 8,8–10,4 mg/dL	↑ u. a. Knochenmetastasen ↓ Calciummangel
Chlorid	Elektrolyt	94–110 mmol/L	↓ Erbrechen, ↑ Exsikkose
Cholesterin = Chol. = cholesterol (engl.) = Gesamtcholesterin	fettähnlicher Stoff; Überschuss fördert Arteriosklerose	< 200 mg/dL = < 5,2 mmol/L	↑ Fettstoffwechselstörung, metabolisches Syndrom
Hinweis: Das Gesamtcholesterin allein gibt, außer bei sehr hohen Werten, nicht das Risiko für Herz-Kreislauf-Ereignisse an. Entscheidend ist die Höhe des LDL, da dieses sich in den Arterien ablagert. Der individuelle Zielwert wird nach dem Gesamtrisiko des Einzelnen festgelegt. Bei manifester KHK z. B. liegt der LDL-Zielwert ≤ 50mg/dL (1,3 mmol/L).			
HDL-Cholesterin = **H**igh **D**ensity **L**ipoprotein-Chol.	nützlicher, vor Arteriosklerose schützender Anteil	> 40 mg/dL = > 1 mmol/L	↓ Fettstoffwechselstörung, metabolisches Syndrom
LDL-Cholesterin = **L**ow **D**ensity **L**ipoprotein-Chol.	schädlicher, Arteriosklerose fördernder Anteil	< 100 mg/dL = < 2,6 mmol/L	↑ Fettstoffwechselstörung, metabolisches Syndrom
HDL, das „gute" Cholesterin: **H**abe **d**ich **l**ieb. **LDL**, das „schlechte" Cholesterin: **L**asse **d**ich **l**eiden.			
Cholinesterase	Enzym	3 600–12 000 U/L	↓ Leberzirrhose

Messgröße/Laborwert Abkürzung und vollständige Bezeichnung	Erklärung/Funktion	Normbereich (gebräuchlichste Einheit) ♀ Frau; ♂ Mann	Bewertung (Beispiele) ↑ erhöht bei/durch ↓ erniedrigt bei/durch
CK = **K**reatin**k**inase = **C**reatin**k**inase	Muskelenzym	♂ < 190 U/L ♀ < 170 U/L	↑ Muskelkater bzw. -verletzungen, i.m.-Injektionen, Herzinfarkt ↓ geringe Muskelmasse
CK-MB = **K**reatin**k**inase **M**uscle-**B**rain	Muskelenzym aus dem Herzmuskel	< 25 U/L	↑ Herzinfarkt; dabei spezifischer als CK; Myokarditis
CRP = **C-r**eaktives **P**rotein	Eiweißstoff, der bei Entzündungen gebildet wird	< 5 mg/L	↑ bakterielle und rheumatische Entzündungen, Arteriosklerose
D-Dimere	Spaltprodukte des Thrombusabbaus	< 0,5 mg/L	↑ Thrombose, Lungenembolie
Eisen (Fe für lat. Ferrum = Eisen)	Spurenelement; Bestandteil des Hämoglobins; wichtig für den Sauerstofftransport	♂ 50–160 µg/L ♀ 37–145 µg/L	Serumeisen ist stark veränderlich, gibt kaum Auskunft über Eisenmangel; ↑ Blutabnahmefehler (Hämolyse, Blutprobe alt); ↓ ggf. Eisenmangel
Ferritin	Eisenspeicher	30–400 µg/L	↑ Eisenspeicherkrankheit, Leberzirrhose ↓ Eisenmangel
Folsäure	Vitamin; wichtig für Blutbildung und Embryogenese	4–20 nmol/L	↓ Mangelernährung (ohne grünes Gemüse)
fT_3 = freies Trijodthyronin	wirksames Schilddrüsenhormon	0,2–0,5 ng/dL	↓ Hypothyreose ↑ Hyperthyreose, Überdosierung bzw. Missbrauch von Schilddrüsenhormonen
fT_4 = freies Thyroxin	Vorstufe des wirksamen fT_3	0,8–2,0 ng/dL	
Gamma-GT = γ-GT = **Gamma-G**lutamyl-**t**ransferase	Leberenzym	♂ < 55 U/L ♀ < 36 U/L	↑ Leberzellschäden; siehe GOT/GPT ↓ physiol.: Kinder
Gesamtcholesterin	→ Cholesterin		

Messgröße/Laborwert Abkürzung und vollständige Bezeichnung	Erklärung/Funktion	Normbereich (gebräuchlichste Einheit) ♀ Frau; ♂ Mann	Bewertung (Beispiele) ↑ erhöht bei/durch ↓ erniedrigt bei/durch
Gesamteiweiß	Plasmaprotein	66–83 g/L	↓ Leberzirrhose, Kachexie
GFR = **g**lomeruläre **F**iltrations**r**ate	Blutmenge, die die Niere in einer Minute filtert bzw. reinigt	60–140 mL/min (altersabhängig)	↓ Niereninsuffizienz, auch physiol. im Alter
Die GFR kann mithilfe einer Rechenformel aus dem Serumkreatinin geschätzt bzw. errechnet werden = **e**GFR für **e**rrechnet bzw. engl. **e**stimated. Im Zweifel kann sie genauer aus dem Serumspiegel des Proteins **Cystatin** errechnet werden = eGFR (Cystatin C).			
Glukose (nüchtern) = Glc = **Blutzucker** = **BZ**	Blutzucker	60–100 (110) mg/dL = 3,3–5,6 (6,1) mmol/L ab 126 mg/dL = Diabetes mellitus	↑ Hyperglykämie bei Diabetes (110–125 mg/dL: Diabetesvorstufen = gestörte Glukosetoleranz) ↓ Hypoglykämie (bei Gesunden durch Hunger)
Hinweis: BZ-Nüchtern-Normwerte werden von nationalen Fachgesellschaften unterschiedlich definiert (100 bzw. 110 mg/dL).			
GOT = **G**lutamat-**O**xalacetat-**T**ransaminase = **ASAT**	mitochondriales Leberenzym	♂ < 50 U/L ♀ < 35 U/L	↑ Leberzellschäden: Fettleber, toxisch (Alkohol, Medikamente), entzündlich, Tumor, Metastasen ↓ physiol.: Kinder
GPT = **G**lutamat-**P**yruvat-**T**ransaminase = **ALAT**	zytoplasmatisches Leberenzym	♂ < 50 U/L ♀ < 35 U/L	
Harnstoff = Hst	Produkt des Eiweißstoffwechsels	20–50 mg/dL	↑ Niereninsuffizienz
Harnsäure = Hsre	Produkt des Nukleinsäureabbaus	3–7 mg/dL	↑ metabolisches Syndrom, Gicht, Fasten, Zellzerfall (Zytostatika) ↓ physiol.: Kinder
HbA_{1c} = Hämoglobin A_{1c}	Hb-Anteil, der Hyperglykämien „speichert“	≤6 % des Hb 20–42 mmol/mol	↑ schlecht eingestellter Diabetes mellitus
INR	→ Thromboplastinzeit		

Messgröße/Laborwert Abkürzung und vollständige Bezeichnung	Erklärung/Funktion	Normbereich (gebräuchlichste Einheit) ♀ Frau; ♂ Mann	Bewertung (Beispiele) ↑ erhöht bei/durch ↓ erniedrigt bei/durch
Kalium = K	Elektrolyt	3,7–5,5 mmol/L	↑ Niereninsuffizienz, Blutabnahmefehler (Hämolyse, Blutprobe zu alt) ↓ Diuretika, Laxanzienmissbrauch, Diarrhö, Erbrechen
Kreatinin = Krea = Creatinin = Serumkreatinin	Produkt des Muskelstoffwechsels, das die Niere ausscheidet	0,6–1,05 mg/dL	↑ Niereninsuffizienz, hohe Muskelmasse ↓ physiol.: Kinder, geringe Muskelmasse
LDH = **L**aktat-**De**h**y**drogenase	Enzym des Energiestoffwechsels	< 250 U/L	↑ Blutentnahmefehler (Hämolyse, Blutprobe alt), Zellzerfall (Krebstherapie)
Lipase	Fett spaltendes Pankreasenzym	< 60 U/L	↑ Pankreatitis (im Gegensatz zur Amylase pankreasspezifisch)
Magnesium	Elektrolyt	0,75–1,1 mmol/L	↓ Diarrhö, Diuretika
MDRD	errechnete → GFR = Nierenfunktionswert	60–140 mL/min (altersabhängig)	↓ Niereninsuffizienz; nimmt im Alter physiologisch ab
Natrium	Elektrolyt	135–145 mmol/L	↑ NaCl-Infusionen ↓ Diarrhö, Erbrechen, Stress, SSRI
Procalcitonin	Entzündungsstoff	< 0,5 µg/L	↑ bakterielle Entzündungen, Sepsis
Prothrombinzeit	→ Thromboplastinzeit		
PTT = **PTZ** = **p**artielle **T**hromboplastin**z**eit (-**t**ime)	Gerinnungstest	25–41 sec	↑ Hämophilie u. a. ↓ Citratröhrchen zuerst oder nicht ganz gefüllt
Quick-Wert	→ Thromboplastinzeit		
Retikulozyten	unreife Erys mit netzartigem ER-Rest	5–20 ‰ (1 ‰ = 1 pro 1000 Erys)	↑ erfolgreiche AnämiebehandLung ↓ Blutbildungsstörung

Messgröße/Laborwert Abkürzung und vollständige Bezeichnung	Erklärung/Funktion	Normbereich (gebräuchlichste Einheit) ♀ Frau; ♂ Mann	Bewertung (Beispiele) ↑ erhöht bei/durch ↓ erniedrigt bei/durch
Thromboplastinzeit alte Methode: **Quick-Wert** = Quick (nach A. Quick)	veralteter, weil laborabhängig veränderlicher Wert; besser: ►INR	70–125 % unter Marcumar®-Therapie 30–33 %	↑ Citratröhrchen zuerst gefüllt ↓ Marcumar®-Therapie, Leberzirrhose, Citratröhrchen nicht voll
Thromboplastinzeit aktuelle Methode: **INR** (**I**nternational **N**ormalized **R**atio)	standardisierter Gerinnungstest	um 1; unter Marcumar®-Therapie 2–3 (ggf. 4)	↑ Marcumar®-Therapie, Leberzirrhose, Citratröhrchen nicht voll ↓ Citratröhrchen zuerst gefüllt
Triglyzeride = Triglyceride	Fette aus Nahrung und Körperfett	< 150 mg/dL = < 1,7 mmol/L	↑ zuckerreiche Überernährung, Adipositas, Fettstoffwechselstörungen, Alkoholmissbrauch
Troponin-I **Troponin-T**	Bestandteile der Herzmuskelzellen	< 0,01 µg/L < 0,04 µg/L	↑ Herzinfarkt, Myokarditis
TSH = **T**hyr(e)oidea **s**timulierendes **H**ormon	Hormon der Hirnanhangdrüse, das die Schilddrüse zur Hormonbildung anregt	0,3–3,5 mU/L	↑ Hypothyreose ↓ Hyperthyreose, zu hohe L-Thyroxin-Dosis, Cortisontherapie
Hinweis: Bei Schilddrüsenfehlfunktion reagiert das TSH umgekehrt wie die Schilddrüsenhormone fT_3 und fT_4: Bei Schilddrüsenüberfunktion liegt das TSH unter der Norm, bei Unterfunktion über der Norm.			
Vitamin B_{12} = Cobalamin	Vitamin für Blutbildung und Nervenfunktionen	211–900 ng/L	↓ vegane Ernährung, Magen- und Darmkrankheiten
Vitamin D	25-OH-Vitamin D; Colecalciferol	30-100 µg/L	↓ Mangel v. a. bei fischfreier Ernährung ↑ Überdosierung von Nahrungsergänzungsmitteln
Zink (Zn)	Spurenelement für Immunabwehr, Haarwuchs, Haut	11–17 µmol/dL 70–110 µg/dL	↓ vegane, vegetarische Ernährung, Diarrhö

Die Top 100 Medikamentenwirkstoffe der Allgemeinarztpraxis und Selbstmedikation

Wirkstoff (Abkürzung, ggf. Handelsnamen-Beispiel)	Arzneimittelgruppe, Besonderheit (Stoffklasse)	Wichtige Nebenwirkung(en); Sonstiges
Acetylcystein (NAC akut®; ACC® akut)	Antitussivum, Schleimlöser	Wirksamkeit gering
Acetylsalicylsäure (ASS-Generika, Aspirin®)	1. Analgetikum 2. Thrombozyten-aggregationshemmer	Magen- und in hoher Dosis Nierenschäden
Allopurinol	Gichtmittel	Hautausschlag
Ambroxol	Hustenmittel; Schleimlöser	Wirksamkeit sehr gering
Amitriptylin	Antidepressivum (trizyklisch)	Müdigkeit, Obstipation, Mundtrockenheit; niedrig dosiert schmerzhemmend
Amlodipin	Antihypertensivum (Calcium-Antagonist)	Unterschenkelödeme
Amoxicillin	Antibiotikum	Allergie (meist Hautausschlag), Durchfall, Vaginalmykose
Amoxicillin mit Clavulansäure	Antibiotikum (auch gegen bestimmte resistente Keime)	wie Amoxicillin plus selten Leberschaden
Apixaban (Eliquis®), Dabigatran (Pradaxa®), Edoxaban (Lixiana®)	Antikoagulanzien (NOAK/DOAK = neue/direkte orale Antikoagulanzien)	Blutungen, Hämatome; keine Blutkontrollen nötig wie bei Marcumar®
Azathioprin	Immunsuppressivum	Haarausfall, Leukopenie, erhöhtes Tumorrisiko
Azithromycin	Antibiotikum	Übelkeit, Durchfall; drei Tage Einnahme ergeben ca. drei Wochen Wirkung
Bisoprolol	Antihypertensivum, Antiarrhythmikum (Betablocker)	Asthma, Bradykardie
Budesonid	lokales Kortikoid (Bronchial- oder Darmschleimhaut)	Pilzbefall der Schleimhaut
Candesartan	Antihypertensivum (AT1-Blocker)	Husten (1 %)
Cefaclor, Cefuroxim, Cefadroxil u. v. m.	Antibiotika (Cephalosporine)	Allergie, Durchfall, Mykose
Cetirizin, Levocetirizin	Antihistaminikum, Antiallergikum	macht müde; daher abends einnehmen
Citalopram	Antidepressivum (SSRI)	wirkt nach ca. 4 Wochen

Wirkstoff (Abkürzung, ggf. Handelsnamen-Beispiel)	Arzneimittelgruppe, Besonderheit (Stoffklasse)	Wichtige Nebenwirkung(en); Sonstiges
Ciprofloxacin	Antibiotikum	Achillessehnenriss, Depression
Clarithromycin	Antibiotikum	Wechselwirkungen
Clindamycin	Antibiotikum	bei Zahn- und HNO-Infektionen bewährt
Clotrimazol	Antimykotikum	lokale Anwendung gegen Haut- und Vaginalpilz
Cobalamin, Cyanocobalamin (Vitasprint®, Medivitan®)	Vitamin B_{12}	muss bei veganer Ernährung und Resorptionsstörung regelmäßig injiziert werden
Codein	Hustenstiller, Analgetikum (Opiat)	Benommenheit, Abhängigkeit
Colecalciferol (Vigantol®, Dekristol®)	Vitamin D3	bei Überdosierung Nierensteine/-schäden
Dapagliflozin (Forxiga®)	Antidiabetikum; schützt Herz und Nieren (SGLT2-Hemmer)	Glukosurie, Genitalmykosen, Harnwegsinfekte, Schwäche
Diazepam (Valium®)	Anxiolytikum, Tranquilizer (Benzodiazepine)	Fahruntüchtigkeit, Abhängigkeit, im Alter Kumulation (Anreicherung im Körper)
Diclofenac (Voltaren®)	Analgetikum (NSAR)	Magen-, Herz- und Nierenschäden, Allergie
Dimenhydrinat (Vomacur®, Vomex A®)	Antiemetikum, Antivertiginosum (AM gegen Schwindel)	Müdigkeit; Fahruntüchtigkeit; selten Halluzinationen
Dimetinden (Fenistil®)	Antihistaminikum, Antiallergikum	macht sehr müde; abends einnehmen, kein Auto fahren
Doxycyclin	Antibiotikum	Sonnenbrand, Durchfall, Leberschaden
Doxylamin (Hoggar Night®)	frei verkäufliches Schlafmittel (sedierendes Antihistaminikum)	Hangover, Epilepsie; Rezeptpflicht wird gefordert
Empagliflozin (Jardiance®)	Antidiabetikum; schützt Herz und Nieren (SGLT2-Hemmer)	Glukosurie, Genitalmykosen, Harnwegsinfekte, Schwäche
Enalapril, Ramipril, Lisinopril	Antihypertensivum (ACE-Hemmer)	Husten (10 %), Gesichtsödem
Escitalopram	Antidepressivum (SSRI)	wirkt nach ca. 2 Wochen; Fortentwicklung von Citalopram

Wirkstoff (Abkürzung, ggf. Handelsnamen-Beispiel)	Arzneimittelgruppe, Besonderheit (Stoffklasse)	Wichtige Nebenwirkung(en); Sonstiges
Estradiol = Östradiol und verwandte Stoffe	Sexualhormon; Kontrazeptivum (kombiniert mit Gestagen), Hormon(ersatz) therapie	Thrombose, Depression, Hypertonie, Hirninsult, ggf. Brustkrebs fördernd
Etoricoxib und andere Coxibe	COX-2-Hemmer; NSAR-ähnliches Analgetikum	Magen-, Darm- und Nierenschäden
Fenoterol zur Inhalation	lang wirksames Broncho(spasmo)lytikum	Tachykardie, Tremor
Fentanyl Pflaster	Analgetikum (sehr starkes Opioid)	sehr vorsichtig dosieren, Sedierung, Übelkeit
Fluoxetin	Antidepressivum (SSRI)	wirkt nach ca. 4 Wochen
Formoterol zur Inhalation	Broncho(spasmo)lytikum	Tachykardie, Tremor
Fosfomycin	Antibiotikum	Einmalgabe bei Zystitis
Furosemid	Diuretikum	Hypotonie, Gichtanfall
Gestagen, z. B. Progesteron	Kontrazeption, Hormon(ersatz)therapie (Gelbkörperhormon)	Brustspannen, Wassereinlagerung, Depression, Libidostörung
Glyceroltrinitrat (Nitrolingual akut® Spray)	Koronarmittel; erweitert Blutgefäße, senkt Blutdruck	RR-Abfall, Kopfschmerzen, Kollaps, Synkope
Hydrochlorothiazid (HCT)	Diuretikum	Gichtanfall, heller Hautkrebs
Heparin, niedermolekular	Antikoagulans	**H**epar**i**ninduzierte **T**hrombopenie (HIT)
Ibuprofen	Analgetikum (NSAR)	Magen- und Nierenschäden, Medikamentenkopfschmerz
Indapamid	Diuretikum	Hypotonie, Allergie
Itraconazol	Antimykotikum (systemisch)	Leberschäden
Insulin (langsam wirkendes Depotinsulin; Lantus®)	Antidiabetikum (BZ senkendes Hormon)	Hypoglykämie; wird genau und individuell dosiert
Insulin (schnell wirksames Normalinsulin; Actrapid®)	Antidiabetikum (BZ senkendes Hormon)	Hypoglykämie; wird genau und individuell dosiert
Lercarnidipin	Antihypertensivum (Calcium-Antagonist)	Unterschenkelödeme (seltener als bei Amlodipin)
Lidocain (Xylocain®)	Lokalanästhetikum	Allergie, in hoher Dosis Herzrhythmusstörungen
Loratadin, Desloratadin	Antihistaminikum, Antiallergikum	Wirksamkeit individuell verschieden
Lorazepam (Tavor®)	Anxiolytikum, (Benzodiazepin)	Fahruntüchtigkeit; rasche Suchtentwicklung

Wirkstoff (Abkürzung, ggf. Handelsnamen-Beispiel)	Arzneimittelgruppe, Besonderheit (Stoffklasse)	Wichtige Nebenwirkung(en); Sonstiges
Levodopa; L-Dopa	Parkinsonmittel	unkontrollierbare Bewegungen, Wirkverlust
Levothyroxin = L-Thyroxin	Schilddrüsenhormon	individuelle Dosierung
Levothyroxin = L-Thyroxin mit Jod	Schilddrüsenhormon mit dem Spurenelement Jod	individuelle Dosierung; verkleinert Jodmangel-Struma
-mab Rituximab, Infliximab, Adalimumab (Humira), Erenumab (Aimoviq), Trastuzumab (Herceptin)	**m**onoklonale Ant ikörper (engl. **anti**b**odies); Immuntherapie gegen Krebs, Migräne, Rheuma u. a. Autoimmunkrankheiten	Infektionen, z. B. Reaktivierung latenter Tbc, bei Krebstherapie ggf. Förderung von Autoimmunkrankheiten
Macrogol	Laxans (Quellstoff)	Dosis individuell austesten; andere Medikamente mit 1–2 h Abstand nehmen
Melatonin	Schlafhormon der Zirbeldrüse im Gehirn	geringe schlaffördernde Wirkung
Metamizol = Novaminsulfon (Novalgin®)	Analgetikum	Allergie, schwere Knochenmarkschäden
Metformin (Siofor®)	bewährtestes und sicherstes Antidiabetikum	v. a. anfangs Durchfall, Blähungen; nicht bei schwerer Niereninsuffizienz; vor Kontrastmittelgabe und OPs absetzen
Methotrexat (MTX; Lantarel®)	Immunsuppressivum	Leber- und Blutbildschäden; nur 1 x wöchentliche Gabe, am Folgetag Folsäureeinnahme
Metoclopramid (MCP)	Antiemetikum	parkinsonartige Bewegungsstörungen
Metoprolol	Antihypertensivum (Betablocker)	Bradykardie, Asthma; auch als Migräneprophylaxe
Metronidazol	Antibiotikum mit Wirkung gegen Protozoen	bei Alkoholkonsum Kopfschmerzen
Mirtazapin	Antidepressivum	Gewichtszunahme; Einnahme zur Nacht, da schlaffördernd
Mometason	Kortikoid	Nasenspray: Infektionen; Salbe: Hautschäden
Morphin	Analgetikum (Opiat)	Übelkeit, Verstopfung, Abhängigkeit, Sedierung

Wirkstoff (Abkürzung, ggf. Handelsnamen-Beispiel)	Arzneimittelgruppe, Besonderheit (Stoffklasse)	Wichtige Nebenwirkung(en); Sonstiges
Naproxen	Analgetikum (NSAR)	Magen- und Nierenschäden
Novaminsulfon = Metamizol (Novalgin®)	Analgetikum	Allergie, selten schwere Knochenmarkschäden
Omeprazol, Esomeprazol Pantoprazol	Protonenpumpeninhibitoren (PPI; Magensäureblocker); reduzieren die Magensäure für gut 24 h auf 10 % bis 1 %; der Magen reagiert mit vermehrter Säureproduktion	Gewöhnung, Verstopfung, Vitamin-B_{12}- und Calciummangel, Osteoporose, GI-Infekte, Wechselwirkungen (Omeprazol)
Paracetamol	Analgetikum	Leberschäden (Dosis!)
Penicillin	Antibiotikum	Allergie, Durchfall, Mykose
Pivmecillamin (Pivmelam®)	Antibiotikum	3-Tage-Therapie bei Zystitis
Phenprocoumon (Marcumar®)	Antikoagulans	Blutungen; INR-Kontrollen und individuelle Dosierung
Prednisolon	orales Kortikoid; entzündungshemmend, immunsuppressiv	akut Tachykardie, Unruhe, auf Dauer Osteoporose, Abwehrschwäche, Hautschäden
Pregabalin (Lyrica®)	Antiepileptikum; sehr gut gegen Nervenschmerzen	Schwindel, Müdigkeit, Abhängigkeit
Promethazin (Atosil®)	Neuroleptikum, Antipsychotikum, Sedativum	Fahruntüchtigkeit; Hangover; bessert auch Juckreiz und Übelkeit; auf Dauer Gesichtszuckungen usw.
Ramipril	Antihypertensivum (ACE-Hemmer)	Husten bei 10 % der Patienten, Gesichtsödem
Risperidon (Risperdal®)	neueres, sog. atypisches Neuroleptikum	bei Demenz gegen Unruhe, Aggression usw.; Gewichtszunahme
Rivaroxaban (Xarelto®)	Antikoagulans (NOAK)	Blutungen, Hämatome
Rosuvastatin, Atorvastatin, Simvastatin	Statin; Cholesterin-/Lipidsenker	1 % Muskelschmerzen; am besten wirksam und verträglich ist Rosuvastatin
Salbutamol zur Inhalation	kurz wirksames Broncho(spasmo)lytikum	Tachykardie, Extrasystolen, Tremor, Herzbelastung
Sitagliptin (Januvia®, Xelevia®)	Antidiabetikum (DPP-4-Hemmer)	Leberschäden, Pankreatitis, Nierenschwäche
Sumatriptan, Rizatriptan	Migränemittel (Triptane)	Übelkeit, Schwindel, Bluthochdruck, Krampfanfall

Wirkstoff (Abkürzung, ggf. Handelsnamen-Beispiel)	Arzneimittelgruppe, Besonderheit (Stoffklasse)	Wichtige Nebenwirkung(en); Sonstiges
Tilidin + Naloxon	Analgetikum mit Teil-Antidot	Naloxon soll „Kick" verhindern; Schwindel, Übelkeit, Abhängigkeit
Tamsulosin	zur Verbesserung des Harnflusses bei Prostatavergrößerung (Alpha-Blocker)	Hypotonie, Kollaps, Schwindel; Probleme bei Katarakt-OP
Tirzepatid (Mounjaro®), Semagludid (Ozempic® für Diabetiker, Wegovy® bei Adipositas)	GLP1-Analoga zur subkutanen Injektion; ähneln einem Darmhormon, das Insulinabgabe und Sättigung fördert	Gewichtsabnahme eine Zeitlang bei lebenslanger Therapie; Übelkeit, Durchfall; Pankreatitis; nicht jeder nimmt damit ab
Torasemid	Diuretikum	Hypotonie, Gichtanfall
Tramadol	Analgetikum (Opioid)	Schwindel, Übelkeit, Abhängigkeit
Triamcinolon	Kortikoid zur Lokaltherapie	Hautschäden, Infektionen
Trospiumchlorid (Spasmex®)	Spasmolytikum (Indikation = überaktive Blase)	Glaukom, Verstopfung, Tachykardie
Valsartan	Antihypertensivum (AT1-Blocker)	Husten (1 %)
Venlafaxin	Antidepressivum (SSRI)	wirkt nach ca. 4 Wochen; stärker als Citalopram usw.
Xylometazolin (Olynth®, Otriven® Nasenspray/-tropfen)	gefäßverengender, dadurch abschwellender Stoff (Alpha-Sympathomimetikum)	Gewöhnung, Abhängigkeit, Schleimhautschäden
Zopiclon, Zolpidem, Eszopiclon	Hypnotika (Z-Drugs, verwandt mit Benzodiazepinen)	Fahruntüchtigkeit, Hangover, Abhängigkeit, Änderung der Schlafphasen

Fotos:
S. 4 Cornelsen/Werner Krüper; S. 11 dpa Picture-Alliance/Okapia (Picture Alliance); S. 17/1 mauritius images/alamy stock photo/ ADMED; S. 17/2 mauritius images/alamy stock photo/ Medicshots; S. 19/1 Shutterstock.com/rzstudio; S. 19/2 stock.adobe.com/Sashkin; S. 19/3 Shutterstock.com/ Aninna; S. 20 Shutterstock.com/donikz; S. 21/2 stock.adobe.com/Wagner Campelo; S. 23/2 mauritius images/alamy stock photo/ Summ3r; S. 27/1 mauritius images/alamy stock photo/ CueImages; S. 29/2 Okapia (Picture Alliance)/Gladden W. Willis; S. 31/2 Shutterstock.com/Soft Light; S. 32/1 Shutterstock.com/ Tridsanu Thopet; S. 32/2 dpa Picture-Alliance/BSIP/bsip.com/Cavallini James; S. 33/1 Shutterstock.com/Artemidapsy; S. 33/2 Shutterstock.com/Alila Medical Media; S. 37/1 Mauritius Images/ Phototake; S. 37/2–3 NAS/ Biophoto Associates/Okapia (Picture Alliance); S. 37/4–6 Mauritius images/Science Source; S. 39/1 Shutterstock.com/Denis Kuvaev; S. 42 Mauritius images/Phototake; S. 43 Mauritius images/alamy stock photo/BSIP SA, S. 47 Mauritius images/CueImages/ Alamy; S. 48/1–2 Cornelsen/ Werner Krüper; S. 50 Shutterstock.com/Steve Allen; S. 52/1 Shutterstock.com/ Sanit Fuangnakhon; S. 52/2 Shutterstock.com/aleks333; S. 58/3 stock.adobe.com/ toeytoey; S. 59 Shutterstock.com/kohide; S. 61/1 Shutterstock.com/Australis Photography; S. 61/2 Dr. med. J.P. Müller/Okapia (Picture Alliance); S. 61/3 sciencephotolibrary/Myers, Tom; S. 63/1 mauritius images/Phototake; S. 69 Okapia (Picture Alliance)/Vincent Zuber/CMSP; S. 73/3 Shutterstock.com/hanif66; S. 74 Cornelsen/Werner Krüper; S. 75/1–3 Cornelsen/Werner Krüper; S. 78/3 Mauritius Images/Science Source; S. 80/1 stock.adobe.com/valerio.pardi; S. 80/3 Mauritius images/Science Source; S. 83/1 Cornelsen/ Werner Krüper; S. 83/2 dpa Picture-Alliance/imagebroker; S. 84 stock.adobe.com/ eranicle; S. 87/1 sciencephotolibrary/Stanford Eye Clinic; S. 87/2 mauritius images/ Science Source; S. 87/3 sciencephotolibrary/Whitten, Paul; S. 87/4 sciencephotolibrary/PHANIE/GARO; S. 88/1 Sciencephotolibrary/Â/ Photostock Israel; S. 88/2: Mauritius images/BSIP; S. 91 Shutterstock.com/ RTimages; S. 96/1 Mauritius images/alamy stock photo/BSIP SA; S. 96/2 sciencephotolibrary/Å; S. 99/2–3 Shutterstock.com/Toa55; S. 100 Sysmex Deutschland GmbH, www.sysmex.de; S. 101/1 stock.adobe.com/toscana; S. 103 stock.adobe.com/mybaitshop; S. 105 sciencephotolibrary/Å; S. 106/3 Shutterstock/mayer kleinostheim; S. 115/3 sciencephotolibrary/Â/ GASTROLAB; S. 118/1 stock.adobe.com/analysis121980; S. 124 Okapia (Picture Alliance)/Neufried; S. 125 sciencephotolibrary/Â/DR P. MARAZZI; S. 129 mauritius images/alamy stock photo; S. 131/1 Shutterstock.com/ nn_mm; S. 131/3 Shutterstock.com/dreamerb; S. 132 Shutterstock.com/Photo Oz; S. 137/1 Shutterstock.com/Saiful52; S. 137/2 sciencephotolibrary/Â/LEA PATERSON; S. 142/1 Shutterstock.com/fotohay; S. 142/2 Shutterstock.com/arhiv; S. 145 yourphototoday/ GIRAND/A1PIX/BSIP; S. 146 Shutterstock.com/ArtPanupat

Illustrationen und Grafiken:
S. 10/1–2, S. 12/1–2, S. 14 Cornelsen/Jörg Mair; S. 16/1–2, S. 18/1–3 Cornelsen/Natascha Welz; S. 18/4 Cornelsen/Angelika Kramer; S. 19/4–5, S. 21/1 Cornelsen/ Jörg Mair; S. 22 Cornelsen/ Natascha Welz; S. 23/1, S. 24/1–2, S. 26, S. 27/2, S. 29/1 Cornelsen/Jörg Mair; S. 31/1 Cornelsen/Angelika Kramer; S. 31/3–4 Cornelsen/ Natascha Welz; S. 33 Shutterstock.com/Alila Medical Media; S. 35,Cornelsen/Jörg Mair; S. 36 Cornelsen/Gerda Raichle; S. 38/1–3 Cornelsen/ Jörg Mair; S. 38/2 Cornelsen/ Angelika Kramer; S. 39/2, S. 40, S. 41/1 Cornelsen/Jörg Mair; S. 43/2–7, S. 44/1–5 Cornelsen/Natascha Welz; S. 44/2 Cornelsen/Gerda Raichle; S. 45/1–2, S. 46 Cornelsen/Jörg Mair; S. 47/2–4 Cornelsen/Gerda Raichle;

S. 49, S. 50/2, S. 51/1–4, S. 52/3–7; Cornelsen/Jörg Mair; S. 54, S. 55 Cornelsen/Angelika Kramer; S. 56 Cornelsen/Gerda Raichle; S. 57 Cornelsen/Angelika Kramer; S. 58/1 Cornelsen/Jörg Mair; S. 58/2 Cornelsen/Natascha Welz; S. 60/1–3, Cornelsen/Jörg Mair; S. 62/1 Cornelsen/Angelika Kramer; S. 62/2, S. 63/2 Cornelsen/Jörg Mair; S. 64/1–2 Cornelsen/Raichle; S. 65/1–2, S. 66, S. 67/1–2 Cornelsen/Jörg Mair; S. 72/1–3, 4 Cornelsen/Gabriele Heinisch; S. 72/4 Cornelsen/Jörg Mair; S. 73/1–2 Cornelsen/Angelika Kramer; S. 76/1–3 Cornelsen/Jörg Mair; S. 78/1 Cornelsen/Natascha Welz; S. 78/2–3 Cornelsen/Jörg Mair; S. 79/1–2 Cornelsen/Gerda Raichle; S. 80/2 Cornelsen/Natascha Welz; S. 81/1–2 Cornelsen/Jörg Mair; S. 85/1–7 Cornelsen/Natascha Welz; S. 86, S. 88/3 Cornelsen/Jörg Mair; S. 90 Cornelsen/Karen Mall; S. 93/1–4 Cornelsen/Natascha Welz; S. 94, Cornelsen/Gerda Raichle; S. 95, S. 97, S. 98 Cornelsen/Jörg Mair; S. 99/1 Cornelsen/Natascha Welz; S. 101/2 Cornelsen/Vitaldesign; S. 103/1–3, S. 103/2, S. 104/1 Cornelsen/Jörg Mair; S. 104/2 Cornelsen/Gerda Raichle; S. 106/1–2 Cornelsen/Jörg Mair; S. 107/1 Cornelsen/Natascha Welz; S. 107/2 Cornelsen/Angelika Kramer; S. 108, S. 109, S. 110 Cornelsen/Jörg Mair; S. 114 Bionorica SE; S. 115/1 Cornelsen/Gerda Raichle; S. 115/2 Cornelsen/Gabriele Heinisch; S. 116 Cornelsen/VDL; Original: Dr. Uta Groger; S. 117/1 Cornelsen/Angelika Kramer; S. 117/2 Cornelsen/Jörg Mair; S. 118/2, S. 119 Cornelsen/Natascha Welz; S. 121 Cornelsen/Gerda Raichle; S. 122/1–2 Cornelsen/Jörg Mair; S. 123 Cornelsen/Angelika Kramer; S. 126 Cornelsen/Natascha Welz; S. 127, S. 128/1–2 Cornelsen/Jörg Mair; S. 131/2, 4 Cornelsen/Gerda Raichle; S. 131/5–10 Cornelsen/Angelika Kramer; S. 138, S. 139, S. 141, S. 144, S. 146/2, S. 147/1–2, S. 148, S. 141, S. 144, S. 146, S. 147 Cornelsen/Jörg Mair; S. 148 Cornelsen/Angelika Kramer